NETTER FISIOLOGIA PARA COLORIR

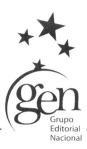

O GEN | Grupo Editorial Nacional – maior plataforma editorial brasileira no segmento científico, técnico e profissional – publica conteúdos nas áreas de ciências sociais aplicadas, exatas, humanas, jurídicas e da saúde, além de prover serviços direcionados à educação continuada e à preparação para concursos.

As editoras que integram o GEN, das mais respeitadas no mercado editorial, construíram catálogos inigualáveis, com obras decisivas para a formação acadêmica e o aperfeiçoamento de várias gerações de profissionais e estudantes, tendo se tornado sinônimo de qualidade e seriedade.

A missão do GEN e dos núcleos de conteúdo que o compõem é prover a melhor informação científica e distribuí-la de maneira flexível e conveniente, a preços justos, gerando benefícios e servindo a autores, docentes, livreiros, funcionários, colaboradores e acionistas.

Nosso comportamento ético incondicional e nossa responsabilidade social e ambiental são reforçados pela natureza educacional de nossa atividade e dão sustentabilidade ao crescimento contínuo e à rentabilidade do grupo.

NETTER FISIOLOGIA PARA COLORIR

SUSAN E. MULRONEY, PhD
Professor of Pharmacology and Physiology
Director, Special Master's Program
Georgetown University Medical Center

ADAM K. MYERS, PhD
Professor of Pharmacology and Physiology
Associate Dean and Assistant Vice President, Special Graduate Programs
Georgetown University Medical Center

ARTISTAS
Arte baseada nos trabalhos de **Frank H. Netter, MD**, coleção
www.netterimages.com

Modificado para colorir por
Dragonfly Media Group

Revisão Técnica
Marco Aurélio R. Fonseca Passos
Médico. Mestre em Anatomia pela Universidade Federal do Rio de Janeiro (UFRJ). Doutor em Ciências pela Universidade do Estado do Rio de Janeiro (UERJ). Chefe do Departamento de Anatomia da UERJ.

Tradução
Patricia Lydie Voeux

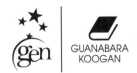

- Os autores deste livro e a editora empenharam seus melhores esforços para assegurar que as informações e os procedimentos apresentados no texto estejam em acordo com os padrões aceitos à época da publicação. Entretanto, tendo em conta a evolução das ciências, as atualizações legislativas, as mudanças regulamentares governamentais e o constante fluxo de novas informações sobre os temas que constam do livro, recomendamos enfaticamente que os leitores consultem sempre outras fontes fidedignas, de modo a se certificarem de que as informações contidas no texto estão corretas e de que não houve alterações nas recomendações ou na legislação regulamentadora.
- Data do fechamento do livro: 16/12/2022
- Os autores e a editora se empenharam para citar adequadamente e dar o devido crédito a todos os detentores de direitos autorais de qualquer material utilizado neste livro, dispondo-se a possíveis acertos posteriores caso, inadvertida e involuntariamente, a identificação de algum deles tenha sido omitida.
- **Atendimento ao cliente: (11) 5080-0751 | faleconosco@grupogen.com.br**
- Traduzido de:
NETTER'S PHYSIOLOGY COLORING BOOK
Copyright © 2022 by Elsevier, Inc. All rights reserved.
This edition of *Netter's Physiology Coloring Book, 1st edition*, by Susan E. Mulroney and Adam K. Myers, is published by arrangement with Elsevier Inc.
ISBN: 978-0-323-69463-6
Esta edição de *Netter's Physiology Coloring Book, 1ª edição*, de Susan E. Mulroney e Adam K. Myers, é publicada por acordo com a Elsevier Inc.
- Direitos exclusivos para a língua portuguesa
Copyright © 2023 by
GEN | Grupo Editorial Nacional S.A.
Publicado pelo selo Editora Guanabara Koogan Ltda.
Travessa do Ouvidor, 11
Rio de Janeiro – RJ – 20040-040
www.grupogen.com.br
- Reservados todos os direitos. É proibida a duplicação ou reprodução deste volume, no todo ou em parte, em quaisquer formas ou por quaisquer meios (eletrônico, mecânico, gravação, fotocópia, distribuição pela Internet ou outros), sem permissão, por escrito, do GEN | Grupo Editorial Nacional Participações S/A.
- Adaptação de Capa: Bruno Gomes
- Editoração eletrônica: Clic Editoração Eletrônica Ltda.

Nota

Este livro foi produzido pelo GEN | Grupo Editorial Nacional, sob sua exclusiva responsabilidade. Profissionais da área da Saúde devem fundamentar-se em sua própria experiência e em seu conhecimento para avaliar quaisquer informações, métodos, substâncias ou experimentos descritos nesta publicação antes de empregá-los. O rápido avanço nas Ciências da Saúde requer que diagnósticos e posologias de fármacos, em especial, sejam confirmados em outras fontes confiáveis. Para todos os efeitos legais, a Elsevier, os autores, os editores ou colaboradores relacionados a esta obra não podem ser responsabilizados por qualquer dano ou prejuízo causado a pessoas físicas ou jurídicas em decorrência de produtos, recomendações, instruções ou aplicações de métodos, procedimentos ou ideias contidos neste livro.

- Ficha catalográfica

CIP-BRASIL. CATALOGAÇÃO NA PUBLICAÇÃO
SINDICATO NACIONAL DOS EDITORES DE LIVROS, RJ

M925n

    Mulroney, Susan E.
      Netter fisiologia para colorir / Susan E. Mulroney, Adam K. Myers ; tradução Patricia Lydie Voeux ; revisor técnico: Marco Aurélio R. Fonseca Passos. - 1. ed. - Rio de Janeiro : Guanabara Koogan, 2023.
      : il. ; 28 cm.

      Tradução de: Netter's physiology coloring book
      Inclui índice
      ISBN 978-85-9515-954-9

      1. Fisiologia humana. 2. Livros para colorir. I. Myers, Adam K. II. Voeux, Patricia Lydie. III. Passos, Marco Aurélio R. Fonseca. IV. Título.

22-81162   CDD: 612
                           CDU: 612

 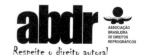

Gabriela Faray Ferreira Lopes - Bibliotecária - CRB-7/6643

Dedicatória

Aos milhares de estudantes com quem trabalhamos ao longo dos anos e que se tornaram médicos, dentistas, enfermeiros, outros profissionais de saúde e cientistas qualificados e acolhedores. Sua dedicação, seu trabalho árduo e sucesso nos inspiraram a sermos os melhores educadores possíveis e nos deram confiança no futuro da saúde e da medicina.

Prefácio

Sejam bem-vindos ao *Netter Fisiologia para Colorir*! Nosso propósito é fornecer um método interativo para reforçar os princípios e os mecanismos fisiológicos. A fisiologia pode ser um assunto desafiador por sua natureza integrativa, elaborada em materiais provenientes de muitos campos, tais como a física, a química e a biologia básica. Ler o texto, executar as tarefas específicas de colorir e outros exercícios, e, por fim, responder às questões de revisão ajudarão a esclarecer e a reforçar os mais importantes princípios de fisiologia humana. Estudar com este livro para colorir em conjunto com o livro didático *Netter Essential Physiology* enriquecerá enormemente sua compreensão sobre fisiologia humana.

Sobre os Autores

Susan E. Mulroney, **PhD**, e **Adam K. Myers**, **PhD**, também autores da segunda edição de *Netter Essential Physiology* e da ferramenta de estudo associada, *Netter's Essential Physiology Flash Cards*, são professores da Georgetown University, em Washington, DC. São ainda coautores de uma série de artigos de pesquisa originais sobre o uso da tecnologia educacional e do método de aprendizagem invertida (*flipped learning*) em biomedicina.

Dra. Mulroney é professora de farmacologia e fisiologia e diretora do altamente aclamado Physiology Special Master's Program no Georgetown University Medical Center. Ministra palestras a médicos e estudantes de pós-graduação em diversas áreas da fisiologia humana, tais como as fisiologias renal, gastrintestinal e endócrina. Dra. Mulroney recebeu numerosos prêmios de ensino, incluindo o Arthur C. Guyton Physiology Educator of the Year Award, da American Physiological Society, em 2015. Sua pesquisa concentra-se no desenvolvimento renal e nas diferenças entre sexos na doença renal.

Dr. Myers é professor de farmacologia e fisiologia e reitor adjunto e vice-presidente assistente dos Special Graduate Programs no Georgetown University Medical Center. É codiretor do Health and the Public Interest Master's Program em Georgetown, e desenvolveu e dirigiu outros programas de pós-graduação inovadores ao longo dos anos. Dr. Myers ganhou muitos prêmios por seu ensino e tem vasta experiência no desenvolvimento e na administração de programas educacionais, bem como na implementação de novas tecnologias educacionais. É autor de inúmeros artigos de pesquisa originais no campo da fisiologia cardiovascular.

Sobre os Artistas

Frank H. Netter, MD

Frank H. Netter nasceu em 1906 na cidade de Nova York, nos EUA. Estudou arte na Art Student's League e na National Academy of Design antes de ingressar na faculdade de medicina na New York University, onde se formou em 1931. Durante os anos como estudante, os esboços em seus cadernos atraíram a atenção dos professores de medicina e de outros médicos, fazendo com que ele conseguisse aumentar sua renda ilustrando artigos e livros didáticos. Continuou fazendo ilustrações paralelamente a sua atividade de cirurgião iniciada em 1933, e finalmente optou por desistir de sua prática médica para se dedicar integralmente à arte. Depois de servir ao exército dos Estados Unidos durante a Segunda Guerra Mundial, Dr. Netter começou sua grande contribuição para a CIBA Pharmaceutical Company (atual Novartis Pharmaceuticals). Essa parceria de 45 anos resultou na produção de uma extraordinária coleção de arte médica que é muito conhecida dos médicos e de outros profissionais de saúde em todo o mundo.

Em 2005, a Elsevier adquiriu a coleção de Netter e todas as publicações da Icon Learning Systems. Há, atualmente, mais de 50 publicações com a arte de Dr. Netter disponíveis por intermédio da Elsevier.

As obras de Dr. Netter estão entre os melhores exemplos do uso da ilustração no ensino dos conceitos médicos. A *Coleção Netter de Ilustrações Médicas*, composta por 13 livros e que inclui a maioria das mais de 20 mil ilustrações realizadas por Dr. Netter, tornou-se e continua sendo um dos trabalhos médicos mais famosos até agora publicados. O *Netter Atlas de Anatomia Humana*, publicado pela primeira vez em 1989, apresenta ilustrações de anatomia da coleção Netter. Traduzido em 16 idiomas, é o atlas de anatomia preferido por estudantes de medicina e da área da saúde em todo o mundo.

As ilustrações do Netter são apreciadas não apenas por sua qualidade estética, mas também, e mais importante ainda, por seu conteúdo intelectual. Como o próprio Dr. Netter declarou em 1949: "tornar um assunto claro é a meta e o objetivo da ilustração. Não importa o quão seja bem desenhado, o quão delicada e meticulosamente um assunto possa ser apresentado, isso será de pouco valor como ilustração médica se não esclarecer alguma questão médica." O planejamento, a concepção, o ponto de vista e a abordagem de Dr. Netter são os elementos que compõem as informações de suas ilustrações e que as tornam intelectualmente tão valiosas.

Frank H. Netter, MD, médico e artista, morreu em 1991.

Para saber mais sobre o médico e o artista cujo trabalho inspirou a coleção de referência Netter, acesse: https://netterimages.com/artist-frank-h-netter.html.

Carlos A. G. Machado, MD

Carlos Machado foi escolhido pela Novartis para ser o sucessor de Dr. Netter e continua sendo o principal artista que contribui para a coleção Netter de ilustrações médicas.

Autodidata em ilustrações médicas, o cardiologista Dr. Carlos Machado contribuiu com atualizações meticulosas de algumas das pranchas originais de Dr. Netter. Criou muitas ilustrações no estilo de Dr. Netter como extensão da coleção Netter. Sua *expertise* fotorrealista e seu discernimento aguçado na relação médico-paciente revelam seu estilo visual vívido e inesquecível. A dedicação à pesquisa de cada tópico e assunto ilustrados o posiciona entre os principais ilustradores médicos atuais.

Para saber mais sobre o Dr. Machado e ver mais de sua arte, acesse: https://netterimages.com/artist-carlos-a-g-machado.html.

Sumário

Capítulo 1   Fisiologia da Célula e Homeostase

Capítulo 2   Fisiologia dos Nervos e Músculos

Capítulo 3   Fisiologia Cardiovascular

Capítulo 4   Fisiologia Respiratória

Capítulo 5   Fisiologia Renal

Capítulo 6   Fisiologia do Sistema Digestório

Capítulo 7   Fisiologia Endócrina

Índice Alfabético

Capítulo 1   Fisiologia da Célula e Homeostase

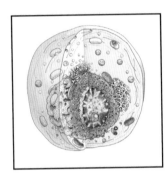
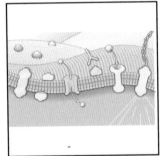
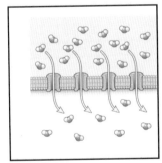
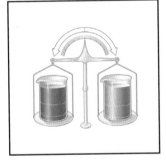

1 Estrutura das Células

As células são as unidades estruturais e funcionais básicas dos organismos vivos. Embora as organelas intracelulares possam diferir dependendo do tipo celular, geralmente as células contam com componentes comuns que desempenham funções básicas, tais como a síntese de proteínas; a respiração celular; a síntese de lipídios; e a produção, o empacotamento e a excreção de diversas substâncias. Todos os componentes são circundados pelo **citosol** semilíquido e pela **membrana celular**.

Estruturas importantes

- O **núcleo,** onde a informação genética na forma de DNA, de genes e de cromossomos é alojada, controla a função e a reprodução das células
- O **nucléolo**, localizado dentro do núcleo, inicia a produção de **ribossomos**, que são necessários para a síntese de proteínas
- O **retículo endoplasmático**, que é constituído por membranas tubulares e sacos achatados. O **retículo endoplasmático rugoso (RER)** distingue-se pela presença de ribossomos nas membranas e constitui uma parte integrante na síntese de proteínas. O **retículo endoplasmático liso (REL)** não tem ribossomos e sintetiza lipídios, inclusive os hormônios esteroides
- O **complexo de Golgi**, que consiste em sacos repletos de líquido que processam as proteínas sintetizadas para uso em outras organelas celulares ou para transporte a partir da célula por meio de vesículas
- As **vesículas**, que atuam em secreção, importação, armazenamento e processamento de várias substâncias. As vesículas podem se fundir com a membrana celular para a **exocitose,** a secreção do conteúdo para fora da célula. Em contrapartida, a **endocitose** consiste na incorporação de substâncias de fora da célula pela membrana celular e sua fusão para produzir uma vesícula dentro da célula. As vesículas lisossômicas contêm enzimas que podem degradar o material não desejado na célula
- As **mitocôndrias**, que são os motores metabólicos da célula. Essas organelas produzem **trifosfato de adenosina (ATP)**, que é utilizado como fonte de energia química em toda a célula. A quantidade de mitocôndrias nas células fornece uma ideia das suas demandas metabólicas.

IDENTIFICAR os seguintes componentes celulares:

- [ ] 1. Vesícula
- [ ] 2. Complexo de Golgi
- [ ] 3. Núcleo
- [ ] 4. Nucléolo
- [ ] 5. RER
- [ ] 6. REL
- [ ] 7. Mitocôndrias
- [ ] 8. Membrana celular

COLORIR e IDENTIFICAR os componentes que desempenham uma importante função na:

- [ ] 1.   Produção de energia: mitocôndrias (em verde)
- [ ] 2, 3, 4, 5.   Síntese de proteínas: complexo de Golgi, núcleo, nucléolo, RER (em amarelo)
- [ ] 6, 7.   Síntese de lipídios: REL (em vermelho)

GABARITO

- **A.** Mitocôndrias
- **B.** Nucléolo, RER
- **C.** Vesículas
- **D.** Núcleo

Prancha 1.1

Netter Fisiologia para Colorir

Estrutura das Células 1

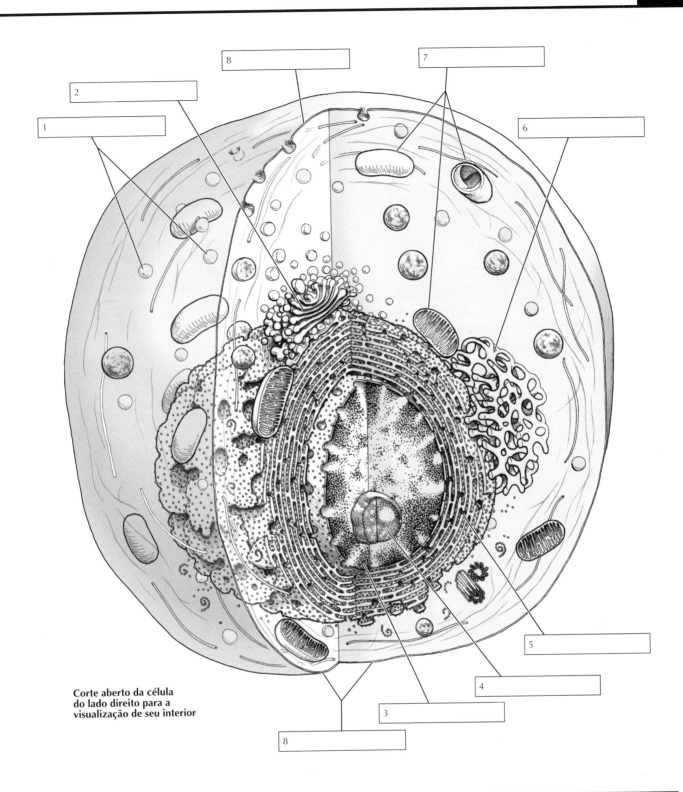

Corte aberto da célula do lado direito para a visualização de seu interior

QUESTÕES DE REVISÃO

A. Qual é a organela que produz ATP para fornecer energia para as funções celulares?

B. Os ribossomos são produzidos no(a) _____ e, em associação com o(a) _____, sintetizam proteínas.

C. Os(as) _____ pode(m) se fundir com a membrana celular e levar à secreção do conteúdo por meio de exocitose.

D. Em que organela está alojada a informação genética?

Capítulo 1 Fisiologia da Célula e Homeostase **Prancha 1.1**

1 Membrana Celular

A membrana celular (**membrana plasmática**), que separa a célula de seu ambiente externo, consiste em uma **bicamada lipídica** constituída principalmente por fosfolipídios com quantidades variáveis de glicolipídios, colesterol e proteínas. A bicamada lipídica está posicionada com as caudas de ácidos graxos **hidrofóbicas** dos fosfolipídios orientadas para a parte central da membrana, enquanto os grupos das cabeças polares **hidrofílicos** estão orientados para o espaço extracelular ou intracelular. A **fluidez** da membrana é, em grande parte, uma função dos **ácidos graxos insaturados de cadeia curta** que estão incorporados dentro dos fosfolipídios; a incorporação de colesterol na bicamada lipídica reduz a fluidez. A região interna hidrofóbica e oleosa torna a bicamada uma barreira efetiva contra os líquidos (em ambos os lados), e tem uma permeabilidade que possibilita a difusão através dos lipídios.

Existe uma grande variedade de proteínas associadas à bicamada lipídica. Essas proteínas atuam como **canais iônicos** (poros na membrana), **receptores de ligantes**, **moléculas de adesão** (para a adesão à **matriz extracelular** ou a outras células) e **marcadores de reconhecimento celulares** (como antígenos de superfície). O transporte através da membrana, que pode envolver mecanismos passivos ou ativos, é determinado pela composição da membrana, pelo gradiente de concentração de solutos e pela disponibilidade de proteínas de transporte. Se a fluidez da membrana, a concentração de proteínas ou a espessura forem alteradas, os processos de transporte podem ficar comprometidos.

COLORIR e IDENTIFICAR cada uma das seguintes proteínas de membrana:

☐ 1. Canal iônico

☐ 2. Antígeno de superfície (marcador de reconhecimento celular)

☐ 3. Receptor de ligante

☐ 4. Molécula de adesão

Observe quais estruturas atravessam a membrana celular (proteínas integrais) e aquelas que são apenas proteínas periféricas.

COLORIR e IDENTIFICAR cada uma das seguintes moléculas utilizando a mesma cor de sua proteína de membrana associada (colorida em 1 a 4):

☐ 5. Íon

☐ 6. Anticorpo

☐ 7. Ligante

☐ 8. Proteína da matriz extracelular (p. ex., colágeno)

GABARITO

A. Bicamada lipídica, hidrofílicos

B. Proteínas

C. Fluidez

Prancha 1.2

Netter Fisiologia para Colorir

Membrana Celular

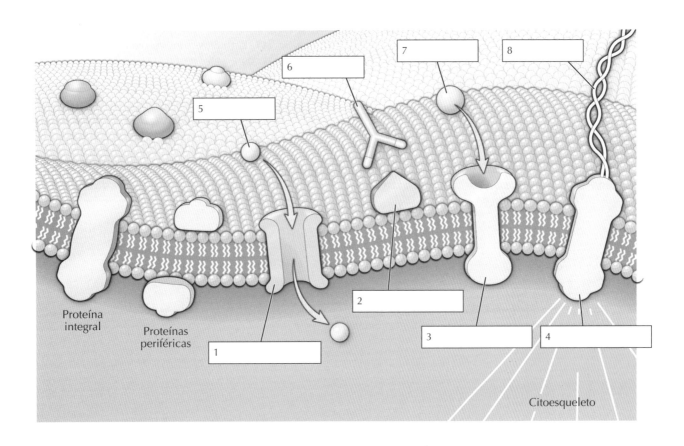

QUESTÕES DE REVISÃO

A. A membrana celular é constituída por um(a) _____, com os grupos _____ de cada camada de fosfolipídios na superfície da membrana.

B. O movimento de íons através da membrana, a ligação de ligantes específicos e a adesão celular constituem funções dos(as) _____ associados(as) à membrana.

C. Os ácidos graxos insaturados e de cadeia curta conferem a propriedade de _____ à membrana.

Capítulo 1 Fisiologia da Célula e Homeostase

Prancha 1.2

1 Difusão

A **homeostase,** que se refere ao processo de manutenção do ambiente interno, é um conceito central em fisiologia. No nível do organismo, o ambiente interno de nosso corpo é mantido diante de mudanças ambientais e estressores; no nível celular, o ambiente intracelular também precisa permanecer equilibrado para o desempenho da sua função fisiológica.

Apesar de a membrana celular proteger o ambiente interno da célula e limitar o movimento de solutos, partículas e água entre os compartimentos intracelular e extracelular, é também necessário que ocorram os movimentos de entrada de nutrientes e de remoção de substâncias desnecessárias para permitir a comunicação entre o ambiente interno e o externo e para numerosos outros propósitos. A membrana celular pode ser considerada como uma **membrana semipermeável** através da qual apenas algumas substâncias podem passar livremente. Vários processos de transporte possibilitam esse movimento.

O transporte passivo não depende de energia e ocorre por meio de **difusão simples** ou **facilitada**. A **difusão** refere-se ao movimento efetivo de uma substância dissolvida de uma área de alta concentração para uma área de baixa concentração.

A difusão simples é o tipo de transporte mais básico através de uma membrana e é descrita pela **lei de Fick**:

$$J_i = D_i \times A\,(1/X) \times (C_1 - C_2)$$

Em que:
- J_i representa o fluxo efetivo da substância *i*
- D_i é o coeficiente de difusão
- A é a área da membrana
- X é a distância através da membrana
- $(C_1 - C_2)$ é a diferença na concentração através da membrana.

A taxa de fluxo efetivo (difusão) é diretamente proporcional à área de superfície da membrana e à diferença na concentração de moléculas através da membrana. É inversamente proporcional à espessura da membrana.

A difusão facilitada ocorre por meio de canais específicos ou proteínas carreadoras na membrana. Os **canais** consistem em "poros" de proteínas que possibilitam a passagem de uma substância específica através da região hidrofóbica da membrana celular. No caso das **proteínas carreadoras**, a ligação de um ligante específico à proteína resulta na translocação de moléculas através da membrana. A difusão facilitada aumenta a taxa de difusão de uma molécula, porém está sujeita a uma **taxa máxima de transporte**. Em concentrações mais altas, os carreadores estarão saturados, e a taxa de transporte permanecerá constante.

COLORIR

- [ ] 1. As moléculas em ambos os lados da membrana (em azul)
- [ ] 2. As setas que indicam a direção efetiva das moléculas que se movem por difusão através da membrana

GABARITO

A. Simples

B. Facilitada

C. Facilitada

D. Não, não há necessidade de gasto de energia para que ocorra a difusão; entretanto, a difusão depende da composição da membrana e do gradiente de concentração de solutos

Prancha 1.3

Netter Fisiologia para Colorir

Difusão 1

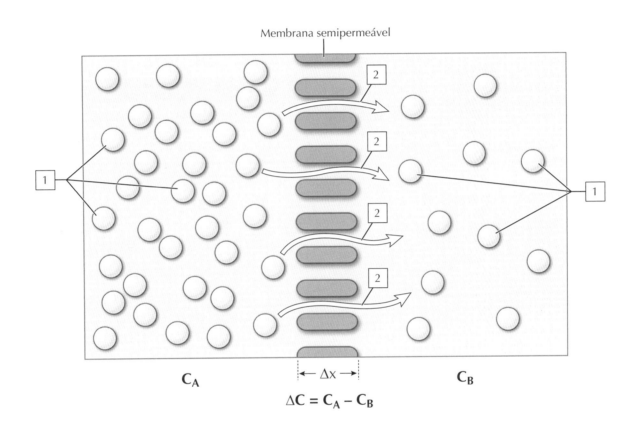

QUESTÕES DE REVISÃO

A. A difusão _____ ocorre em todos os gradientes de concentração maiores que zero e em uma taxa relacionada linearmente com o tamanho do gradiente.

B. A difusão _____ ocorre por meio de canais ou de proteínas carreadoras.

C. Que tipo de difusão está associado a um transporte máximo?

D. Há necessidade de gasto de energia para que ocorra a difusão?

Capítulo 1 Fisiologia da Célula e Homeostase   **Prancha 1.3**

1 Osmose e Importância da Osmolaridade na Homeostase dos Líquidos

A quantidade de solutos no **líquido intracelular (LIC)** e no **líquido extracelular (LEC)** é expressa em miliosmoles, e a concentração é expressa como a **osmolaridade** do líquido. Nos seres humanos, a osmolaridade é de cerca de 290 miliosmoles/ℓ (mOsm/ℓ) em toda a água corporal (a osmolaridade intracelular e a osmolaridade extracelular são as mesmas no estado de equilíbrio estável). Esse equilíbrio é realizado por meio da osmose.

Diferentemente do movimento de *solutos* por difusão, a **osmose** é o movimento (ou difusão) da *água* de uma área de baixa concentração de solutos para uma área de alta concentração de solutos. Ocorre movimento da água devido à **pressão osmótica** exercida pela concentração de solutos.

A pressão osmótica é equivalente à **pressão hidrostática** necessária para evitar o movimento de líquido através de uma membrana semipermeável por osmose. Esse conceito pode ser ilustrado utilizando-se um tubo em formato de "U" com diferentes concentrações de soluto em ambos os lados de uma **membrana semipermeável ideal** (*i. e.*, a membrana é permeável à água, porém impermeável aos solutos).

Devido às concentrações desiguais de soluto, o líquido se moverá para o lado do tubo com a maior concentração de soluto, contra a força gravitacional (pressão hidrostática) que se opõe a ela, até que a pressão hidrostática gerada seja igual à pressão osmótica. (Não confunda isso com a pressão oncótica, que se refere especificamente à pressão osmótica exercida pelas proteínas.) Neste exemplo, em equilíbrio, a concentração de soluto é quase igual em ambos os lados da membrana, e o nível de água é desigual – o deslocamento de água é devido à pressão osmótica. Quando esse exemplo é aplicado a todo o corpo, deve ficar claro que as mudanças na concentração de solutos do LEC causarão um fluxo osmótico e poderão resultar em tumefação ou retração das células (o que não é desejável).

COLORIR

☐ 1. A pressão osmótica; observe os níveis de água desiguais no tubo em U à direita

☐ 2. A pressão hidrostática

GABARITO

A. A água se moverá para a concentração mais alta de solutos, do LIC para o LEC (e ocorrerá retração das células)

B. Para a que a água se mova para dentro das células, a concentração osmolar deve ser maior no LIC do que no LEC

Prancha 1.4

Netter Fisiologia para Colorir

Osmose e Importância da Osmolaridade na Homeostase dos Líquidos

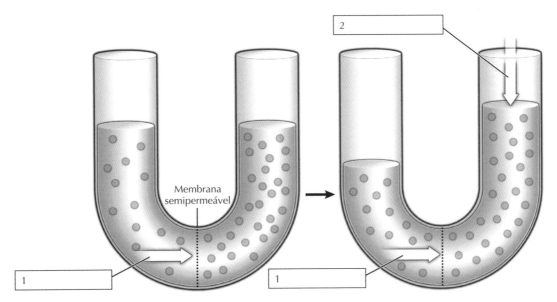

A. Estado inicial de pressão osmótica sem oposição

B. Estado de equilíbrio em que a pressão osmótica remanescente é oposta por uma pressão hidrostática igual e oposta

QUESTÕES DE REVISÃO

A. Se a concentração de solutos for maior no LEC do que no LIC, qual será a direção do fluxo de água?

B. Que condições no LEC causariam tumefação das células?

Capítulo 1 Fisiologia da Célula e Homeostase **Prancha 1.4**

1 Transporte Celular: Transporte Ativo Primário

O **transporte ativo primário** envolve um gasto direto de energia proveniente da conversão do ATP em **difosfato de adenosina (ADP)** para o transporte de íons através da membrana celular.

A **Na+/K+ ATPase** é o transportador ativo onipresente que gasta energia na forma de ATP para conduzir o Na+ para fora das células e o K+ para dentro das células, estabelecendo então os ambientes de íons intracelulares e extracelulares essenciais. Como três íons Na+ positivos são transportados para fora da célula enquanto apenas dois íons K+ positivos são transportados para dentro da célula, a bomba é designada como eletrogênica. O gradiente de concentração estabelecido para o Na+ possibilita a difusão de íons sódio a favor de seu gradiente de concentração durante vários processos celulares, incluindo o transporte ativo secundário (próximo tópico).

Outros exemplos de transporte ativo primário incluem a **H+/K+ ATPase,** a **H+ ATPase** e a **Ca²⁺ ATPase**. Em cada caso, o ATP é utilizado para mover um íon (ou íons) contra o gradiente de concentração.

A Prancha 1.5 ilustra o transporte ativo primário da Ca²⁺ ATPase.

COLORIR e IDENTIFICAR

☐ 1. A seta e os íons Ca²⁺ que se movem por meio do transportador para a concentração mais alta de íons, reforçando que o transporte ativo primário possibilita o movimento contra o gradiente de concentração da molécula

COLORIR e IDENTIFICAR a reação que fornece a energia necessária para o movimento dos íons Ca²⁺ contra o seu gradiente de concentração:

☐ 2. ATP

☐ 3. ADP

Nota clínica

O transporte ativo primário é essencial para a homeostase dos líquidos (Na+/K+ ATPase), a sinalização celular (Ca²⁺ ATPase), a secreção de ácido (H+/K+ ATPase) e outras funções. Embora o bloqueio da maioria desses transportadores possa causar efeitos graves e potencialmente fatais, os transportadores podem ser alvos da ação de fármacos, como, por exemplo, na insuficiência cardíaca (Na+/K+ ATPase) e na secreção excessiva de ácido gástrico (H+/K+ ATPase).

GABARITO

A. Qualquer um dos seguintes: Na+/K+ ATPase; H+/K+ ATPase; H+ ATPase; Ca²⁺ ATPase

B. ATP em ADP

Prancha 1.5

Netter Fisiologia para Colorir

Transporte Celular: Transporte Ativo Primário

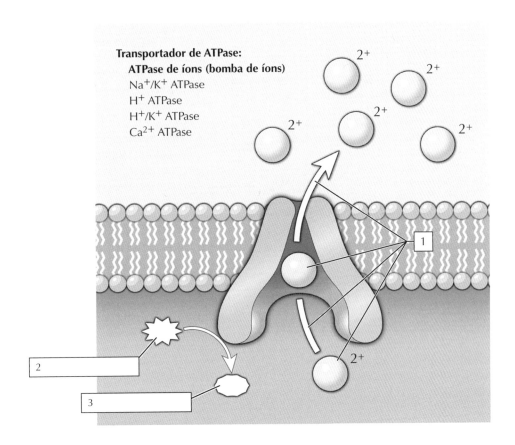

QUESTÕES DE REVISÃO

A. Forneça dois exemplos de transporte ativo primário.

B. Para transportar íons contra seus gradientes de concentração, a energia provém da conversão de _____ em _____.

Capítulo 1 Fisiologia da Célula e Homeostase   **Prancha 1.5**

1 Transporte Celular: Transporte Ativo Secundário

Muitas substâncias são transportadas para dentro ou para fora da célula por meio do **transporte ativo secundário** com Na^+. Esse transporte pode ser feito na forma de um **simportador** (que se move na mesma direção) ou um **contratransportador** (os contratransportadores também são denominados *trocadores,* visto que, quando um íon ou uma molécula entra na célula, outro íon ou molécula sai dela).

O gradiente de concentração de Na^+ é mantido pela **Na^+/K^+ ATPase ativa**, que produz um gradiente de concentração para que o Na^+ se mova para dentro da célula por meio de um simportador ou contratransportador específico (conforme descrito anteriormente), o que possibilita o transporte simultâneo de outra molécula para dentro ou para fora da célula. A parte *ativa* desse processo consiste no transporte original de Na^+ contra o seu gradiente pela Na^+/K^+ ATPase; os eventos subsequentes são *secundários.*

Um exemplo típico de transporte ativo secundário por simportador é o **transporte de Na^+-glicose e de Na^+-galactose** através do epitélio intestinal. Um exemplo de contratransporte é a **troca de Na^+/H^+** que ocorre em muitas células, incluindo as células renais e intestinais, nas quais o Na^+ entra nas células a favor de seu gradiente de concentração por meio do contratransportador enquanto o H^+ deixa as células. Em ambos os exemplos, o gradiente para o movimento de Na^+ dentro da célula é estabelecido pelo transporte ativo de Na^+ para fora da célula pela Na^+/K^+ ATPase.

A ação da Na^+/K^+ ATPase também resulta em uma difusão *passiva* de íons através dos seguintes canais: Na^+ (ao longo de seu gradiente de concentração), **Cl^-** (seguindo o Na^+ para preservar a eletroneutralidade) e H_2O (seguindo o gradiente de pressão osmótica).

Cada painel ilustra o transporte ativo primário (a bomba de sódio), configurando então um gradiente para um tipo de transporte ativo secundário.

COLORIR e IDENTIFICAR cada exemplo de TA secundário:

☐ 1. Íons sódio que *entram na célula* por meio de simportador ou de contratransportador (em amarelo) para denotar que eles se movimentam a favor de seu gradiente de concentração

☐ 2. Íons ou as moléculas que entram na célula por meio de simportador com sódio (em azul)

☐ 3. Íons ou moléculas que saem da célula por meio de contratransportadores com sódio (em vermelho)

☐ 4. Íons sódio que entram na célula por meio de um canal (em amarelo)

GABARITO

A. Na^+

B. A Na^+/K^+ ATPase (transporte ativo primário) estabelece um gradiente de concentração para que o sódio se mova da alta concentração no LEC para a baixa concentração no LIC

Prancha 1.6

Netter Fisiologia para Colorir

Transporte Celular: Transporte Ativo Secundário

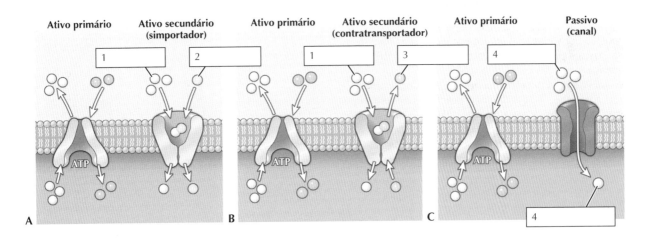

QUESTÕES DE REVISÃO

A. Nos três exemplos fornecidos acima, qual é o íon que se move consistentemente a favor de seu gradiente de concentração no processo secundário?

B. Como o gradiente de concentração para esse íon foi estabelecido?

Capítulo 1 Fisiologia da Célula e Homeostase **Prancha 1.6**

1 Canais Iônicos

O movimento de íons ocorre por meio de canais, além dos processos mediados por carreadores de membrana. Em geral, os **canais iônicos** exibem alta seletividade e possibilitam a passagem de íons específicos a favor de seu gradiente de concentração (p. ex., Na^+, Cl^-, K^+, Ca^{2+}). A seletividade baseia-se no tamanho do íon, bem como em sua carga elétrica. Os **canais regulados** podem se **abrir** ou se **fechar** em resposta a diferentes estímulos. Estímulos como som, luz, estiramento mecânico, substâncias químicas e mudanças de voltagem podem afetar o fluxo de íons ao controlar os sistemas de regulagem.

Os tipos de canais incluem os seguintes:

- Os **canais regulados por ligantes** (dependentes de ligantes) são abertos pela ligação de um ligante específico, como a **acetilcolina (ACh)** ou a serotonina. A ligação do ligante a seu receptor provoca a abertura do canal, possibilitando então o movimento de íons. Esses canais são canais tetraméricos ou pentaméricos (com quatro ou cinco subunidades proteicas)
- Os **canais regulados por voltagem** (dependentes de voltagem) abrem-se em resposta a uma **mudança na voltagem da membrana**. Esses canais são **específicos de íons** e são compostos por várias subunidades com domínios transmembrana que formam uma via para o fluxo de íons através da membrana
- Os **canais de junção comunicante** são formados entre duas células adjacentes e possibilitam a passagem de **íons e pequenas moléculas** entre as células. Um **hemicanal**, também denominado **conexon**, de uma célula está alinhado com o hemicanal de outra célula para criar a junção comunicante. Cada hemicanal é um conjunto hexamérico de seis subunidades de **conexina**.

COLORIR e IDENTIFICAR

☐ 1. A comporta aberta (em verde); indique as moléculas em movimento através do canal ao longo de seu gradiente de concentração

☐ 2. A comporta fechada (em vermelho)

Nota clínica

Os fármacos que bloqueiam canais iônicos específicos têm importantes aplicações clínicas. Por exemplo, os bloqueadores dos canais de cálcio (como o nifedipino ou o verapamil) são utilizados no tratamento das arritmias cardíacas e da hipertensão, enquanto os bloqueadores dos canais de sódio, como a lidocaína, são utilizados para anestesia local.

GABARITO

A. Canal regulado por ligante e canal regulado por voltagem

B. Regulado por ligante (dependente de ligante)

C. Voltagem

D. Íons e pequenas moléculas, células

Prancha 1.7

Netter Fisiologia para Colorir

Canais Iônicos 1

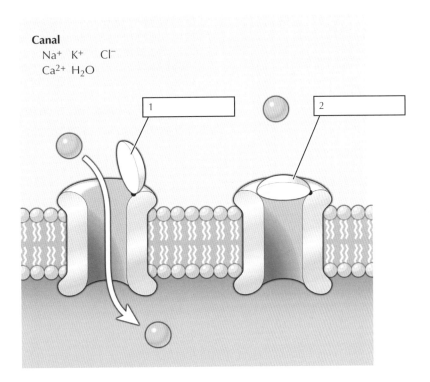

QUESTÕES DE REVISÃO

A. Quais são os dois tipos de canais regulados?

B. Substâncias como a ACh ou a serotonina podem se ligar para abrir um canal _____.

C. Os canais podem se abrir em resposta a uma mudança no(a) _____ da membrana.

D. As junções comunicantes possibilitam a passagem de _____ e _____ entre _____ adjacentes.

Capítulo 1 Fisiologia da Célula e Homeostase   Prancha 1.7

1 Canais de Água

Além dos canais que possibilitam o fluxo de íons, as membranas celulares podem ter canais de água específicos ou **aquaporinas (AQP)**, que permitem a passagem de água através da membrana celular hidrofóbica seguindo o **gradiente de pressão osmótica**. As aquaporinas desempenham um papel vital na manutenção de uma osmolaridade igual entre os espaços intracelular e extracelular.

Foram identificados muitos tipos de AQP. Os canais podem ser expressos de modo constitutivo nas membranas, ou a inserção na membrana pode ser regulada (p. ex., regulação da AQP-2 pelo hormônio antidiurético [ADH]). Por exemplo, a **AQP-3** está sempre presente nas membranas *basolaterais* das células dos ductos coletores renais, enquanto a regulação do fluxo de água do túbulo renal através das células dos ductos coletores é realizada por meio da inserção estimulada pelo ADH da **AQP-2** nas membranas *apicais* (luminais).

COLORIR

☐ 1. O líquido no lado da membrana que contém mais água que o soluto (em azul)

☐ 2. O líquido no lado da membrana que apresenta menos água em relação ao soluto (em uma cor diferente para reforçar que as moléculas de água se movem para o compartimento com a maior concentração de solutos)

Nota clínica

No diabetes insípido (uma condição não relacionada com o diabetes melito), o paciente sofre de sede extrema e apresenta uma alta produção de urina. O diabetes insípido pode ser causado pela falta de ADH, pela ausência de uma resposta renal ao ADH e por outras causas. Defeitos nos genes AQP constituem uma causa do diabetes insípido nefrogênico, uma condição em que os túbulos renais são incapazes de responder normalmente ao ADH.

GABARITO

A. AQPs

B. AQP-3

C. As AQPs possibilitam a passagem de água através das membranas celulares seguindo o gradiente de concentração osmolar

D. ADH

Prancha 1.8

Netter Fisiologia para Colorir

Canais de Água 1

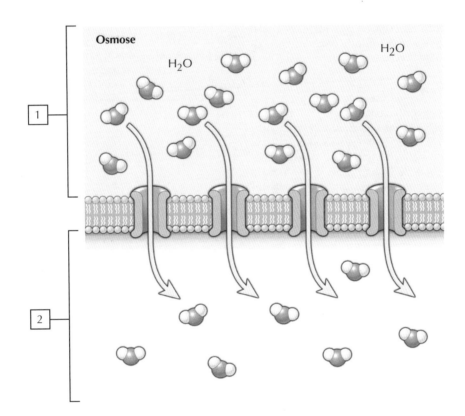

QUESTÕES DE REVISÃO

A. Como são chamados os canais de água?
B. Qual o canal de água sempre encontrado na membrana basolateral das células do ducto coletor renal?
C. Qual é a função dos canais de água?
D. Que hormônio é responsável pela inserção de AQPs na membrana apical das células do ducto coletor renal?

Capítulo 1 Fisiologia da Célula e Homeostase **Prancha 1.8**

1 Introdução à Homeostase

A capacidade de manter um **ambiente interno constante** durante mudanças que ocorrem no ambiente externo é denominada **homeostase**. A homeostase é obtida por meio da regulação integrada do ambiente interno pelos múltiplos sistemas orgânicos.

No nível celular, a homeostase é possível como resultado das membranas semipermeáveis expansíveis, que podem acomodar pequenas mudanças da osmolaridade (concentração de solutos) por meio da osmose. Entretanto, para uma função celular adequada, o LIC e, portanto, a osmolaridade precisam ser mantidos sob um controle rígido. A osmolaridade plasmática está em equilíbrio com a osmolaridade do LIC e o **líquido intersticial (LIS)**; por conseguinte, a regulação da osmolaridade plasmática pelo processamento renal de água e de eletrólitos e pelo controle central da sede é de importância fundamental para a homeostase celular.

Em um regime de minuto a minuto, o sistema endócrino e o sistema nervoso autônomo simpático atuam para regular a quantidade de sódio e de água retida pelos rins, controlando, assim, a osmolaridade plasmática (ver Capítulo 5, Fisiologia Renal). Esse controle integrado constitui a chave fundamental para a homeostase dos líquidos. O **aporte de líquido** (água e alimentos) e a sua **eliminação** (p. ex., urina, fezes) precisam estar **equilibrados**. Se o aporte de líquidos for maior do que a sua eliminação, a osmolaridade plasmática diminuirá, e os rins irão **excretar** o excesso de líquido.

Se o aporte de líquidos for menor do que a sua eliminação, o organismo desenvolve um déficit de líquido, e ocorre então aumento da osmolaridade plasmática. Nessa situação, a resposta da sede é ativada, e os rins retêm líquidos produzindo **menos urina.** Essa ideia de equilíbrio é detalhada nas seções posteriores, e é examinada a integração dos sistemas endócrino, cardiovascular e renal na regulação da homeostase hidreletrolítica.

COLORIR

☐ 1. A seta à esquerda indicando que um excesso de líquido e de urina deve aumentar o débito urinário (em verde)

☐ 2. A seta à direita indicando a existência de um déficit de líquido e que a excreção precisa ser reduzida (e a sede estimulada) (em vermelho)

GABARITO

A. O plasma é a interface entre o ambiente interno (células) e o ambiente externo

B. A ingestão excessiva de líquidos diminuirá a osmolaridade plasmática

C. Aumento da osmolaridade do plasma. Isso estimulará a retenção de líquidos e a redução da excreção urinária. Estimulará também a sede

D. Aumento do débito urinário

E. Retenção de líquido, redução do débito urinário e estimulação da sede

Prancha 1.9

Netter Fisiologia para Colorir

Introdução à Homeostase 1

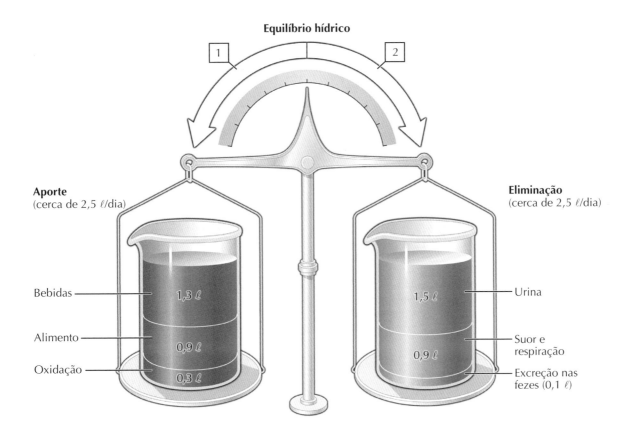

QUESTÕES DE REVISÃO

A. Qual compartimento de líquido pode ser conceituado como a interface entre os ambientes interno e externo?

B. Qual será o efeito de um excesso de aporte de líquidos sobre a osmolaridade plasmática?

C. Qual será o efeito de uma redução na ingestão de líquidos (ou de um aumento na excreção de líquidos) sobre a osmolaridade plasmática?

D. Qual é o efeito de uma ingestão excessiva de líquidos sobre a excreção urinária?

E. Quais são os efeitos de um déficit na ingestão de líquidos sobre a excreção urinária?

Capítulo 1 Fisiologia da Célula e Homeostase   **Prancha 1.9**

1 Compartimentos de Líquidos Corporais

O corpo de um adulto típico é composto de aproximadamente 60% de água, o que, em um indivíduo de 70 kg, corresponde a 42 litros (ℓ), visto que 1 ℓ de água pesa 1 kg.

O tamanho real de todos os compartimentos de líquidos depende de uma variedade de fatores, o que inclui o tamanho da pessoa e o índice de massa corporal.

Em um adulto normal de 70 kg:

- O LIC constitui dois terços da **água corporal total (ACT)** (28 ℓ), enquanto o LEC corresponde ao outro terço da ACT (14 ℓ)
  - LIC = 2/3 ACT
  - LEC = 1/3 ACT
- O compartimento de LEC é composto pelo **plasma** (*i. e.*, o sangue sem os eritrócitos) e o líquido intersticial (LIS), que é o líquido que banha as células (fora do sistema circulatório), bem como o líquido existente nos ossos e nos tecidos conjuntivos. O plasma constitui um quarto do LEC (3,5 ℓ), enquanto o LIS constitui os outros três quartos do LEC (10,5 ℓ)
  - **Volume plasmático (VP)** = 1/4 LEC
  - LIS = 3/4 LEC

Os compartimentos intracelular e extracelular são separados pela membrana celular. No interior do LEC, o plasma e o LIS são separados pelo endotélio e pelas membranas basais dos capilares. O LIS envolve as células e está em contato próximo com as células e com o plasma.

O LIC apresenta concentrações diferentes de solutos em relação ao LEC, principalmente devido à Na^+/K^+ ATPase, que mantém um LEC com alta concentração de Na^+ e um LIC com alta concentração de K^+.

COLORIR e IDENTIFICAR a representação esquemática dos compartimentos de líquidos:

- [ ] 1. ACT
- [ ] 2. LIC
- [ ] 3. LEC
- [ ] 4. LIS
- [ ] 5. VP

COLORIR e IDENTIFICAR as barreiras de membrana:

- [ ] 6. Membrana celular
- [ ] 7. Parede capilar (observe que a linha tracejada representa a permeabilidade seletiva da parede capilar)

GABARITO

A. *Indivíduo de 40 kg:*
ACT = 24 ℓ
LIC = 16 ℓ
LEC = 8 ℓ (LIS = 6 ℓ; VP = 2 ℓ)
Indivíduo de 85 kg:
ACT = 51 ℓ
LIC = 34 ℓ
LEC = 17 ℓ (LIS = 12,75 ℓ; VP = 4,25 ℓ)
B. Plasma, LIS
C. LIC = 2/3 ACT; LEC = 1/3 ACT

Prancha 1.10

Netter Fisiologia para Colorir

Compartimentos de Líquidos Corporais 1

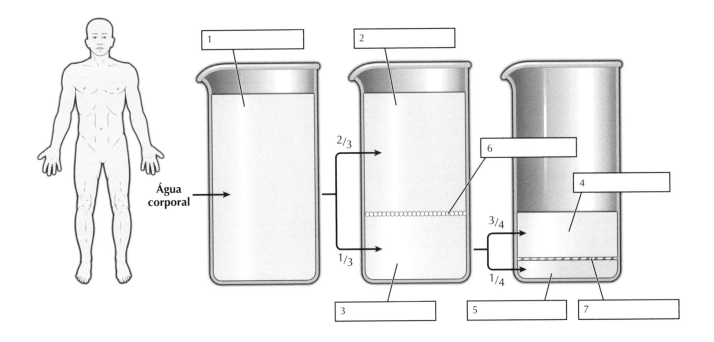

QUESTÕES DE REVISÃO

A. Determine a ACT, o LIC, o LEC, o LIS e o VP em um indivíduo de 40 kg e em um indivíduo de 85 kg.

B. A parede capilar separa o(a) _____ do(a) _____.

C. O LIC e o LEC constituem que fração da ACT?

Capítulo 1 Fisiologia da Célula e Homeostase   **Prancha 1.10**

1 Uso do Método de Diluição do Indicador para Determinar os Tamanhos dos Compartimentos de Líquidos

O **método de diluição do indicador** é utilizado para determinar o volume de líquido nos diferentes compartimentos de líquidos. São utilizados indicadores com volumes de distribuição específicos para determinados compartimentos (ver adiante). Uma quantidade conhecida da substância é infundida na corrente sanguínea do indivíduo e deixada dispersar. Em seguida, obtém-se uma amostra de plasma e se determina a concentração do indicador. O volume do compartimento é então calculado utilizando a seguinte fórmula:

$$\text{Volume (em litros)} = \frac{\text{Quantidade de indicador injetada (mg)}}{\text{Concentração final do indicador (mg/}\ell\text{)}}$$

- A ACT pode ser determinada pela injeção de **água tritiada**, que se difunde e que se equilibra em todos os compartimentos
- O LEC pode ser determinado pela injeção de **inulina** (uma grande molécula de açúcar), que não consegue atravessar as membranas celulares
- O VP pode ser determinado pela injeção do **corante azul de Evans**, que se liga às proteínas plasmáticas (e, portanto, que não entra no LIS)
- O LIS e o LIC podem ser determinados por extrapolação utilizando-se as seguintes fórmulas:

$$\text{LIC} = \text{ACT} - \text{LEC}$$

$$\text{LIS} = \text{LEC} - \text{VP}$$

Como o **volume sanguíneo (VS)** é igual ao VP mais o volume de eritrócitos, ele pode ser calculado pela seguinte fórmula:

$$\text{VS} = \text{VP}/(1 - \text{hematócrito})$$

(O **hematócrito [HCT]** é uma medida da porcentagem do volume de eritrócitos [hemácias] no sangue.)

COLORIR e IDENTIFICAR os compartimentos de líquidos em diferentes cores (as cores podem se sobrepor):

- [ ] 1. ACT
- [ ] 2. LEC
- [ ] 3. VP
- [ ] 4. LIC

COLORIR e IDENTIFICAR as setas com o indicador adequado utilizado para medir o volume de líquido correspondente ao(s) compartimento(s) pelo(s) qual(is) o indicador pode se difundir utilizando as mesmas cores em 1 a 4:

- [ ] 5. Corante azul de Evans
- [ ] 6. Inulina
- [ ] 7. Água tritiada

GABARITO

A. LEC – VP = LIS, de modo que você deve injetar inulina (para o LEC) e corante azul de Evans (para o VP); LIC = ACT – LEC, de modo que você deve injetar água tritiada (para a ACT) e inulina (para o LEC)

B. Você pode determinar diretamente o LEC utilizando a inulina (20 mg/1,67 mg/ℓ = 12 ℓ) e o VP utilizando o corante azul de Evans (0,5 mg/0,17 mg/ℓ = 3 ℓ). Por conseguinte, o VS é de 5 ℓ (VP/[1 – HCT]). Você pode determinar indiretamente o LIS como sendo de 9 ℓ (LIS = LEC – VP) e, como o LEC corresponde a um terço da ACT, a ACT é de 36 ℓ e o LIC é de 24 ℓ

Prancha 1.11

Netter Fisiologia para Colorir

Uso do Método de Diluição do Indicador para Determinar os Tamanhos dos Compartimentos de Líquidos

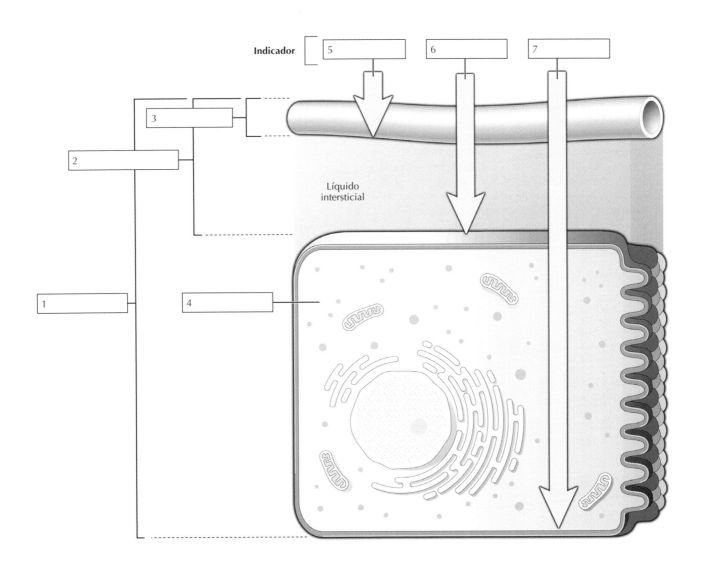

QUESTÕES DE REVISÃO

A. Que indicadores você deve infundir para determinar o volume do LIS? E o volume do LIC?

B. Um indivíduo com HCT de 40 (0,40) recebe uma infusão com 20 mg de inulina e 0,5 mg de corante azul de Evans. Após alcançar o equilíbrio, coleta-se uma amostra de sangue, e a concentração de inulina é de 1,67 mg/ℓ e a de corante azul de Evans é de 0,17 mg/ℓ. Que compartimentos podem ser determinados e quais são os seus volumes?

Capítulo 1 Fisiologia da Célula e Homeostase   **Prancha 1.11**

Bombas de Sódio/Potássio ATPase e Ambientes Intracelular e Extracelular

Lembre-se de que a osmolaridade de nosso líquido corporal é de cerca de 290 mOsm/ℓ (geralmente arredondado para 300 mOsm/ℓ para cálculos). A Na^+/K^+ ATPase basolateral nas membranas celulares é fundamental no estabelecimento e na manutenção dos ambientes intracelular e extracelular. O **sódio extracelular** (e a pequena quantidade de outros íons positivos) é equilibrado pelos **ânions cloreto** e **bicarbonato** e pelas proteínas aniônicas. Na maioria das vezes, as concentrações de solutos individuais são semelhantes entre o plasma e o LIS, com exceção das **proteínas** (habitualmente indicadas como **A⁻**), que permanecem no espaço vascular.

O principal **cátion** intracelular é o **íon potássio (K⁺)**, que é equilibrado pelos **fosfatos**, pelas proteínas e por pequenas concentrações de outros ânions diversos. Em virtude dos altos gradientes de concentração do sódio, do potássio e do cloreto, o movimento passivo desses íons ocorre a favor de seus gradientes. O extravasamento de potássio para fora da célula por meio de canais de K⁺ específicos é o fator fundamental que contribui para o potencial de repouso da membrana. As concentrações diferenciais de sódio, potássio e cloreto através da membrana celular são cruciais para a geração de potenciais elétricos.

COLORIR e **IDENTIFICAR** as áreas que representam íons com cores diferentes para reforçar as concentrações dos diferentes cátions e ânions intracelulares e extracelulares:

- [ ] 1. Na^+
- [ ] 2. Cl^-
- [ ] 3. Íon bicarbonato (HCO_3^-)
- [ ] 4. K^+

GABARITO

A. Na^+/K^+ ATPase

B. A osmolaridade é a mesma

C. As concentrações de íons sódio e potássio iriam se equilibrar em ambos os lados das membranas celulares, destruindo então os gradientes

Prancha 1.12

Netter Fisiologia para Colorir

Bombas de Sódio/Potássio ATPase e Ambientes Intracelular e Extracelular

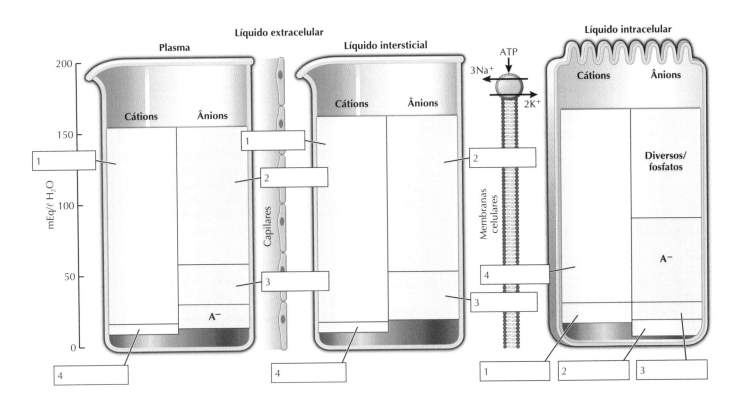

QUESTÕES DE REVISÃO

A. As concentrações de íons intracelulares e extracelulares são estabelecidas e mantidas pelo(a) _____ nas membranas celulares.

B. A osmolaridade do LEC é *menor, maior* ou *igual* à do LIC?

C. O que aconteceria se a Na+/K+ ATPase parasse de funcionar?

Capítulo 1 Fisiologia da Célula e Homeostase **Prancha 1.12**

1 Forças de Starling

As **forças de Starling** são as pressões hidrostática e oncótica que produzem o movimento de líquidos através da **parede capilar.** O movimento efetivo de água para fora dos capilares é denominado **filtração**, enquanto o movimento efetivo para dentro dos capilares é denominado **absorção.** O movimento de líquidos é controlado por quatro forças:

- A **pressão hidrostática capilar (P_c)** favorece o movimento para fora dos capilares (à semelhança das pressões em outros vasos, a P_c é, em última análise, produzida pela ação de bombeamento do coração)
- A **pressão oncótica capilar (π_c)** opõe-se à filtração pelos capilares e depende da concentração de proteínas no sangue. O único agente oncótico efetivo nos capilares é a proteína, visto que normalmente a parede capilar é impermeável a ela
- A **pressão hidrostática intersticial (P_i)** opõe-se à filtração para fora dos capilares, porém normalmente essa pressão é baixa
- A **pressão oncótica intersticial (π_i)** favorece o movimento para fora dos capilares; entretanto, em condições normais, há pouca perda de proteínas para fora dos capilares e, portanto, esse valor aproxima-se de zero.

O movimento de líquidos através das paredes capilares pode variar como resultado das características físicas particulares dos capilares em determinada região (p. ex., tamanho dos poros e fenestrações) e da permeabilidade relativa desses capilares às proteínas; todavia, em geral, as forças que descrevem a filtração efetiva podem ser expressas pela **equação de Starling**:

$$\text{Filtração efetiva} = K_f \left[(P_c - P_i) - \sigma (\pi_c - \pi_i) \right]$$

Nesta equação, o coeficiente de filtração, **K_f**, é uma medida da permeabilidade da membrana à água, e σ (o coeficiente de reflexão) descreve a permeabilidade da membrana às proteínas (em que $0 < \sigma < 1$). Os capilares do fígado (vasos sinusoides) são altamente permeáveis às proteínas, e $\sigma = 0$. Por conseguinte, o movimento de massa nos sinusoides do fígado é controlado pela pressão hidrostática. Em contrapartida, na maioria dos tecidos os capilares apresentam baixa permeabilidade às proteínas, e $\sigma = \sim 1$, o que torna o equilíbrio das pressões hidrostática e oncótica importante. A equação de Starling pode ser reorganizada para expressar a filtração efetiva em termos de fatores que favorecem a filtração menos os que favorecem a absorção:

$$\text{Filtração efetiva} = K \left[(P_c + \pi_i) - (P_i + \pi_c) \right]$$

Normalmente, a P_c elevada na **extremidade arteriolar do capilar** resulta em uma pressão de filtração efetiva positiva, enquanto a P_c menor na **extremidade venosa (vênula) do capilar** resulta em uma absorção efetiva (a filtração efetiva nessa região tem um valor negativo).

COLORIR

- ☐ 1. As arteríolas que levam ao capilar (em vermelho)
- ☐ 2. A porção média do capilar (em roxo) indicando a difusão de oxigênio para fora do sangue e a reposição com CO_2
- ☐ 3. A parte final do capilar e a vênula (em azul)

COLORIR e IDENTIFICAR as setas para fora em vermelho para indicar que uma força favorece a filtração e as setas para dentro em azul para indicar que uma força favorece a absorção para as seguintes forças de Starling:

- ☐ 4. P_c no lado arterial (à esquerda) do capilar
- ☐ 5. P_i
- ☐ 6. π_c
- ☐ 7. π_i
- ☐ 8. P_c no lado venoso (à direita) do capilar

GABARITO

A. Filtração efetiva $= (37 + 5) - (28 + 3) = 11$ mmHg (fora do capilar)

B. Filtração efetiva $= (15 + 5) - (28 + 3) = -11$ mmHg (absorção efetiva)

Prancha 1.13

Netter Fisiologia para Colorir

Forças de Starling 1

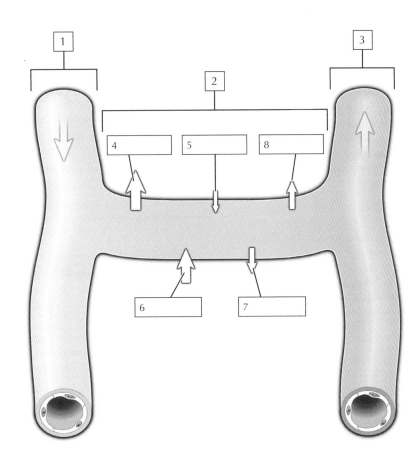

QUESTÕES DE REVISÃO

A. As pressões na extremidade arteriolar do capilar ilustrado acima são: $P_c = 37$, $P_i = 3$; $\pi_c = 28$, $\pi_i = 5$. Qual é a pressão de filtração efetiva nessa extremidade do capilar?

B. As pressões na extremidade venosa do capilar ilustrado acima são: $P_c = 15$, $P_i = 3$; $\pi_c = 28$, $\pi_i = 5$. Qual é a pressão de filtração efetiva nessa extremidade do capilar?

Capítulo 1 Fisiologia da Célula e Homeostase Prancha 1.13

1 Transdução de Sinal: Receptores Acoplados à Proteína G e Segundos Mensageiros

Muitos receptores de membrana estão acoplados a **proteínas G**. Esses receptores são heterotriméricos e apresentam múltiplos domínios transmembrana (que cruzam sete vezes a membrana), como também estão ligados a dois sistemas principais de transdução: as vias de sinalização do **monofosfato de adenosina cíclico (cAMP)** e do fosfatidilinositol (por meio do **trifosfato de inositol [IP$_3$]**). A ligação de ligante ao **receptor acoplado à proteína G (GPCR)** ligado à membrana inicia uma troca de difosfato de guanosina ligado à proteína G associada pelo trifosfato de guanosina (GTP), que provoca a dissociação da **subunidade** α **da proteína G** das **subunidades** β e γ. Em seguida, a subunidade α interage com diferentes proteínas efetoras e, dependendo do subtipo α específico, inicia a sinalização intracelular. As proteínas G ativadas também podem ter ação de GTPase, o que pode inativar o complexo e terminar o processo.

Existem seis classes de GPCR, e os receptores medeiam ou modulam processos fisiológicos, o que inclui a percepção sensorial (visão, olfato, paladar), a resposta imune e a inflamação, a transmissão no sistema nervoso autônomo e a ação hormonal. Por exemplo, os **receptores acoplados à proteína G$_s$** podem ser ativados por vários hormônios e peptídios, tais como norepinefrina, epinefrina, histamina, glucagon, ACTH e outros.

Os sistemas de segundos mensageiros (cAMP e IP$_3$) sinalizam os eventos celulares que produzem o efeito final. A via de sinalização do cAMP é ativada após a ligação do GPCR iniciar a translocação da subunidade α do GPCR para a **adenilil ciclase** ligada à membrana, que então catalisa a formação de cAMP a partir do ATP. O **segundo mensageiro** cAMP ativa a **proteinoquinase A (PKA)**, que fosforila outras moléculas, levando então ao efeito fisiológico.

A via de transdução de sinal do IP$_3$ é ativada quando a subunidade α da proteína G é translocada para a **fosfolipase C (PLC)** ligada à membrana. A PLC cliva o bifosfato de fosfatidilinositol para formar os segundos mensageiros **diacilglicerol (DAG**, que permanece na membrana e serve para a inserção da **fosfoquinase C [PKC]** na membrana) e o IP$_3$, que entra no citosol. O IP$_3$ abre os canais de Ca^{2+} no REL, e o Ca^{2+} intracelular elevado ativa a PKC. A PKC ativada fosforila outras moléculas, o que resulta em alteração da atividade celular e leva ao efeito fisiológico. A importante via de cálcio-calmodulina estreitamente relacionada é descrita na próxima página.

COLORIR e IDENTIFICAR na Parte A:

☐ 1. A subunidade α da proteína G (em verde) à medida que ela se move para ativar a adenilil ciclase e iniciar os eventos intracelulares

☐ 2. O substrato de ATP convertido pela adenilciclase em um segundo mensageiro

☐ 3. O segundo mensageiro cAMP formado a partir do ATP

☐ 4. A PKA ativa, a quinase resultante

COLORIR e IDENTIFICAR na Parte B:

☐ 5. A subunidade α da proteína G (em azul) quando estimulada para ativar a PLC na membrana e iniciar os eventos intracelulares

☐ 6. O IP$_3$, o segundo mensageiro intracelular formado diretamente pela ação da PLC

GABARITO

A. O receptor pode se ligar a diferentes sistemas de segundos mensageiros ou ter efeitos diferenciais sobre esses sistemas de segundos mensageiros, dependendo da ligação a proteínas G específicas (p. ex., G$_s$ ou G$_i$)

B. A PKC é ativada pelo cálcio intracelular (Ca^{2+})

C. A estimulação ou a inibição da mensagem celular são mediadas pela ligação do complexo ligante-receptor a uma proteína G$_s$ (estimuladora) ou G$_i$ (inibitória)

Prancha 1.14

Netter Fisiologia para Colorir

Transdução de Sinal: Receptores Acoplados à Proteína G e Segundos Mensageiros

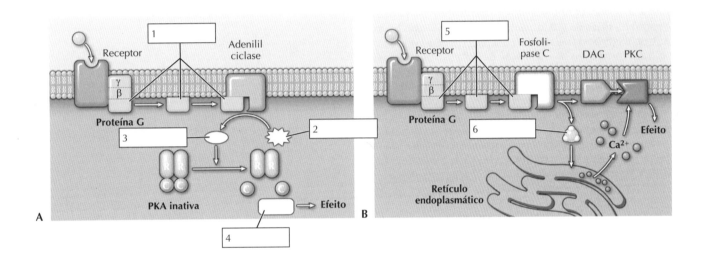

QUESTÕES DE REVISÃO

A. Como os GPCRs podem causar diferentes efeitos?
B. Como a PKC é ativada?
C. Como a ligação do ligante pode estimular ou inibir a mensagem celular?

Capítulo 1 Fisiologia da Célula e Homeostase   **Prancha 1.14**

1 Transdução de Sinal – Sistemas de Segundos Mensageiros: Cálcio-Calmodulina

Grande parte da regulação básica dos processos celulares (p. ex., secreção de substâncias, contração, relaxamento, ativação de enzimas, crescimento celular) é iniciada pela ligação de uma substância reguladora a seu receptor, pela ativação ou produção de um segundo mensageiro e por subsequentes eventos celulares que levam ao efeito fisiológico.

Em uma célula em repouso, a concentração de Ca^{2+} intracelular é mantida em baixos níveis (cerca de 10^{-7} M) em comparação com as concentrações do LEC (cerca de 10^{-3} M), e a ocorrência de aumentos nesse nível de Ca^{2+} citosólico (por vários estímulos) serve para ativar processos celulares. Conforme assinalado anteriormente, o IP_3 pode estimular a liberação de Ca^{2+} do REL para o citosol, e a elevação do Ca^{2+} e os subsequentes efeitos fisiológicos constituem uma importante parte da via PLC/IP_3 descrita na prancha anterior.

Outra via importante para aumentar o cálcio citosólico é por meio dos canais de Ca^{2+} dependentes de voltagem ou de ligante na membrana celular. Esse mecanismo desempenha um papel na contração do músculo liso, na síntese e na secreção de hormônios, e na liberação de neurotransmissores. A abertura dos canais de cálcio dependentes de ligantes ou de voltagem possibilita um influxo de Ca^{2+}, que se liga à calmodulina. Esse complexo de **Ca^{2+}-calmodulina** liga-se a outras proteínas celulares, incluindo as proteinoquinases, para alterar a função celular. Por exemplo, no sistema gastrintestinal, a despolarização das células musculares lisas leva a um influxo de Ca^{2+} e à ligação à calmodulina; o complexo Ca^{2+}-calmodulina ativa a quinase da cadeia leve de miosina, iniciando então a contração muscular. Essas quinases que são ativadas por um complexo de Ca^{2+}-calmodulina são denominadas CaM quinases.

COLORIR e IDENTIFICAR

☐ 1. O canal aberto para reforçar que o cálcio se move ao longo de seu gradiente de concentração para dentro da célula

☐ 2. O Ca^{2+}

☐ 3. A calmodulina, a proteína que se liga ao cálcio livre e se torna ativada

☐ 4. A quinase da cadeia leve de miosina, a CaM quinase que é ativada por esse complexo no músculo liso gastrintestinal

GABARITO

A. Ligante, voltagem
B. REL
C. 10^7 M

Prancha 1.15

Transdução de Sinal – Sistemas de Segundos Mensageiros: Cálcio-Calmodulina

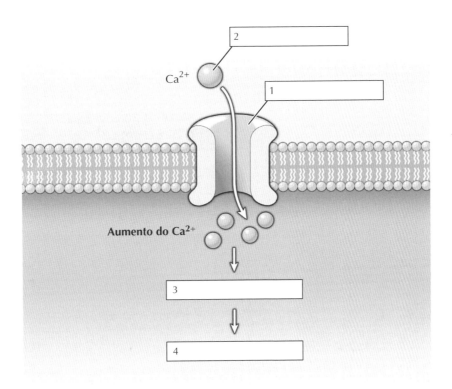

QUESTÕES DE REVISÃO

A. O cálcio pode entrar na célula por meio de canais dependentes de _____ ou dependentes de _____.

B. O cálcio pode ser liberado a partir de qual organela celular?

C. Em uma célula em repouso, a concentração de Ca^{2+} intracelular é de aproximadamente _____.

Capítulo 1 Fisiologia da Célula e Homeostase   **Prancha 1.15**

1   Transdução de Sinal: Receptores Nucleares

Os ligantes lipofílicos, tais como os **hormônios esteroides**, o **hormônio tireoidiano**, a **vitamina D** e a **vitamina A** (e seu metabólito, o **ácido retinoico**), passam através da membrana celular e se ligam diretamente aos seus **receptores nucleares**. Os receptores também podem residir no citosol, sofrendo então translocação para o núcleo após a ligação do ligante. A ligação do ligante leva à interação do receptor nuclear com os sítios reguladores de transcrição do **DNA** e a um aumento ou diminuição da transcrição do **ácido ribonucleico mensageiro (mRNA)** de genes-alvo.

Quando essa via é estimulada, ocorre um atraso na apresentação da proteína final, visto que o processo exige a transcrição e a tradução de genes. Essa **ação tardia** contrasta com a de outros hormônios e ligantes, cujos efeitos não necessitam da **síntese de proteínas**.

COLORIR

☐ 1.   O ligante fora da membrana e a seta dirigida para dentro da célula

☐ 2.   O local onde o ligante se liga diretamente ao receptor nuclear, reforçando que o ligante pode passar através da membrana celular e iniciar a síntese de proteínas

COLORIR e IDENTIFICAR

☐ 3.   O mRNA, o resultado da ligação do receptor nuclear ao DNA

☐ 4.   A síntese de proteínas, o produto final das ações celulares

ESCREVER exemplos de ligantes que utilizam receptores nucleares:

☐ 5.   Hormônios esteroides
☐ 6.   Hormônios tireoidianos
☐ 7.   Vitamina A
☐ 8.   Vitamina D

GABARITO

A.   A regulação da transcrição e da tradução de genes e, portanto, a síntese de proteínas

B.   A transcrição e a tradução do DNA e a síntese de proteínas precisam ocorrer antes que os efeitos da proteína sintetizada possam ser observados. Isso contrasta com outros ligantes (incluindo os hormônios peptídicos), cujas ações frequentemente não necessitam de transcrição e tradução

C.   Os ligantes que se ligam aos receptores nucleares são lipofílicos e podem atravessar a membrana celular

Prancha 1.16   **Netter Fisiologia para Colorir**

Transdução de Sinal: Receptores Nucleares

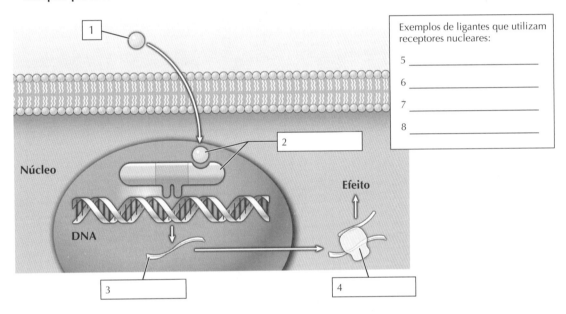

Receptor proteico nuclear

1
2
Núcleo
DNA
Efeito
3
4

Exemplos de ligantes que utilizam receptores nucleares:

5 _____
6 _____
7 _____
8 _____

QUESTÕES DE REVISÃO

A. Qual é o processo celular geral iniciado quando um ligante se liga a um receptor nuclear?

B. Por que os efeitos dos ligantes que atuam por meio de receptores nucleares são retardados?

C. Qual é a característica dos ligantes que possibilita o seu acesso aos receptores nucleares?

Capítulo 1 Fisiologia da Célula e Homeostase   **Prancha 1.16**

Capítulo 2 Fisiologia dos Nervos e Músculos

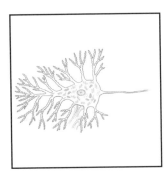
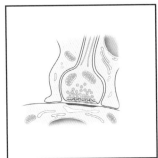
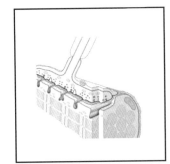
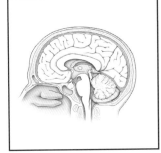

2 Sistema Nervoso

Os sistemas endócrino e nervoso são os dois principais sistemas reguladores que controlam a atividade fisiológica de tecidos e órgãos. O sistema nervoso é particularmente importante nas respostas fisiológicas rápidas; ele também pode coordenar respostas maiores e integradas. Esta seção se concentrará nos princípios básicos das funções neuronal e muscular.

O sistema nervoso é constituído pela **parte central do sistema nervoso** ou **sistema nervoso central (SNC)** e pela **parte periférica do sistema nervoso** ou **sistema nervoso periférico**. O SNC inclui o **encéfalo** e a **medula espinal**. O sistema nervoso periférico inclui os **nervos**, os **gânglios** (aglomerados de células nervosas) e **receptores sensitivos** fora do SNC. O sistema nervoso periférico também pode ser dividido em partes sensitiva e motora. Os nervos sensitivos transmitem informações de vários receptores sensitivos para o SNC, enquanto os nervos motores transmitem sinais do SNC para os músculos e as glândulas, controlando, assim, a sua atividade.

A medula espinal estende-se a partir do bulbo do encéfalo até a região lombar através da coluna vertebral. Contém nervos que conduzem impulsos em ambos os sentidos para áreas do encéfalo; contém também nervos que participam de arcos reflexos. Os impulsos elétricos *a partir dos* nervos para o encéfalo são conduzidos através de **nervos sensitivos (aferentes)**, enquanto os impulsos provenientes do encéfalo são conduzidos através de **nervos motores (eferentes)**.

COLORIR e IDENTIFICAR

- ☐ 1. O encéfalo
- ☐ 2. A medula espinal
- ☐ 3. Os nervos intercostais, exemplo de nervos periféricos
- ☐ 4. Os nervos espinais, exemplo de nervos periféricos

GABARITO

- **A.** Central
- **B.** Nervos, gânglios e receptores sensitivos
- **C.** Nervos aferentes ou sensitivos
- **D.** Nervos eferentes ou motores

Prancha 2.1

Netter Fisiologia para Colorir

Sistema Nervoso 2

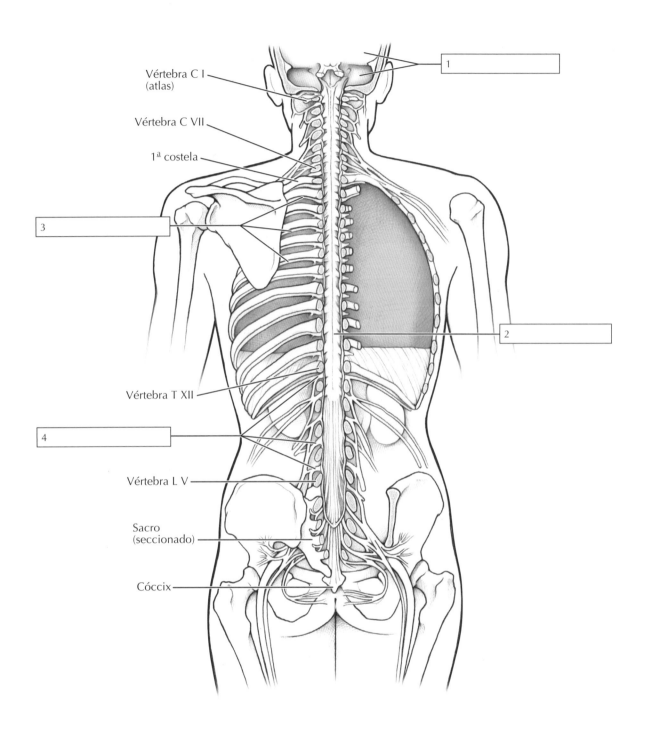

Vértebra C I (atlas)
Vértebra C VII
1ª costela
3
Vértebra T XII
4
Vértebra L V
Sacro (seccionado)
Cóccix
1
2

QUESTÕES DE REVISÃO

A. O encéfalo e a medula espinal constituem o(a) _____ do sistema nervoso.

B. O sistema nervoso periférico inclui os(as)_____ os(as), _____ e os(as) _____.

C. Que nervos conduzem impulsos ao encéfalo?

D. Que nervos conduzem impulsos a partir do encéfalo?

Capítulo 2 Fisiologia dos Nervos e Músculos   **Prancha 2.1**

2 Neurônio

Os **neurônios** são células eletricamente excitáveis no sistema nervoso que são capazes de receber estímulos (elétricos ou químicos), processar o sinal e, em seguida, transmitir impulsos elétricos por meio de seu axônio até uma **sinapse** (local onde a informação é transmitida de um neurônio para outro) ou outra junção neuroefetora. As principais partes do neurônio são as seguintes:

- **Soma** (ou corpo celular)
- **Dendritos** (ramificações do corpo celular)
- **Cone de implantação do axônio** (entre o corpo celular e o axônio)
- **Axônio** (que transmite um potencial de ação do neurônio para outras células: o terminal axônico forma uma sinapse com as outras células).

Os axônios podem formar sinapses sobre os dendritos (**sinapse axodendrítica**) ou o **corpo** (soma) (**sinapse axossomática**) de outro neurônio. As organelas celulares, incluindo o **núcleo**, o nucléolo, as mitocôndrias, o retículo endoplasmático rugoso e o **complexo de Golgi**, estão localizadas no corpo. Embora a maioria dos neurônios tenha as estruturas básicas citadas anteriormente, pode haver diferenças no tipo e no número de dendritos e nas redes que eles formam, características que podem definir diferentes sistemas neuronais.

Para regular funções fisiológicas, os neurônios comunicam rapidamente informações entre vários locais do corpo e o encéfalo.

COLORIR e IDENTIFICAR as seguintes estruturas:

1. Dendrito
2. Núcleo
3. Cone de implantação do axônio; os impulsos elétricos seguem o seu percurso através do cone de implantação e do axônio
4. Axônio; os impulsos elétricos seguem o seu percurso através do cone de implantação e do axônio
5. Corpo do neurônio ou soma
6. Sinapse axossomática
7. Sinapse axodendrítica

GABARITO

A. Axônio
B. Sinapse axossomática
C. Sinapse axodendrítica

Prancha 2.2

Netter Fisiologia para Colorir

Neurônio 2

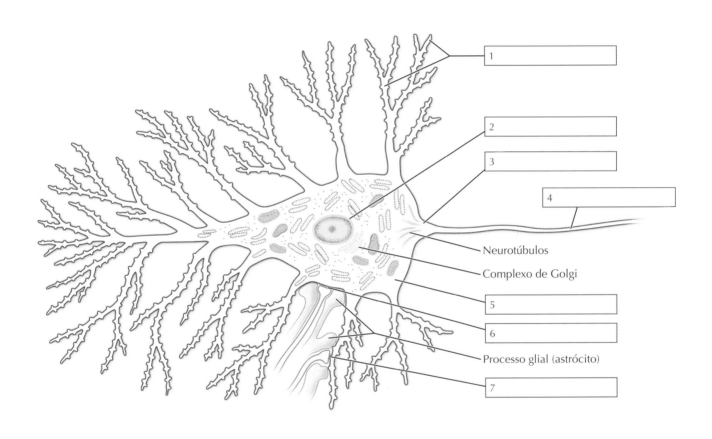

QUESTÕES DE REVISÃO

A. Os impulsos elétricos são transmitidos através do(a) _____ para fazer sinapse com as células.

B. Um axônio termina em outro corpo celular por meio de um(a) _____.

C. Um axônio termina no dendrito de outra célula por meio de um(a) _____.

Capítulo 2 Fisiologia dos Nervos e Músculos

Prancha 2.2

2 Potencial de Membrana em Repouso

Existem potenciais elétricos através das membranas celulares, e o interior da célula é ligeiramente negativo em comparação com a carga existente no lado extracelular da membrana. Esse potencial de membrana permite que células eletricamente excitáveis, como os neurônios e os músculos, gerem sinais dentro da célula e, no caso dos neurônios, para outras células por meio de axônios e sinapses. As próximas pranchas descrevem aspectos importantes dos potenciais de membrana.

O termo **potencial de membrana em repouso (PMR)** é sinônimo de potencial de estado estável. Um PMR é criado pela **difusão** passiva de íons através de uma membrana seletivamente permeável, produzindo então **separação de cargas**.

No caso teórico mais simples, se uma membrana celular for permeável a apenas um íon e esse íon estiver presente em uma concentração mais alta no interior da célula em comparação com o exterior, ele se difundirá para fora da célula **até que um potencial de membrana suficiente seja estabelecido para se opor ao fluxo efetivo adicional do íon**.

Por exemplo, **se a membrana for permeável apenas ao K^+** e a concentração intracelular de K^+ for mais alta do que a concentração extracelular, ocorrerá um **pequeno fluxo efetivo de K^+ para fora, resultando então em um potencial de membrana negativo**, em que o compartimento intracelular é eletricamente negativo em relação ao lado externo da célula.

Apenas uma fração diminuta dos íons difunde-se para fora da célula sem uma alteração apreciável na concentração de íons dos compartimentos antes que o gradiente elétrico estabelecido seja suficiente para se opor a um fluxo efetivo adicional de íons para fora. Nesse ponto, um PMR será estabelecido. A saída de potássio da célula é o principal responsável pela geração do PMR em muitas células. Os gradientes de concentração para os dois íons (Na^+ e K^+) são estabelecidos pela Na^+/K^+ ATPase e o PMR reflete principalmente o extravasamento de K^+ (o K^+ é o íon mais permeável através da maioria das membranas celulares).

COLORIR e IDENTIFICAR

- [ ] 1. A difusão de Na^+ para dentro (em verde para indicar um processo passivo)
- [ ] 2. O transporte ativo de Na^+ para fora (em vermelho para indicar o gasto de energia)
- [ ] 3. A difusão de K^+ para fora (em verde)
- [ ] 4. O transporte ativo de K^+ para dentro (em vermelho)

GABARITO

A. Potássio

B. Canais de extravasamento de potássio

C. Relativamente poucos

D. Os íons potássio extravasam para fora da célula a favor do gradiente de concentração

Prancha 2.3

Netter Fisiologia para Colorir

Potencial de Membrana em Repouso 2

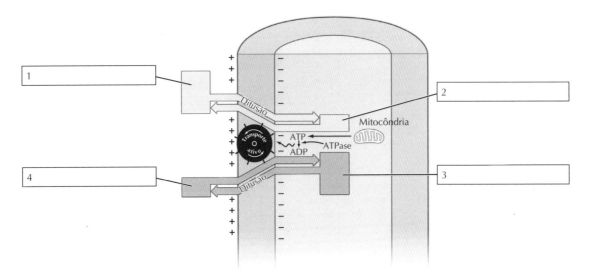

Distribuição de íons em um axônio por meio de separação de cargas e difusão

QUESTÕES DE REVISÃO

A. A concentração de íons _____ é maior no líquido intracelular do que no líquido extracelular.
B. Que canais (que sempre estão abertos) são mais importantes na geração do PMR de muitas células?
C. Ocorre extravasamento de relativamente poucos íons ou de muitos íons para estabelecer um PMR?
D. Nesse paradigma, ocorre extravasamento de íons para dentro ou para fora da célula para estabelecer o PMR?

Capítulo 2 Fisiologia dos Nervos e Músculos   **Prancha 2.3**

2 Potencial de Nernst

A diferença de potencial elétrico entre o interior e o exterior de uma célula (E_X) pode ser prevista se a membrana for permeável a apenas **um íon** e utilizando a **equação de Nernst**:

$$E_X = (RT/ZF) \ln ([X]_o/[X]_i)$$

em que:

- E_X é o potencial de Nernst ou **potencial de equilíbrio**
- $\ln([X]_o/[X]_i)$ é o logaritmo natural da razão entre a concentração de íons X fora da célula ($[X]_o$) e a concentração destes íons dentro da célula ($[X]_i$)
- R é a constante ideal de gases
- T é a temperatura absoluta
- Z é a carga do íon
- F é o número de Faraday.

Em uma situação hipotética simples a 37°C em que um único cátion monovalente (p. ex., K^+) é permeável e a sua concentração no interior da célula é 10 vezes maior do que fora (ver Prancha 2.4), essa equação se torna:

$$E_{K^+} = (61 \text{ mV}/+1) \log (0,1 \text{ mM}/1 \text{ mM})$$

ou

$$E_{K^+} = (61 \text{ mV}) \log (0,1) = -61 \text{ mV}$$

Na Prancha 2.4, a **membrana celular** da célula hipotética à esquerda é impermeável a K^+, Na^+ e Cl^-, enquanto a membrana da célula à direita é permeável apenas a K^+. Essa permeabilidade seletiva resulta em difusão de K^+ para fora e em um potencial de membrana igual ao potencial de Nernst de K^+. O equilíbrio eletroquímico será acentuadamente alterado pela modificação da concentração do íon permeável dentro ou fora da célula. Para um sistema em que apenas um íon é permeável, o potencial de Nernst para o íon permeável é igual ao **PMR**. Em células reais, mais de um íon é permeável, e, portanto, o PMR é o resultado de diferentes permeabilidades (condutâncias) dos íons presentes e de diferenças de concentração desses íons através da membrana celular (ver Prancha 2.5).

COLORIR na parte A da ilustração:

- [ ] 1. O citoplasma e a membrana da célula (da mesma cor indicando um equilíbrio com um potencial de membrana [V_m] de zero

---

COLORIR na parte B da ilustração:

- [ ] 1. O citoplasma
- [ ] 2. A membrana celular (em vermelho) para denotar a diferença do potencial entre o interior e o exterior

---

IDENTIFICAR

- [ ] 3. O PMR para a célula da esquerda; $V_m = 0$ mV
- [ ] 4. O PMR para a célula da direita; $V_m = -61$ mV

GABARITO

A. Potencial de membrana

B. $E_X = (61 \text{ mV}/Z) \log ([X]_o/[X]_i)$

C. $E_{Na^+} = (61 \text{ mV}/+1) \log (1 \text{ mM}/0,1 \text{ mM})$

que é simplificada para

$E_{Na^+} = (61 \text{ mV}) \log (10) = +61 \text{ mV}$

Prancha 2.4

Netter Fisiologia para Colorir

Potencial de Nernst 2

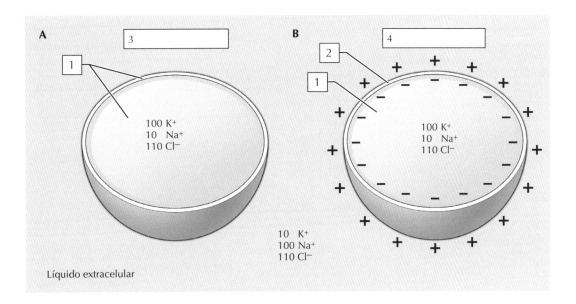

QUESTÕES DE REVISÃO

A. O potencial de Nernst representa o(a) _____ teórico se uma célula for permeável a um único íon.

B. A 37°C, qual é a equação de Nernst para um íon X?

C. Para as concentrações de íons fornecidas na célula à direita, se a célula for apenas permeável ao Na⁺, o PMR será _____.

Capítulo 2 Fisiologia dos Nervos e Músculos   **Prancha 2.4**

2 Equação de Goldman-Hodgkin-Katz

O PMR verdadeiro (V_m) para um sistema que envolve mais de um íon permeável é calculado pela **equação de Goldman-Hodgkin-Katz (equação G-H-K)**, que leva em consideração as permeabilidades e as concentrações dos múltiplos íons:

$$V_m = \left(\frac{RT}{F}\right) \ln \left(\frac{P_{K^+}\left[K^+_o\right] + P_{Na^+}\left[Na^+_o\right] + P_{Cl^-}[Cl^-_i]}{P_{K^+}\left[K^+_i\right] + P_{Na^+}\left[Na^+_i\right] + P_{Cl^-}[Cl^-_o]}\right)$$

em que:

- P_X é a permeabilidade da membrana ao íon X
- $[X]_i$ é a concentração de X dentro da célula
- $[X]_o$ é a concentração de X fora da célula
- R é a constante ideal de gases
- T é a temperatura absoluta
- F é o número de Faraday.

Embora as células contenham muitos íons, essa equação G-H-K simplificada omite íons que são muito menos permeáveis à membrana celular do que o K^+, o Na^+ e o Cl^-, visto que a sua contribuição para o PMR é habitualmente insignificante. Observe que a concentração de Cl^- no interior aparece na parte superior do termo mais à direita, enquanto a concentração externa de Cl^- aparece na parte inferior, e a situação para $[K^+]$ e $[Na^+]$ é oposta àquela de $[Cl^-]$ devido à diferença na carga desses íons (positiva *versus* negativa).

Em muitas células (incluindo os neurônios), o PMR é de aproximadamente –70 milivolts (mV); no músculo esquelético, é de cerca de –90 mV. O K^+ contribui mais para o PMR, visto que a concentração de K^+ citosólico é elevada, enquanto a sua concentração extracelular é baixa, e a permeabilidade da membrana plasmática ao K^+ é alta em relação aos outros íons. Assim, embora o PMR seja *semelhante* ao potencial de Nernst para o K^+, outros íons contribuem para o PMR. Especificamente, o extravasamento de Na^+ pelos canais de Na^+ ao longo de seu gradiente eletroquímico contribui para o fato de que o **PMR das células seja menos negativo (mais positivo) do que o potencial de Nernst para K⁺**.

COLORIR e IDENTIFICAR

- ☐ 1. A Na^+/K^+ ATPase
- ☐ 2. A difusão de K^+ para fora, o fator mais importante na determinação do PMR negativo
- ☐ 3. A difusão interna de Na^+, que faz com que o PMR seja um pouco menos negativo do que o potencial de Nernst para K^+

GABARITO

A. PMR

B. O potencial de Nernst só fornece o PMR teórico se a célula for permeável a apenas um íon

C. Na^+

Prancha 2.5

Netter Fisiologia para Colorir

Equação de Goldman-Hodgkin-Katz

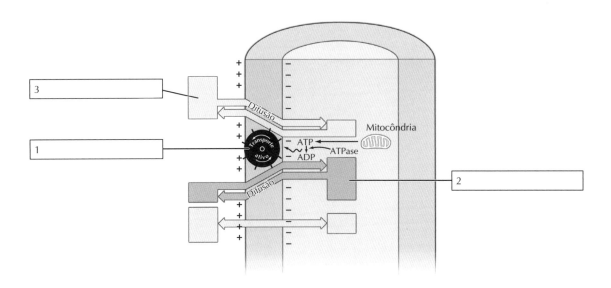

QUESTÕES DE REVISÃO

A. A equação G-H-K determina o(a) _____ nas células.
B. A diferença entre a equação de Nernst e a equação G-H-K é que _____.
C. Que íon que entra nas células torna o PMR menos negativo do que o potencial de Nernst para o K^+?

Capítulo 2 Fisiologia dos Nervos e Músculos **Prancha 2.5**

2 Potenciais de Ação do Axônio

A estimulação elétrica ou química que aumenta a permeabilidade aos íons na membrana celular e a despolarização ao longo de um potencial limiar resulta em um **potencial de ação**. Nos neurônios e nas células musculares esqueléticas, quando um estímulo produz uma despolarização que alcança esse limiar, ocorre a abertura dos canais de Na^+ controlados por voltagem, e o fluxo de entrada de Na^+ agora ultrapassa a capacidade de extravasamento de K^+ para manter um estado estável. A despolarização adicional da membrana abre mais canais de Na^+ controlados por voltagem. Essa retroalimentação (*feedback*) positiva continua até que todos os canais de Na^+ controlados por voltagem estejam abertos, produzindo então a característica **despolarização tudo ou nada** rápida de um potencial de ação. Esses "canais rápidos" também são rapidamente inativados.

Juntamente com essas mudanças na **condutância do Na^+**, ocorre um aumento tardio, mais lento e menor na **condutância do K^+** durante o potencial de ação. Isso é causado pela abertura dos canais de K^+ controlados por voltagem; juntamente com a queda na condutância do Na^+, ela é responsável pela **repolarização da membrana**. Esses canais de K^+ permanecem abertos até que a membrana finalmente retorne ao potencial de equilíbrio e, portanto, são responsáveis pela fase de **hiperpolarização** ou **"undershoot"** do potencial de ação, durante a qual a membrana está com um potencial mais negativo do que o potencial de repouso. Esse "*undershoot*" contribui para a **refratariedade relativa** da membrana à geração de outro potencial de ação, visto que será necessário maior estímulo para deslocar esse **potencial de membrana** hiperpolarizado para o potencial limiar.

COLORIR e IDENTIFICAR o potencial de ação e as alterações de condutância geradas em um neurônio típico:

☐ 1. Potencial de ação

☐ 2. Condutância do Na^+; o influxo de Na^+ despolariza a célula

☐ 3. Condutância do K^+; maior condutância do K^+ resulta em hiperpolarização e um período refratário relativo

---

GABARITO

A. Íons sódio

B. O potencial limiar é o potencial de membrana em que será iniciado um potencial de ação

C. O *undershoot* é devido aos canais de K^+ controlados por voltagem, que permanecem abertos por mais tempo do que o necessário para restaurar o PMR. Isso resulta em *undershoot* antes de retornar ao equilíbrio

D. Seu gráfico completo deve ser semelhante ao apresentado na parte superior da Prancha 2.6

Prancha 2.6   **Netter Fisiologia para Colorir**

Potenciais de Ação do Axônio

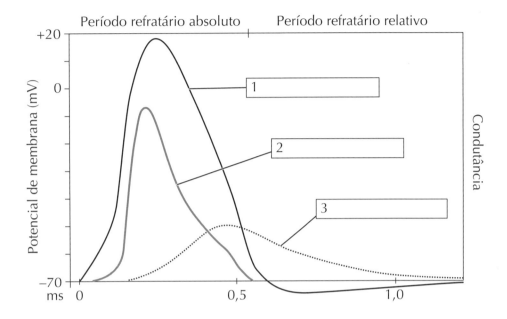

QUESTÕES DE REVISÃO

A. Em um potencial de ação típico encontrado nos neurônios ou nas células musculares esqueléticas, o influxo de que íon despolariza a célula?

B. Qual é o potencial limiar?

C. O que causa o *undershoot* no potencial de ação?

D. No gráfico fornecido abaixo, **DESENHAR as condutâncias do sódio** e **do potássio** (lembrar-se do *undershoot* na condutância do potássio!).

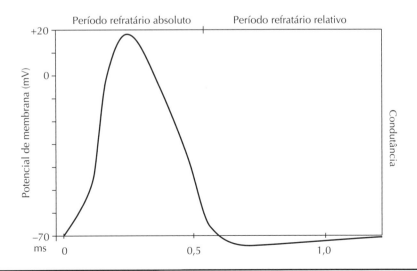

Capítulo 2 Fisiologia dos Nervos e Músculos — Prancha 2.6

2 Condução Axonal e Importância da Mielina nos Neurônios

Em um neurônio, quando o potencial limiar é alcançado, é gerado um **potencial de ação** no cone de implantação do axônio que se propaga pelo axônio e é conduzido até o terminal axônico. À medida que ocorre despolarização em um ponto da membrana, o Na^+ flui através da membrana a partir do líquido extracelular. A perda de carga positiva no ponto de despolarização produz **correntes locais**, nas quais cargas positivas fluem de regiões adjacentes ao longo da membrana para a área de despolarização (Parte A da ilustração). A corrente local resulta em despolarização das regiões adjacentes; quando o limiar é alcançado, ocorre propagação do potencial de ação. Uma importante característica da **propagação do potencial de ação** é que ela ocorre para longe do ponto de iniciação; não pode seguir um curso de volta à sua origem. À medida que o potencial de ação é conduzido, a área da membrana diretamente atrás do potencial de ação ainda se encontra no estado refratário absoluto como resultado da inativação dos canais de Na^+, o que impede a condução retrógrada.

Muitas células do sistema nervoso dos vertebrados são **mielinizadas** – isto é, são cobertas por várias camadas de uma bainha isolante de membrana fosfolipídica formada pelas **células de Schwann** no sistema nervoso periférico e por **oligodendrócitos** no SNC. Esse isolamento diminui a capacitância e aumenta a resistência da membrana de modo que a corrente segue o seu curso através do interior do axônio, mas não através da membrana (Parte B da ilustração). Para possibilitar a propagação do potencial de ação, ocorrem rupturas na **bainha de mielina**, denominadas **nódulos de Ranvier**. Os nódulos de Ranvier estão presentes a intervalos de 1 a 2 mm ao longo do axônio e, dessa maneira, o potencial de ação "salta" rapidamente de nódulo em nódulo, evitando as áreas mielinizadas. O processo de condução pelo qual o potencial de ação "salta" entre os nódulos é conhecido como **condução saltatória** e ele possibilita uma propagação muito rápida do potencial de ação, apesar do pequeno diâmetro do axônio.

TRAÇAR

- [ ] 1. Setas na Parte A da ilustração reforçando que, nos nervos amielínicos, o potencial de ação é propagado de modo relativamente lento por correntes locais
- [ ] 2. Setas na Parte B da ilustração indicando que o potencial de ação "salta" entre os nódulos de Ranvier

COLORIR e IDENTIFICAR

- [ ] 3. As bainhas de mielina na Parte B da ilustração
- [ ] 4. Os nódulos de Ranvier

GABARITO

A. Os potenciais de ação afastam-se de seu ponto de origem, visto que a área da membrana atrás do potencial de ação ainda se encontra no estado refratário absoluto

B. A mielina proporciona isolamento, o que aumenta a resistência da membrana de modo que a carga não consegue atravessá-la até que haja uma ruptura na membrana (*i. e.*, nódulos de Ranvier)

C. Os oligodendrócitos formam as bainhas fosfolipídicas de mielina no SNC, enquanto as células de Schwann formam as bainhas de mielina no sistema nervoso periférico

D. A condução saltatória ocorre nos neurônios mielinizados e constitui o processo pelo qual o potencial de ação "salta" entre os nódulos de Ranvier, o que resulta em rápida condução axonal

Prancha 2.7   **Netter Fisiologia para Colorir**

Condução Axonal e Importância da Mielina nos Neurônios

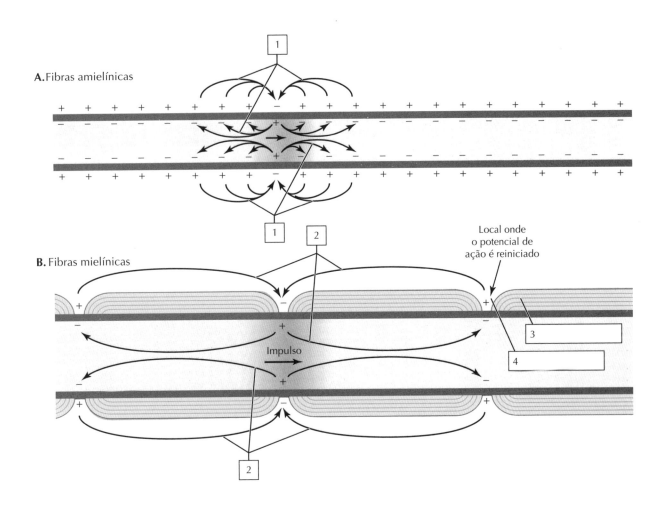

A. Fibras amielínicas

B. Fibras mielínicas

Local onde o potencial de ação é reiniciado

QUESTÕES DE REVISÃO

A. Por que os potenciais de ação se afastam de seu ponto de origem?
B. Qual é a função da mielina nos axônios?
C. Que células formam a mielina no SNC? E no sistema nervoso periférico?
D. Explique a condução saltatória.

Capítulo 2 Fisiologia dos Nervos e Músculos   **Prancha 2.7**

2 Estrutura e Função das Sinapses

As fibras terminais dos **axônios** ramificam-se e formam **botões sinápticos** (terminais), os locais nos quais uma resposta elétrica em uma célula é transmitida para outra célula. Essa transmissão pode ocorrer por meio de sinapses elétricas ou químicas. Alguns neurônios podem utilizar ambos os tipos de sinapses:

- As **sinapses elétricas** possibilitam a passagem de corrente elétrica diretamente de uma célula para outra por meio de **junções comunicantes** (conexões reguladas entre o citoplasma de duas células). Além dos neurônios, os miócitos cardíacos e alguns tipos de músculo liso usam sinapses elétricas. Essas sinapses possibilitam uma rápida transmissão de impulsos entre as células, visto que a corrente elétrica flui livremente através da junção comunicante
- As **sinapses químicas** conduzem sinais entre neurônios com o uso de neurotransmissores. Quando um sinal elétrico alcança o terminal axônico, o neurotransmissor é liberado para dentro da **fenda sináptica** e se liga a seu receptor na **célula pós-sináptica** para propagar o sinal elétrico. A transmissão por meio de sinapses químicas é mais lenta do que a transmissão por meio de sinapses elétricas. Muitos neurônios no SNC e no sistema nervoso periférico utilizam sinapses químicas. Iremos nos concentrar na transmissão química.

Dependendo do neurônio **pré-sináptico** (e, portanto, do transmissor liberado), a transmissão química pode resultar em um **potencial pós-sináptico excitatório** (despolarização) ou em um **potencial pós-sináptico inibitório** (hiperpolarização) como resultado do influxo de Na^+ ou Cl^- na **membrana pós-sináptica**, respectivamente.

A transmissão química nessas sinapses é unidirecional, vai da fibra pré-sináptica para a célula pós-sináptica.

Determinado neurônio terá impulsos de múltiplos neurônios excitatórios e inibitórios, e a geração de um potencial de ação dependerá da somação desses impulsos:

- Ocorre **somação temporal** quando uma série de impulsos é gerada por uma fibra pré-sináptica excitatória
- Ocorre **somação espacial** quando são gerados potenciais locais por múltiplas fibras excitatórias na célula pós-sináptica.

As fibras inibitórias podem fazer sinapse em um axônio excitatório (**inibição pré-sináptica**) ou diretamente no corpo celular-alvo (**inibição pós-sináptica**).

COLORIR e IDENTIFICAR

- [ ] 1. O axônio
- [ ] 2. As vesículas sinápticas
- [ ] 3. A fenda sináptica
- [ ] 4. A membrana pré-sináptica
- [ ] 5. A membrana pós-sináptica

GABARITO

A. Sinapses elétricas e químicas

B. Botões sinápticos (também conhecidos como terminais axônicos)

C. O neurotransmissor que é liberado do botão pré-sináptico

D. Somação temporal

E. Somação espacial, resultante de potenciais locais gerados por múltiplas fibras excitatórias na célula pós-sináptica

Prancha 2.8

Netter Fisiologia para Colorir

Estrutura e Função das Sinapses

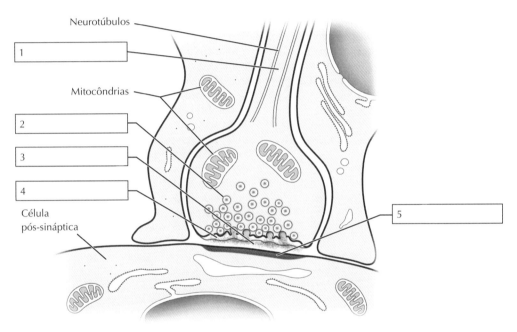

Corte ampliado do botão sináptico

QUESTÕES DE REVISÃO

A. Quais são os dois tipos de sinapses encontrados no sistema nervoso?

B. As fibras do axônio ramificam-se e terminam nos(as) _____.

C. Em uma sinapse química, o que determina se o potencial pós-sináptico é excitatório ou inibitório?

D. Que tipo de somação é produzido pelo rápido disparo repetido de uma fibra pré-sináptica?

E. Que tipo de somação ocorre quando múltiplas fibras liberam neurotransmissores suficientes para produzir o disparo de um neurônio-alvo?

Capítulo 2 Fisiologia dos Nervos e Músculos **Prancha 2.8**

2 Neurônios Motores e Estrutura da Junção Neuromuscular

Os **neurônios motores** são nervos eferentes que se originam no SNC e que se comunicam com as fibras musculares esqueléticas em sinapses especializadas conhecidas como **placas motoras** ou **junções neuromusculares**. Entre os vários tipos de neurônios motores, o mais comum é o **neurônio motor** α. Os ramos de um neurônio motor α podem formar múltiplas junções neuromusculares em depressões nos **sarcolemas** (membranas das células musculares) das fibras musculares. Cada neurônio motor α pode, assim, inervar múltiplas fibras musculares, embora cada fibra seja inervada por apenas um neurônio motor α. Um neurônio motor α e as fibras que ele inerva são denominados **unidade motora**. Todos os neurônios motores que inervam um músculo são coletivamente conhecidos como *pool* **de neurônios motores**.

A estimulação de um neurônio motor resulta na liberação de **acetilcolina (ACh)** das vesículas na **membrana pré-sináptica** na placa motora. A ACh difunde-se e se liga a receptores pós-sinápticos, produzindo então a despolarização do sarcolema, e levando a um potencial de ação e, em última análise, à contração da fibra muscular.

COLORIR e IDENTIFICAR as seguintes partes da placa motora:

- [ ] 1. Membrana pré-sináptica
- [ ] 2. Vesículas sinápticas; contendo ACh
- [ ] 3. Sarcolema
- [ ] 4. Membrana pós-sináptica
- [ ] 5. Fenda sináptica
- [ ] 6. Locais dos receptores de ACh na membrana pós-sináptica

Nota clínica

A **miastenia grave (MG)** é uma doença autoimune que afeta a função do músculo esquelético. Na MG, ocorre a formação de anticorpos que bloqueiam ou que danificam o receptor de ACh da placa motora, bloqueando, assim, a sua ação. Os músculos mais comumente afetados são os dos olhos e da face, como também os músculos envolvidos na deglutição, na fala e na mastigação, embora outros músculos possam ser atingidos. Uma crise miastênica pode estar associada a uma doença infecciosa ou a uma reação adversa a medicamentos, e pode afetar os músculos da respiração. Pode haver a necessidade de hospitalização e de respiração artificial. Em geral, a MG é uma doença episódica que frequentemente ocorre após uma atividade física intensa. Pode ser tratada com repouso e, se necessário, corticosteroides e inibidores da colinesterase. Esses últimos fármacos inibem a acetilcolinesterase, prolongando então a ação da ACh.

GABARITO

- **A.** Placas motoras
- **B.** Neurônio motor α
- **C.** Membrana da célula muscular
- **D.** O neurônio motor α e as fibras que ele inerva compreendem a unidade motora
- **E.** ACh

Prancha 2.9

Netter Fisiologia para Colorir

Neurônios Motores e Estrutura da Junção Neuromuscular

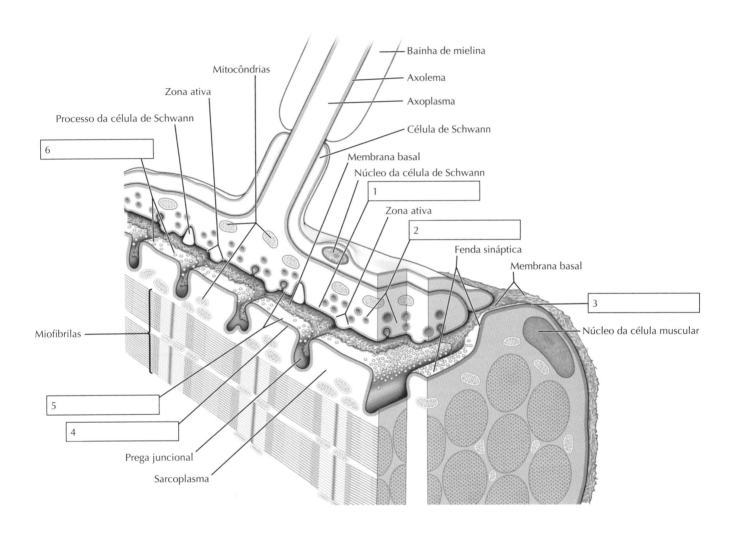

QUESTÕES DE REVISÃO

A. As junções musculares também são denominadas _____.
B. Qual é o neurônio motor mais comum?
C. O que é sarcolema?
D. O que compõe uma unidade motora?
E. Que neurotransmissor é liberado da membrana pré-sináptica?

Capítulo 2 Fisiologia dos Nervos e Músculos   **Prancha 2.9**

2 Acoplamento Excitação-Contração

Quando a ACh é liberada para dentro da fenda sináptica da junção neuromuscular na membrana pré-sináptica, ela se difunde para os receptores nicotínicos de ACh na membrana pós-sináptica, causando então a abertura dos canais de cátions controlados por ligantes permeáveis ao Na^+ e ao K^+. Em consequência, há a produção de um potencial pós-sináptico excitatório (potencial da placa motora). Quando o limiar é alcançado, há a produção de um potencial de ação; em última análise, esse potencial de ação é responsável pela contração da fibra muscular, embora sejam necessárias várias outras etapas.

O **retículo sarcoplasmático (RS)** é uma complexa rede que circunda as miofibrilas (figura à esquerda) e que contém uma alta concentração do Ca^{2+} sequestrado do sarcoplasma pela ação da Ca^{2+}-ATPase. Um potencial de ação é conduzido para o RS a partir do sarcolema pelos **túbulos transversais (T)**. Os túbulos T formam tríades com duas **cisternas terminais do RS**, o que proporciona uma estreita comunicação entre o interior da célula muscular e o líquido extracelular. Quando a despolarização se propaga nos túbulos T, ela alcança os canais de Ca^{2+} controlados por voltagem conhecidos como **receptores de di-hidropiridina (DHP)**. Embora os receptores de DHP sejam canais de Ca^{2+} controlados por voltagem, o fluxo de íons através desses canais não é um requisito para a contração muscular. Na verdade, é necessária uma mudança conformacional no receptor de DHP, que é causada pela despolarização dos túbulos T. Esses receptores estão em estreita aposição às proteínas do canal de cálcio conhecidas como **receptores de rianodina**, que consistem em grandes proteínas do RS que se estendem no espaço entre as cisternas do RS e os túbulos T. A mudança conformacional nos receptores de DHP causa uma mudança conformacional nos receptores de rianodina e a liberação do Ca^{2+} armazenado do RS, dando

início então ao processo de contração. O termo **acoplamento excitação-contração** refere-se a essa ligação da despolarização à liberação de Ca^{2+}. Essa liberação de Ca^{2+} resulta no deslizamento de filamentos e na contração do músculo esquelético (ver Prancha 2.11).

COLORIR e IDENTIFICAR

- [ ] 1. O túbulo T
- [ ] 2. O RS
- [ ] 3. As cisternas terminais do RS
- [ ] 4. Os filamentos finos de actina
- [ ] 5. Os filamentos espessos de miosina

Nota clínica

A ação da ACh nos receptores nicotínicos pode ser bloqueada pelo **curare** e pela **α-bungarotoxina**. O curare foi inicialmente conhecido como a toxina vegetal alcaloide usada no veneno de flechas na América Central e na América do Sul. Ele bloqueia competitivamente a ligação da ACh a seus receptores nicotínicos. Por fim, foram desenvolvidas aplicações médicas para o curare e compostos relacionados. A α-bungarotoxina, uma toxina do veneno da cobra *krait* listrada do Sudeste Asiático, é um antagonista nicotínico não competitivo que se liga de modo irreversível ao receptor. Em doses suficientes, o curare e a α-bungarotoxina causam paralisia muscular, asfixia em consequência da paralisia do diafragma e morte.

GABARITO

A. DHP
B. Receptor de rianodina
C. Ca^{2+}

Prancha 2.10

Netter Fisiologia para Colorir

Acoplamento Excitação-Contração 2

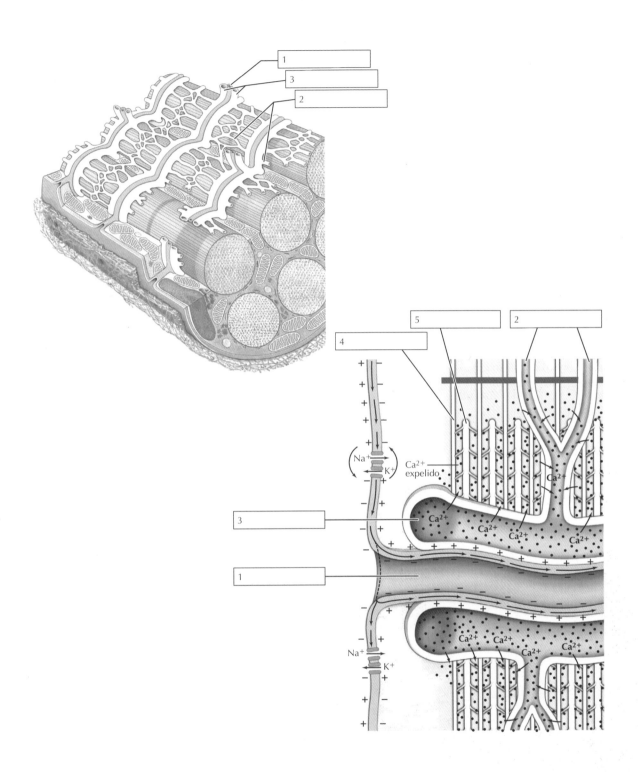

QUESTÕES DE REVISÃO

A. A propagação da onda de despolarização nos túbulos T resulta em mudança conformacional nos receptores de _____ dos túbulos T.

B. Essa mudança conformacional resulta em mudança subsequente na conformação do(a) _____ no RS.

C. A liberação de _____ a partir do RS resulta em deslizamento dos filamentos de actina e de miosina.

Capítulo 2 Fisiologia dos Nervos e Músculos   **Prancha 2.10**

2   Teoria de Deslizamento dos Filamentos

A contração do músculo esquelético constitui a base para a movimento voluntário. Ocorre com a estimulação do músculo na junção neuromuscular seguida de uma sequência de eventos que levam ao encurtamento dos **sarcômeros**. Na Parte B da ilustração, observe que o músculo esquelético consiste em **fascículos**, os quais, por sua vez, são compostos de **fibras musculares multinucleadas**. Essas fibras são compostas de **miofibrilas** menores, que contêm os sarcômeros, o local onde o deslizamento da **actina** e da **miosina** produz a contração muscular. A organização dos sarcômeros no músculo esquelético produz a sua **aparência estriada**. A **linha Z** marca o limite entre dois sarcômeros. A **banda I** consiste apenas em filamentos de actina, que se estendem da linha Z em direção ao centro do sarcômero. Os filamentos espessos de miosina são encontrados na **banda A** escura. A **banda H** é a área onde não há sobreposição de actina-miosina. A **linha M** no centro do sarcômero é o local onde estão ancorados os filamentos de miosina. Observe as **pontes cruzadas** entre os filamentos finos de actina e os filamentos espessos de miosina.

A **teoria de deslizamento dos filamentos** explica como os eventos no sarcômero produzem a contração do músculo esquelético (Parte C da ilustração). Os filamentos espessos contêm miosina, que está ancorada na linha M. Os filamentos finos consistem em actina e **tropomiosina** e **troponina** associadas, que estão ancoradas na linha Z. A actina apresenta locais de ligação para a miosina, que é coberta pela proteína tropomiosina. Quando o músculo está relaxado (baixa concentração citosólica de Ca^{2+}),

a ligação da miosina à actina é bloqueada pela tropomiosina, e o difosfato de adenosina (ADP) está ligado aos grupos da cabeça da miosina. Quando ocorre a despolarização, o Ca^{2+} é liberado do RS. A ligação do Ca^{2+} à troponina resulta na exposição dos sítios de ligação da miosina e na formação de pontes cruzadas entre o grupo da cabeça da miosina e a actina. Isso é seguido de um movimento de catraca do grupo da cabeça da miosina, com consequente encurtamento do sarcômero à medida que a actina e a miosina deslizam uma pela outra. Ocorre a liberação de ADP e de fosfato inorgânico. Subsequentemente, a ligação do trifosfato de adenosina (ATP) à cabeça da miosina causa o desprendimento da actina, que é seguido de hidrólise parcial pela ATPase em ADP, causando então um "reacerto" do grupo da cabeça. Se o Ca^{2+} ainda estiver elevado, ocorre uma rápida ligação da miosina com a actina, e dessa maneira o ciclo de ponte cruzada leva à continuação da contração. Ocorre um relaxamento muscular à medida que o Ca^{2+} cai quando ele é ressequestrado para dentro do RS.

COLORIR e **IDENTIFICAR** os seguintes itens observando o estado relaxado *versus* contraído:

- [ ] 1.   Actina
- [ ] 2.   Miosina
- [ ] 3.   Pontes cruzadas

GABARITO

A.   ATP

B.   Banda H

C.   Linha M

D.   Tropomiosina

Prancha 2.11   **Netter Fisiologia para Colorir**

Teoria de Deslizamento dos Filamentos 2

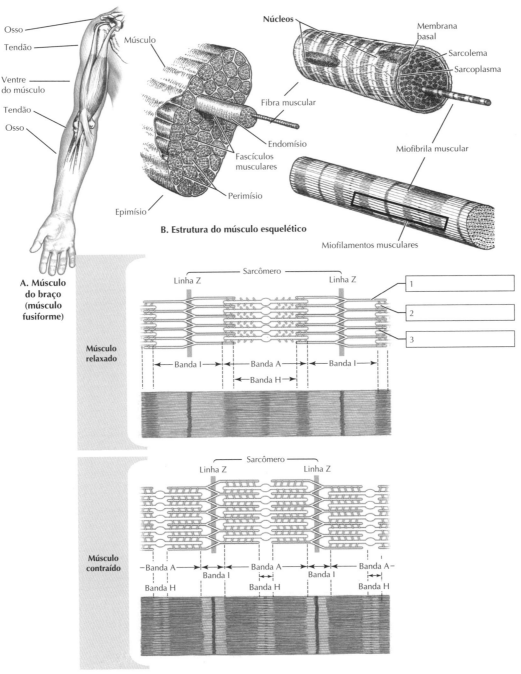

A. Músculo do braço (músculo fusiforme)

B. Estrutura do músculo esquelético

C. Teoria de deslizamento dos filamentos

QUESTÕES DE REVISÃO

A. A energia para o deslizamento da actina e da miosina e, portanto, para o encurtamento do sarcômero é derivada do(a) _____.

B. Dentro do sarcômero, a actina não é encontrada no(a) _____.

C. A miosina está ancorada no sarcômero ao(à) _____.

D. O sítio de ligação da miosina na actina é bloqueado no músculo relaxado pelo(a) _____.

Capítulo 2 Fisiologia dos Nervos e Músculos   Prancha 2.11

2 Músculo Liso

O **músculo liso** é um tipo de músculo não estriado encontrado nos órgãos. Suas proteínas contráteis não são organizadas como sarcômeros e, portanto, o músculo liso não tem aparência estriada. Os elementos contráteis estão ancorados à membrana celular e aos corpos densos dentro da célula, e a interação **actina**-miosina constitui a base da contração. Diferentemente do músculo esquelético, que é controlado por neurônios motores, o músculo liso é controlado pela divisão autônoma do sistema nervoso (SNA) (ver Prancha 2.18) e por vários neurotransmissores e outros ligantes químicos que afetam a concentração citosólica de Ca^{2+} livre. O músculo liso é classificado como músculo liso unitário ou músculo liso multiunitário. As **células do músculo liso unitário** apresentam junções comunicantes entre elas, o que possibilita a propagação direta e rápida de potenciais de ação e a contração sincrônica das células. Por outro lado, o **músculo liso multiunitário** não tem junções comunicantes, e as células funcionam de forma independente, possibilitando então um controle motor fino, por exemplo, no corpo ciliar do olho e nos músculos eretores dos pelos na pele.

O acoplamento excitação-contração está ilustrado na figura. A ligação de um ligante à membrana celular produz despolarização e abertura dos canais de cálcio ou ativação da enzima **fosfolipase C**, que resulta na formação de **trifosfato de inositol (IP_3)**. O IP_3 liga-se a **receptores** no RS dentro das células musculares lisas e libera o Ca^{2+} armazenado. Uma vez elevado por meio de um desses mecanismos, o Ca^{2+} liga-se à **calmodulina**, que ativa a **miosina quinase**, iniciando então a interação actina-miosina e a contração. O **ciclo de contração** continua enquanto o Ca^{2+} estiver elevado. O **estado travado** ocorre quando a miosina é desfosforilada pela **miosina fosfatase**. Nesse estado, a contração é mantida sem utilização adicional de **ATP** e, portanto, sem maior consumo de energia.

COLORIR e IDENTIFICAR

☐ 1. Os íons Ca^{2+}
☐ 2. Os grupos da cabeça da miosina
☐ 3. Os fosfatos inorgânicos
☐ 4. A actina

TRAÇAR

☐ 5. O movimento do Ca^{2+} no citosol através do canal de cálcio e a partir do RS. Observar a ligação da miosina com a actina, a catraca do grupo da cabeça para produzir contração e o papel do ATP e do ADP no ciclo de contração.

GABARITO

A. Estado travado
B. Canais de cálcio, RS
C. Calmodulina

Prancha 2.12

Netter Fisiologia para Colorir

Músculo Liso 2

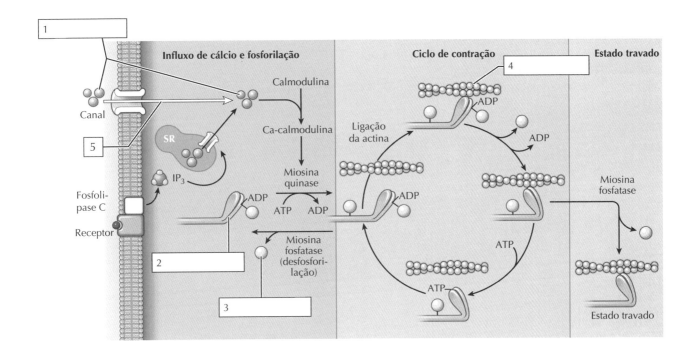

QUESTÕES DE REVISÃO

A. A contração prolongada do músculo liso é mantida sem gasto adicional de energia quando a miosina e a actina estão no(a) _____.

B. Na contração do músculo liso, a elevação do Ca^{2+} intracelular é obtida pelo influxo de Ca^{2+} no citosol através dos(as) _____ ou por meio da liberação de Ca^{2+} armazenado no(a) _____.

C. O Ca^{2+} intracelular livre liga-se à proteína de ligação do cálcio, o(a) _____, produzindo então o complexo que ativa a miosina quinase.

Capítulo 2 Fisiologia dos Nervos e Músculos

Prancha 2.12

2 Músculo Cardíaco

O **músculo cardíaco** compartilha algumas características com o músculo esquelético e o músculo liso, porém é diferente em outros aspectos. A contração do músculo esquelético está sob controle voluntário pelo SNC, enquanto a contração do músculo cardíaco e do músculo liso é involuntária. À semelhança do músculo liso unitário, o músculo cardíaco é capaz de ter uma atividade elétrica espontânea, e a sua contração normalmente está sob o controle de células marca-passo cardíacas no nó sinoatrial. À semelhança do músculo liso unitário, as junções comunicantes permitem a contração sincrônica do músculo cardíaco. As junções comunicantes são encontradas nos **discos intercalares** entre as células musculares cardíacas. O alto grau de organização das fibras de actina e de miosina em sarcômeros no músculo cardíaco e no músculo esquelético produz a aparência estriada desses tipos de músculos (ver ilustração). À semelhança do músculo liso, o músculo cardíaco utiliza fontes tanto extracelulares quanto intracelulares de Ca^{2+} (do **RS**) para contração, enquanto o músculo esquelético depende exclusivamente do Ca^{2+} do RS.

Diferentemente das **tríades** de um túbulo T e das duas cisternas terminais do RS encontradas no músculo esquelético, no músculo cardíaco são observadas **díades** de um túbulo T e uma cisterna terminal.

COLORIR e IDENTIFICAR cada um dos seguintes itens:

- [ ] 1. Filamentos de actina em uma seção da ilustração
- [ ] 2. Filamentos de miosina nessa seção
- [ ] 3. Disco intercalar
- [ ] 4. RS
- [ ] 5. Membrana basal
- [ ] 6. Capilar

GABARITO

A. O músculo cardíaco e o músculo esquelético são estriados; o músculo liso não é

B. Túbulos T, cisternas terminais do RS

C. Fonte extracelular, RS

D. Discos intercalares

Prancha 2.13

Netter Fisiologia para Colorir

Músculo Cardíaco 2

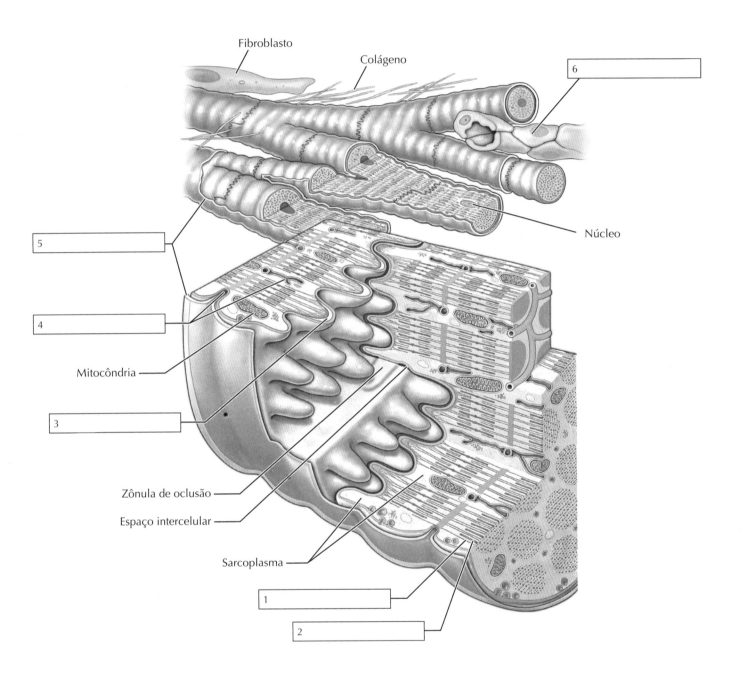

QUESTÕES DE REVISÃO

A. Entre os três tipos de músculos, quais são os músculos estriados e quais carecem de estriações?

B. As díades são formadas no músculo cardíaco entre _____ e _____.

C. O Ca^{2+} para a contração do músculo cardíaco provém de _____ e do(a) _____.

D. As junções comunicantes entre as células musculares cardíacas estão localizadas nos(as) _____.

Capítulo 2 Fisiologia dos Nervos e Músculos — **Prancha 2.13**

2 Organização e Funções Gerais do Sistema Nervoso Central (SNC)

O sistema nervoso é constituído pelo SNC e pelo sistema nervoso periférico. O SNC é constituído pelo encéfalo e pela medula espinal, enquanto o sistema nervoso periférico inclui nervos, gânglios e receptores sensitivos fora do SNC. A parte periférica do sistema é ainda subdividida em partes sensitiva e motora. Os nervos sensitivos transmitem informações dos receptores sensitivos de todo o corpo para o SNC. Os nervos motores enviam sinais do SNC para os músculos e as glândulas para controlar sua atividade.

O encéfalo consiste no **telencéfalo** (também conhecido como **cérebro** ou hemisférios cerebrais), diencéfalo (tálamo e hipotálamo), cerebelo e tronco encefálico (mesencéfalo, ponte e bulbo ou medula oblonga). A estrutura geral do SNC e da coluna vertebral é mostrada na ilustração. Alguns pontos fundamentais são:

- Os **hemisférios cerebrais direito e esquerdo** (telencéfalo) consistem em um **córtex cerebral** externo (substância cinzenta) e na substância branca interna. A substância cinzenta contém axônios amielínicos, enquanto a substância branca contém axônios mielínicos. As áreas do córtex cerebral recebem e integram informações sensitivas, integram a função motora e executam outras funções de alto nível, como o aprendizado e o raciocínio. A maior parte da informação sensitiva (com exceção dos sinais olfatórios) é recebida indiretamente por meio do tálamo. Na maioria das vezes, os hemisférios direito e esquerdo recebem impulsos do lado contralateral (oposto) do corpo. O grande **corpo caloso** e as menores comissuras anterior, posterior e do hipocampo conectam funcional e anatomicamente os dois hemisférios. Os **núcleos da base** são núcleos profundos nos hemisférios cerebrais que estão envolvidos na regulação do movimento e em outras funções. O **hipocampo** e a **amígdala** são formações profundas que fazem parte do **sistema límbico**, envolvido na emoção e na memória de longo prazo, e afetam as funções endócrina e do SNA, entre outras funções
- O **diencéfalo** está localizado entre os hemisférios cerebrais e o tronco encefálico, e faz parte do sistema límbico. O **tálamo** processa impulsos sensitivos antes de transmiti-los ao córtex cerebral, bem como sinais motores que deixam o córtex cerebral. O hipotálamo (não indicado), que está separado do tálamo pelo **sulco hipotalâmico**, desempenha um importante papel na regulação da temperatura corporal, do sistema reprodutor, da fome e da sede, do equilíbrio entre o sal e a água, dos ritmos circadianos, do sistema endócrino e do SNA

- O **cerebelo**, localizado entre o córtex cerebral e a medula espinal e em estreita proximidade com o tronco encefálico, integra informações sensitivas e motoras, bem como as informações relativas à propriocepção recebidas dos músculos, das articulações, dos tendões e da orelha interna
- O **tronco encefálico** é a porção mais inferior do encéfalo, consistindo em mesencéfalo, ponte e bulbo (medula oblonga). O bulbo, que é contínuo com a medula espinal, regula as funções autônomas, bem como a deglutição e os reflexos de vômito e de tosse. A ponte está envolvida na regulação da respiração e retransmite informações sensitivas do cérebro para o cerebelo. O mesencéfalo está envolvido nos movimentos oculares e na transmissão de informações visuais e auditivas; desempenha um papel na regulação da atividade motora. Os nervos cranianos III a XII originam-se a partir do tronco encefálico.

COLORIR e IDENTIFICAR as principais partes do encéfalo:

- [ ] 1. Hemisfério cerebral esquerdo
- [ ] 2. Corpo caloso
- [ ] 3. Diencéfalo (tálamo e sulco hipotalâmico, conforme ilustrado)
- [ ] 4. Tronco encefálico
- [ ] 5. Cerebelo

GABARITO

A. Corpo caloso

B. Diencéfalo (função do tálamo)

C. Hemisférios cerebrais

D. Tronco encefálico

E. Cerebelo

Prancha 2.14

Netter Fisiologia para Colorir

Organização e Funções Gerais do Sistema Nervoso Central (SNC) 2

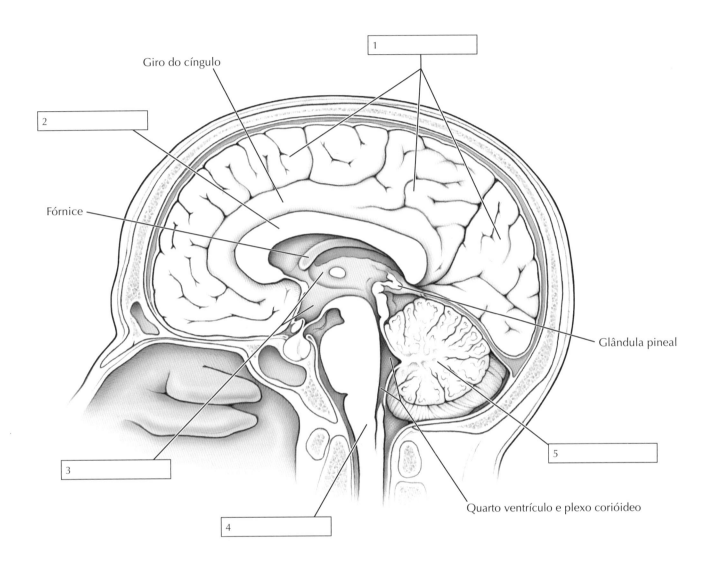

QUESTÕES DE REVISÃO

A. O(A) _____ conecta funcionalmente os hemisférios cerebrais direito e esquerdo.

B. O(A) _____ processa os impulsos sensitivos e os transmite ao córtex cerebral; processa sinais motores que saem do córtex cerebral.

C. Os(As) _____ recebem e integram a informação sensitiva e integram a função motora, o aprendizado e o raciocínio.

D. O(A) _____ regula as funções autônomas e os reflexos de vômito e de tosse.

E. O(A) _____ integra informações sensitivas e motoras e informações relativas à propriocepção.

Capítulo 2 Fisiologia dos Nervos e Músculos   **Prancha 2.14**

2 Líquido Cerebrospinal, Ventrículos Encefálicos e Meninges

O ambiente dos neurônios dentro do SNC é mantido, em parte, pela **barreira hematencefálica**. As células endoteliais dos capilares no SNC são unidas por zônulas de oclusão, o que impede o movimento de substâncias hidrossolúveis, moléculas altamente carregadas, e células entre o sangue e o encéfalo. Os astrócitos (células não neuronais no SNC) também estão envolvidos na manutenção da integridade da barreira hematencefálica.

A formação, a circulação e a regulação do **líquido cerebrospinal (LCS)** também constituem um aspecto fundamental na manutenção da homeostase no SNC. Sua composição é ligeiramente diferente da do **plasma sanguíneo**; é secretado pelos **plexos corióideos** e circula através dos dois **ventrículos laterais** e dos **terceiro** e **quarto ventrículos** do encéfalo. Deixa o quarto ventrículo através de aberturas laterais e medial e entra no **espaço subaracnóideo** da medula espinal. Grande parte do líquido é reabsorvida nas granulações aracnóideas para dentro do sistema venoso e dos capilares do SNC e **pia-máter**, uma das três **meninges** (membranas) que cobrem o tecido neural da medula espinal.

A medula espinal origina-se a partir do bulbo na base do crânio e se estende para dentro e para baixo das regiões cervical e torácica da coluna vertebral até a região lombar. As três meninges incluem a pia-máter interna, que adere à superfície da medula espinal, a **aracnoide-máter** intermediária e a **dura-máter** externa. Essas membranas são contínuas com as membranas que cobrem o encéfalo.

COLORIR e IDENTIFICAR as seguintes estruturas do SNC:

- [ ] 1. Ventrículo lateral direito
- [ ] 2. Ventrículo lateral esquerdo
- [ ] 3. Aqueduto do mesencéfalo
- [ ] 4. Quarto ventrículo
- [ ] 5. Canal central da medula espinal
- [ ] 6. Terceiro ventrículo
- [ ] 7. Espaço subaracnóideo
- [ ] 8. Seio sagital superior

TRAÇAR

- [ ] 9. Setas indicando o fluxo do LCS

Nota clínica

No indivíduo saudável, a dura-máter e a aracnoide-máter estão em estreito contato. Em situações fisiopatológicas, o "espaço potencial" entre essas meninges, o espaço subdural, pode se tornar um espaço real. Isso pode ocorrer no caso de um hematoma subdural (sangramento no espaço potencial entre o folheto interno da dura-máter e a aracnoide-máter, o que está habitualmente associado a lesão). Pode ocorrer uma compressão do tecido neural, e com consequente dano. De forma semelhante, um traumatismo também pode provocar sangramento subaracnóideo no espaço que contém LCS entre a aracnoide-máter e a pia-máter.

GABARITO

- **A.** Plexos corióideos
- **B.** Zônula de oclusão
- **C.** Pia-máter, aracnoide-máter e dura-máter

Prancha 2.15

Netter Fisiologia para Colorir

Líquido Cerebrospinal, Ventrículos Encefálicos e Meninges

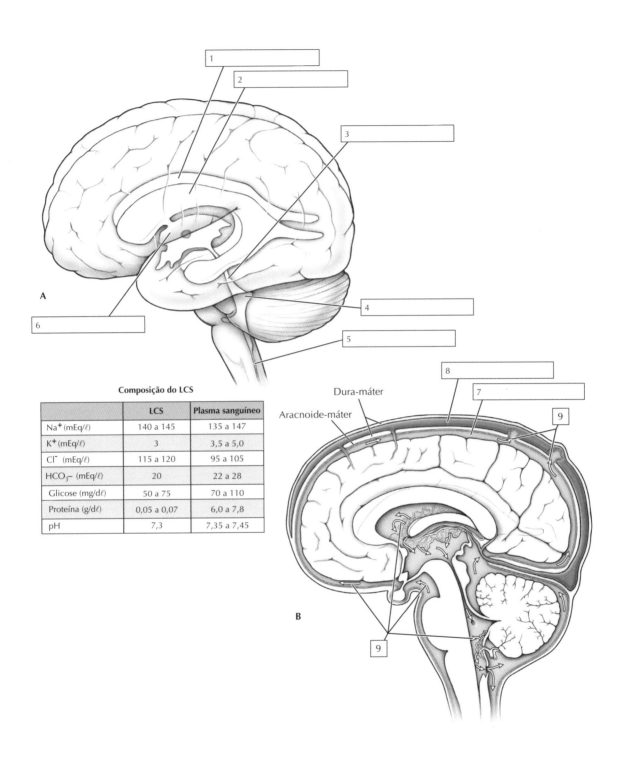

Composição do LCS

	LCS	Plasma sanguíneo
Na^+ (mEq/ℓ)	140 a 145	135 a 147
K^+ (mEq/ℓ)	3	3,5 a 5,0
Cl^- (mEq/ℓ)	115 a 120	95 a 105
HCO_3^- (mEq/ℓ)	20	22 a 28
Glicose (mg/dℓ)	50 a 75	70 a 110
Proteína (g/dℓ)	0,05 a 0,07	6,0 a 7,8
pH	7,3	7,35 a 7,45

QUESTÕES DE REVISÃO

A. O LCS é secretado pelos(as) _____.

B. A barreira hematencefálica é mantida por _____ entre as células endoteliais.

C. Da mais interna para a mais externa, as três meninges são o(a) _____, o(a) _____ e o(a) _____.

Capítulo 2 Fisiologia dos Nervos e Músculos   **Prancha 2.15**

2 Sistema Sensitivo

Como parte do sistema nervoso periférico, os receptores sensitivos detectam vários tipos de estímulos, tais como estímulos visuais, auditivos, gustatórios (paladar) e somatossensitivos. A estimulação desses receptores produz a abertura ou o fechamento de canais iônicos, o que resulta em mudança do potencial de membrana no receptor. Quando o limiar é alcançado, a informação é transmitida por **vias aferentes** até o SNC, que recebe e integra essas informações e transmite sinais eferentes para os sistemas efetores. O **sistema somatossensitivo** inclui **mecanorreceptores**, **receptores térmicos** e **receptores nociceptivos (dor)**, que respondem a estímulos na pele e nos órgãos viscerais, músculos e articulações (razão pela qual se utiliza também o termo *sistema sensitivo somatovisceral*). Embora as características específicas dos receptores somatossensitivos estejam além do escopo deste livro, de maneira sucinta pode-se informar que os sinais somatossensitivos (dor, **toque**, **pressão**, **temperatura**) que se originam abaixo da cabeça são transmitidos para a área somatossensitiva primária, que está localizada no **giro pós-central** do **lobo parietal** do **córtex cerebral**. São transmitidos para os gânglios sensitivos do nervo espinal (da raiz dorsal) e, em seguida, através dos **tratos espinotalâmico** e espinorreticular do sistema anterolateral, alcançam finalmente o córtex somatossensitivo primário (ver ilustração). Os sinais envolvidos na **propriocepção** e os sinais gerados por **vibração** e estímulos táteis são transportados através dos **fascículos grácil** e **cuneiforme** para o núcleo ventral posterolateral do tálamo. O sistema cervical lateral também carrega algumas informações proprioceptivas, vibratórias e táteis. Essas diversas vias fazem sinapses no tálamo antes de se projetar para o córtex cerebral.

Os **sinais somatossensitivos** e **proprioceptivos** que se originam na cabeça produzem sinais aferentes para os corpos das células nervosas em gânglios específicos através do **nervo trigêmeo (nervo craniano V)**. Nesse sistema, as projeções são principalmente para os núcleos contralaterais no tálamo, e os sinais finalmente alcançam o córtex somatossensitivo primário.

Os **sentidos especiais** são os que têm órgãos dos sentidos específicos associados a eles. São a visão (olhos), o paladar (língua), a audição e o equilíbrio (orelhas com seus aparelhos auditivo e vestibular), e o olfato (nariz). As informações sensitivas desses órgãos são transportadas por aferentes viscerais especiais e aferentes somáticos especiais associados aos nervos cranianos (ver Prancha 2.20). As características específicas da percepção sensitiva por esses órgãos e, em última análise, pelo encéfalo são complexas e estão além do escopo deste livro.

COLORIR e **IDENTIFICAR** as vias de transmissão dos seguintes tipos de estímulos começando fora da medula espinal e prosseguindo para o encéfalo:

- [ ] 1. Propriocepção, posição
- [ ] 2. Toque, pressão, vibração
- [ ] 3. Dor, temperatura

GABARITO

- **A.** Nervo trigêmeo (nervo craniano V)
- **B.** Dor
- **C.** Tálamo
- **D.** Sentidos especiais
- **E.** Parietal, córtex cerebral

Prancha 2.16

Netter Fisiologia para Colorir

Sistema Sensitivo 2

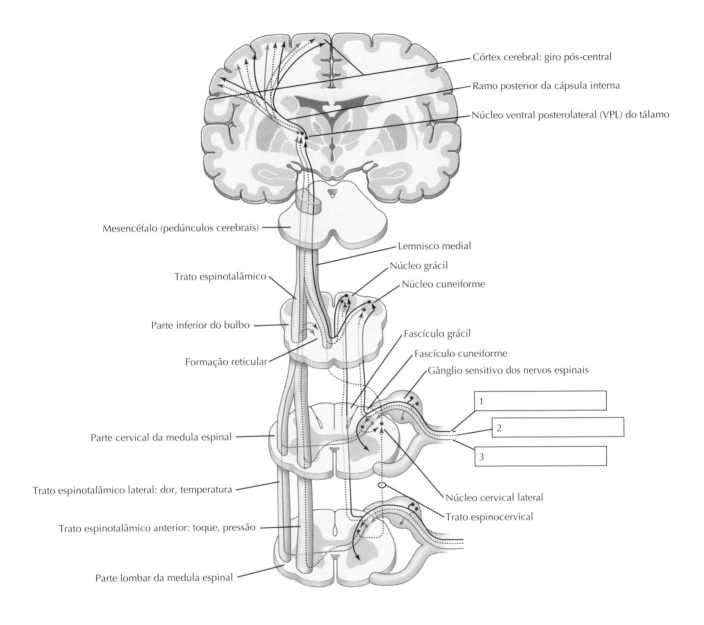

QUESTÕES DE REVISÃO

A. Os sinais somatossensitivos e proprioceptivos que se originam na cabeça seguem o seu percurso através do(a) _____ até os corpos das células nervosas nos gânglios.

B. A nocicepção refere-se à percepção de _____.

C. Diversas vias neurais aferentes dos sistemas somatossensitivos alcançam as sinapses no(a) _____ antes de se projetar para o córtex cerebral.

D. Os sentidos que estão associados a órgãos dos sentidos específicos são denominados _____.

E. A área somatossensitiva primária está localizada no lobo _____ do(a) _____.

Capítulo 2 Fisiologia dos Nervos e Músculos **Prancha 2.16**

2 Sistema Motor Somático

O sistema motor apresenta duas subdivisões, o **sistema motor somático** e o SNA, que controlam a **atividade muscular voluntária** e a **atividade muscular involuntária**, respectivamente. O sistema motor somático é responsável pelo controle do movimento e da postura, uma tarefa realizada por meio de reflexos espinais involuntários e pela ação muscular coordenada e voluntária envolvendo a contração e o relaxamento. As fibras musculares esqueléticas são, em sua maioria, **fibras extrafusais** que são inervadas por **neurônios motores** α e que se contraem para gerar movimentos e ajustes posturais. As fibras musculares esqueléticas **intrafusais** atuam como sensores especializados e desempenham papéis importantes na coordenação do movimento muscular fino e na propriocepção; são inervadas pelos **neurônios motores** γ.

As respostas motoras mais simples são os **reflexos espinais**, nos quais um sinal sensitivo é integrado por completo na medula espinal para produzir uma resposta motora estereotipada. Um exemplo é o **reflexo patelar**. As respostas motoras mais complexas exigem um controle envolvendo a **medula espinal**, o tronco encefálico, o cerebelo, os núcleos da base e o **córtex motor cerebral**. Com frequência, o movimento voluntário envolve padrões de atividade do músculo esquelético regulados por centros inferiores após ativação pelo **córtex motor**. O movimento motor fino, particularmente aquele gerado pela ação dos músculos dos dedos e das mãos, é controlado mais diretamente pelo córtex cerebral.

A via descendente mais importante para o controle da atividade motora fina que se origina no córtex cerebral é o trato **corticospinal**, também conhecido como **trato piramidal**. As fibras nervosas nesse trato originam-se no **córtex motor primário** e nas **áreas pré-motoras** e **motoras suplementares** adjacentes, bem como nas áreas somatossensitivas posteriores ao córtex motor. A via descendente está ilustrada na Prancha 2.17 por meio de cortes através do encéfalo e da medula espinal. A maioria das fibras cruza (decussa) na parte inferior do bulbo para formar o **trato corticospinal lateral**; outras descem pelo **trato corticospinal anterior**. Em vários níveis da medula espinal, algumas fibras desses tratos fazem sinapse diretamente com neurônios motores de segunda ordem (células do corno anterior). Os neurônios motores secundários inervados por axônios do trato corticospinal lateral são principalmente os que controlam os músculos distais dos membros, enquanto os inervados pelo trato anterior são principalmente os que controlam os músculos axiais.

TRAÇAR e **IDENTIFICAR** os feixes nervosos ilustrados no trato corticospinal começando a partir de sua origem no córtex motor ou próximo a ele e estendendo-se até as sinapses com neurônios motores de segunda ordem (células do corno anterior); continuar seguindo as sinapses com as placas motoras.

- [ ] 1. Trato corticospinal anterior
- [ ] 2. Trato corticospinal lateral

GABARITO

A. Extrafusais, neurônios motores α

B. Intrafusais, neurônios motores γ

C. Atividade motora fina, particularmente das mãos e dos dedos das mãos

D. Distais dos membros, axiais

Prancha 2.17

Sistema Motor Somático 2

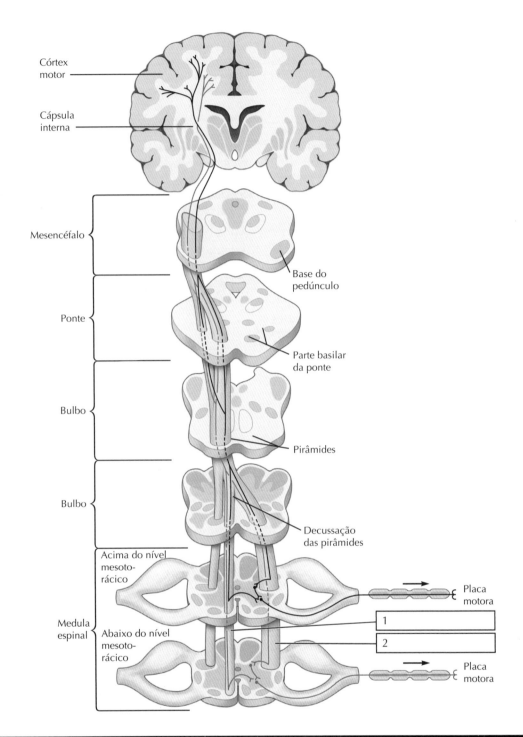

QUESTÕES DE REVISÃO

A. As fibras musculares esqueléticas são, em sua maioria, fibras _____ inervadas por _____.

B. As fibras que atuam como sensores especializados envolvidos na coordenação do movimento muscular fino e na propriocepção são fibras _____; são inervadas por _____.

C. Que tipo de atividade motora é mais diretamente controlada pelo córtex cerebral?

D. Os neurônios motores secundários inervados pelos axônios do trato corticospinal lateral são principalmente os que controlam os músculos_____, enquanto os que são inervados pelo trato anterior são principalmente os que controlam os músculos _____.

Capítulo 2 Fisiologia dos Nervos e Músculos **Prancha 2.17**

2 Divisão Autônoma do Sistema Nervoso: Partes Central e Periférica

Como componente do sistema nervoso periférico, o **SNA** é o principal efetor para o **controle involuntário** e a atividade coordenada do músculo liso dos órgãos viscerais, músculo cardíaco e glândulas. É essencial para a maioria dos processos homeostáticos. No encéfalo, a informação sensitiva é integrada e a atividade do SNA é modulada para coordenar esse controle involuntário dos processos fisiológicos.

As duas divisões do SNA são a **parte simpática do sistema nervoso (SNAS)** e a **parte parassimpática do sistema nervoso (SNAP)**. Em muitos casos, o SNAS e o SNAP exercem ações opostas, e a regulação da função corporal frequentemente envolve ações recíprocas dos dois sistemas. Por exemplo, a frequência cardíaca é elevada pela atividade do SNAS e diminuída pela atividade do SNAP.

O SNAS desempenha um importante papel na resposta ao **estresse** por meio da resposta clássica de *luta ou fuga*, enquanto o SNAP é importante em atividades no estado de repouso **vegetativas**, como a digestão. A resposta do SNAS é frequentemente uma reação generalizada ao medo, ao estresse ou à atividade física, e ela resulta em uma resposta padronizada em muitos órgãos, tais como elevação da frequência cardíaca, do débito cardíaco e da pressão arterial, bem como dilatação brônquica, midríase (dilatação das pupilas) e sudorese. O SNAP pode produzir efeitos seletivos, tais como efeitos sobre o sistema digestório durante a alimentação ou durante a resposta sexual (*alimentar e acasalar*).

Os **componentes centrais** que regulam o SNA são o **hipotálamo**, o tronco encefálico (**mesencéfalo**, **ponte**, **bulbo**) e a medula espinal; os **componentes periféricos** são os nervos cranianos (III, VII, IX, X, ver Prancha 2.21), os **nervos simpáticos** e **parassimpáticos** e os gânglios. Áreas dentro do hipotálamo e do tronco encefálico regulam e coordenam diversos processos por meio do SNA, o que inclui regulação da temperatura, respostas à sede e à fome, micção, respiração e função cardiovascular.

COLORIR e IDENTIFICAR os locais do SNC que regulam o SNA:

- [ ] 1. Hipotálamo
- [ ] 2. Mesencéfalo
- [ ] 3. Ponte
- [ ] 4. Bulbo
- [ ] 5. Medula espinal

GABARITO

A. SNAS

B. SNAP

C. Hipotálamo, tronco encefálico (mesencéfalo, ponte, bulbo) e medula espinal

---

Prancha 2.18

Netter Fisiologia para Colorir

Divisão Autônoma do Sistema Nervoso: Partes Central e Periférica

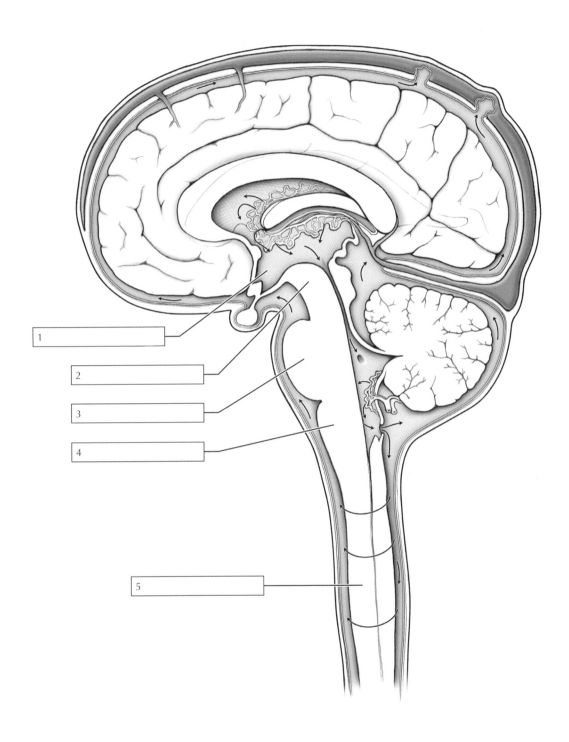

QUESTÕES DE REVISÃO

A. As respostas de estresse (*luta ou fuga*) são mediadas por qual parte do SNA?
B. As respostas vegetativas (*alimentação ou reprodução*) são mediadas por qual parte do SNA?
C. Que estruturas centrais são os principais reguladores do SNA?

Capítulo 2 Fisiologia dos Nervos e Músculos   **Prancha 2.18**

2 Parte Simpática da Divisão Autônoma do Sistema Nervoso

Uma diferença anatômica entre os nervos simpáticos e parassimpáticos periféricos é que, embora tanto o SNAS quanto o SNAP tenham **fibras pré-ganglionares** que fazem sinapse em gânglios autônomos, os nervos simpáticos têm fibras pré-ganglionares relativamente curtas provenientes da medula espinal que fazem sinapse com **fibras pós-ganglionares** longas nos **gânglios da cadeia simpática**.

A **ACh** é o neurotransmissor ganglionar para os **neurônios pré-ganglionares** tanto simpáticos quanto parassimpáticos. As fibras pós-ganglionares simpáticas liberam principalmente **norepinefrina (NE)**, embora nas glândulas sudoríparas seja liberada a ACh.

TRAÇAR o trajeto das seguintes fibras no SNAS usando diferentes cores. Observar as longas fibras pós-ganglionares no SNAS em contraste com as fibras pós-ganglionares muito curtas no SNAP (ver Prancha 2.20).

- [ ] 1. Fibras pré-ganglionares
- [ ] 2. Fibras pós-ganglionares

GABARITO

A. As fibras pré e pós-ganglionares da sinapse do SNAS estão dentro dos gânglios da cadeia simpática paravertebral

B. A ACh é o neurotransmissor pré-ganglionar para o SNAS e o SNAP

C. A NE é o neurotransmissor pós-ganglionar típico no SNAS

D. ACh

Prancha 2.19

Netter Fisiologia para Colorir

Parte Simpática da Divisão Autônoma do Sistema Nervoso   2

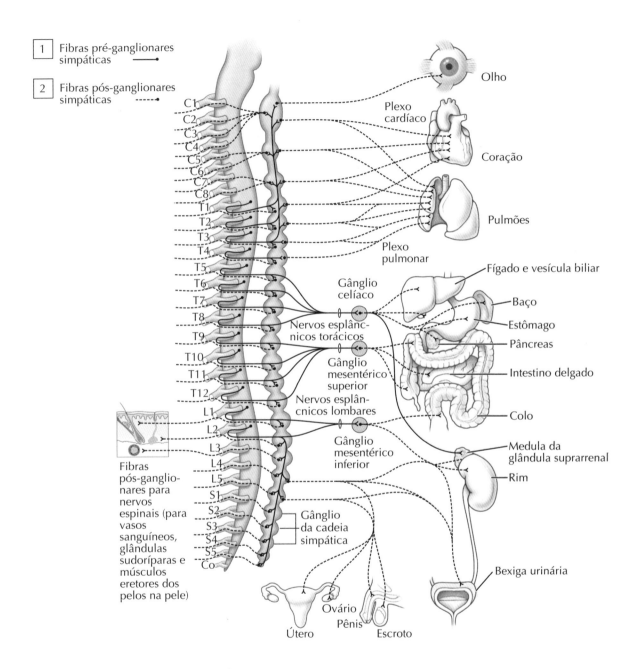

QUESTÕES DE REVISÃO

A. Onde estão localizados os gânglios do SNAS?
B. Qual é o neurotransmissor pré-ganglionar no SNAS?
C. Qual é o neurotransmissor pós-ganglionar habitual no SNAS?
D. Diferentemente do neurotransmissor pós-ganglionar habitual no SNAS, nas glândulas sudoríparas, o transmissor pós-ganglionar do SNAS é _____.

Capítulo 2 Fisiologia dos Nervos e Músculos   **Prancha 2.19**

2 | Parte Parassimpática da Divisão Autônoma do Sistema Nervoso

Na Prancha 2.20, observe o papel dos **nervos cranianos III**, **VII**, **IX** e **X** na maioria dos efeitos do SNAP em todo o corpo. Observe também que os **nervos esplâncnicos pélvicos** que emergem da parte sacral da medula espinal nos níveis S2–S4, e não os nervos cranianos, são responsáveis pela regulação pelo SNAP do sistema gastrintestinal inferior (colo) e do sistema urogenital. Diferentemente dos nervos pós-ganglionares longos do SNAS, os **nervos pós-ganglionares do SNAP** são curtos e se originam de gânglios localizados no órgão-alvo ou perto dele. Esses nervos pós-ganglionares do SNAP liberam ACh, que atua nos receptores muscarínicos dos órgãos-alvo. O papel da SNA pode ser considerado principalmente como a manutenção da homeostase. Essa manutenção é efetuada habitualmente por meio de mudanças recíprocas nas duas divisões: quando a atividade do SNAS é estimulada, a atividade do SNAP é reduzida, e vice-versa. Por exemplo, quando a pressão arterial cai agudamente abaixo do nível normal, o SNAS é ativado, e os nervos simpáticos pós-ganglionares longos conduzem sinais do gânglio da cadeia simpática para o coração de modo a elevar a frequência cardíaca e a contratilidade (ver Prancha 2.19). Concomitantemente, ocorre a redução da atividade do SNAP, o que resulta na diminuição dos sinais através do NC X (nervo vago) para os gânglios **parassimpáticos** associados ao coração e, posteriormente, através dos nervos pós-ganglionares para o coração (ver Prancha 2.19). Assim, nesse exemplo, é a atividade elevada do SNAS e a atividade reduzida do SNAP que aumentam a frequência cardíaca.

> **TRAÇAR** o percurso das seguintes fibras no SNAP usando diferentes cores. Observar as fibras pós-ganglionares muito curtas no SNAP em contraste com as fibras pós-ganglionares longas observadas no SNAS.

- ☐ 1. Fibras pré-ganglionares
- ☐ 2. Fibras pós-ganglionares

GABARITO

A. NC III, VII, IX, X

B. As fibras pré e pós-ganglionares da sinapse do SNAP estão nos gânglios próximos aos órgãos-alvo ou dentro deles

C. A ACh é o neurotransmissor pré-ganglionar para o SNAP e o SNAS

D. A ACh é o neurotransmissor pós-ganglionar no SNAP; atua nos receptores muscarínicos

Prancha 2.20

Netter Fisiologia para Colorir

Parte Parassimpática da Divisão Autônoma do Sistema Nervoso

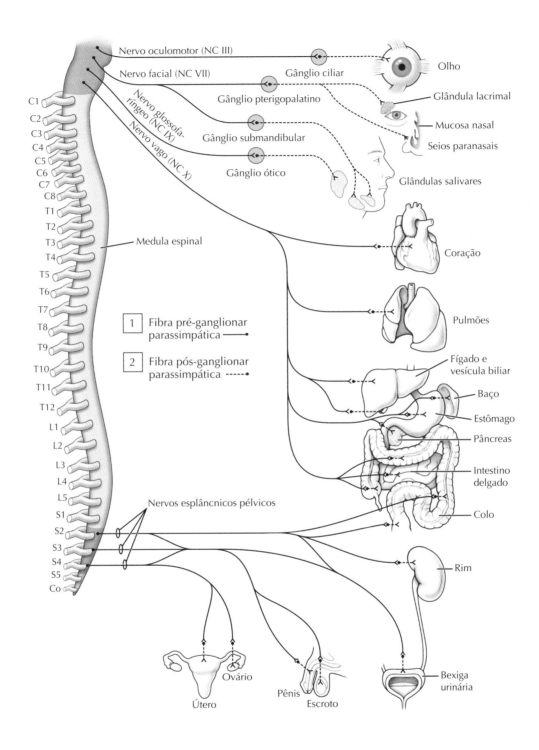

QUESTÕES DE REVISÃO

A. Quais nervos cranianos atuam como parte do SNAP periférico?
B. Onde estão localizados os gânglios do SNAP?
C. Qual é o neurotransmissor pré-ganglionar no SNAP?
D. Qual é o neurotransmissor pós-ganglionar no SNAP e em que tipo de receptores ele atua?

Capítulo 2 Fisiologia dos Nervos e Músculos **Prancha 2.20**

2 Divisão Autônoma do Sistema Nervoso: Nervos Cranianos

Os **nervos cranianos**, que constituem parte do sistema nervoso periférico, originam-se no encéfalo, e 10 dos 12 nervos têm a sua origem no tronco encefálico, um dos principais componentes centrais que controlam o SNA (ver Prancha 2.18). Os nervos cranianos transmitem informações entre o encéfalo e outras partes do corpo, tais como a cabeça e o pescoço, as glândulas salivares, o coração, os pulmões, o sistema digestório e órgãos associados, os rins, a bexiga e os órgãos genitais. Assim, a informação pode ser retransmitida para o encéfalo e de volta para uma função fisiológica apropriada.

Os nervos cranianos ocorrem em **pares** (para servir ambos os lados do corpo) e são designados por algarismos romanos (I a XII) no sentido rostrocaudal. Podem ser ainda classificados de acordo com a sua função sensitiva ou motora.

NERVO CRANIANO	FUNÇÃO	OBSERVAÇÕES
NC I, nervo olfatório	Sensitiva	Transmite informações sobre moléculas aromáticas inaladas
NC II, nervo óptico	Sensitiva	Transmite informações dos bastonetes e cones do olho para o quiasma óptico
NC III, nervo oculomotor	Motora	Controla o movimento de quatro dos seis músculos do olho, possibilitando então o movimento e o foco; controla também o tamanho da pupila
NC IV, nervo troclear	Motora	Controla o músculo oblíquo superior do bulbo do olho, que possibilita o movimento para baixo e de rotações lateral e medial
NC V, nervo trigêmeo	Sensitiva e motora	Três divisões: nervo oftálmico (que transmite a informação sensitiva da parte superior da face, incluindo couro cabeludo, fronte e pálpebra superior), nervo maxilar (que transmite a informação sensitiva do meio da face, incluindo bochechas, lábio superior e cavidade nasal) e nervo mandibular (que transmite a informação sensitiva da parte inferior da face, incluindo orelha, lábio inferior e mento (queixo), e faz a inervação motora dessa região)
NC VI, nervo abducente	Motora	Controla o músculo reto lateral do bulbo do olho (usado para olhar para o lado)
NC VII, nervo facial	Sensitiva e motora	Controla o movimento dos músculos faciais e estimula a atividade das glândulas salivares e lacrimais; transmite a informação sensitiva aferente da língua (paladar) e a sensação tátil da orelha externa
NC VIII, nervo vestibulo-coclear	Sensitiva	Fornece informações sobre a audição (por meio do nervo coclear) e sobre o equilíbrio (por meio do nervo vestibular)

NERVO CRANIANO	FUNÇÃO	OBSERVAÇÕES
NC IX, nervo glossofaríngeo	Sensitiva e motora	A raiz sensitiva fornece informações da língua, da orelha interna e da parte posterior da garganta, enquanto a parte motora estimula o movimento do músculo estilofaríngeo na parte posterior da garganta
NC X, nervo vago	Sensitiva e motora	Conduz sinais sensitivos aferentes da parte posterior da garganta e do meato acústico e informação do paladar da língua; a parte motora controla áreas da garganta, coração e sistema digestório (trata-se do nervo craniano mais longo e com as mais diversas funções)
NC XI, nervo acessório	Motora	Controla os músculos do pescoço que possibilitam a rotação, a abdução e a extensão do pescoço e dos ombros
NC XII, nervo hipoglosso	Motora	Controla a maior parte dos músculos da língua

COLORIR os nervos sensitivos da mesma cor:

- [ ] 1. NC I, nervo olfatório
- [ ] 2. NC II, nervo óptico
- [ ] 3. NC VIII, nervo vestibulococlear

COLORIR os nervos motores da mesma cor:

- [ ] 4. NC III, nervo oculomotor
- [ ] 5. NC IV, nervo troclear
- [ ] 6. NC VI, nervo abducente
- [ ] 7. NC XI, nervo acessório
- [ ] 8. NC XII, nervo hipoglosso

COLORIR os nervos que exercem funções sensitivas e motoras da mesma cor:

- [ ] 9. NC V, nervo trigêmeo
- [ ] 10. NC VII, nervo facial
- [ ] 11. NC IX, nervo glossofaríngeo
- [ ] 12. NC X, nervo vago

GABARITO

- **A.** Tronco encefálico
- **B.** NC X, nervo vago
- **C.** NC V, VII, IX, X

Prancha 2.21

Netter Fisiologia para Colorir

Divisão Autônoma do Sistema Nervoso: Nervos Cranianos

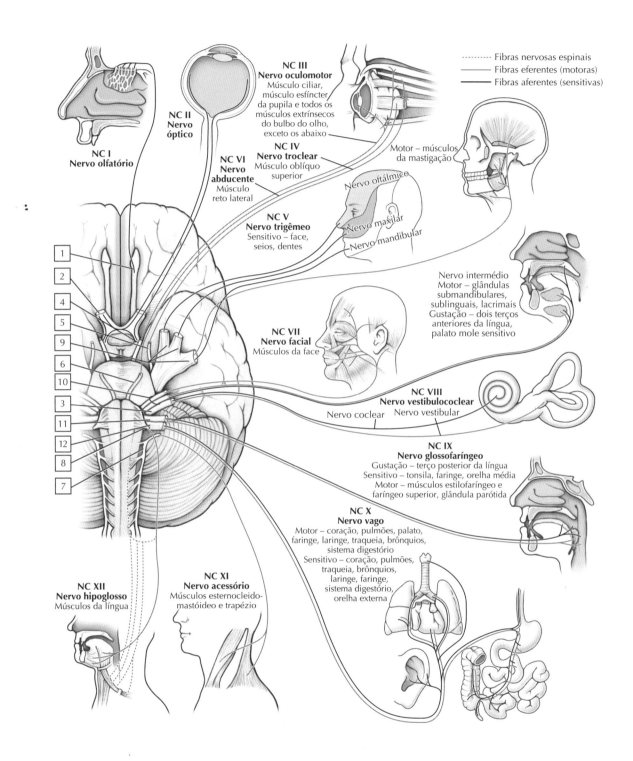

QUESTÕES DE REVISÃO

A. Dez dos 12 nervos cranianos originam-se do(a) _____.
B. Qual é o nervo craniano mais longo?
C. Quais nervos exercem funções sensitivas e motoras?

Capítulo 2 Fisiologia dos Nervos e Músculos Prancha 2.21

Capítulo 3 Fisiologia Cardiovascular

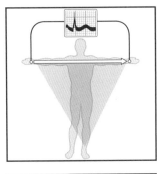
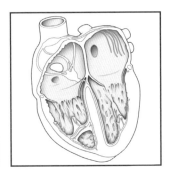
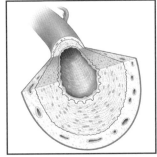
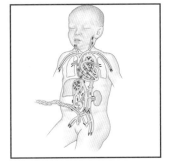

3 Esquema Geral da Circulação

O **coração humano, constituído por quatro câmaras,** com suas valvas unidirecionais, bombeia o sangue através de uma **circulação em série,** na qual não há mistura de sangue oxigenado e desoxigenado. O sangue recém-oxigenado proveniente dos pulmões é coletado no **átrio esquerdo (AE)** e bombeado pelo **ventrículo esquerdo (VE)** para a aorta, que distribui o sangue para o resto da **circulação sistêmica.** As artérias da circulação sistêmica perfundem os órgãos e os tecidos por todo o corpo, resultando então em troca de gases, nutrientes e produtos residuais entre o sangue e os tecidos nos capilares. O sangue desoxigenado dos capilares teciduais passa então para as veias e flui a favor de seu gradiente de pressão em direção ao coração de volta ao **átrio direito (AD)** e, em seguida, ao **ventrículo direito (VD).** O VD bombeia o sangue através do tronco pulmonar (TP) de volta aos pulmões, onde é reoxigenado. Assim, como todo o fluxo segue o mesmo trajeto (do coração esquerdo para a circulação sistêmica, para o coração direito e, em seguida, para os pulmões, de volta ao coração esquerdo), o sangue oxigenado e o sangue desoxigenado não se misturam, de modo que é mantida a circulação em série.

A circulação sistêmica é uma circulação de alta pressão e alta resistência, enquanto a circulação pulmonar é uma circulação de baixa pressão e baixa resistência. As pressões em algumas áreas da circulação são expressas como **pressão sistólica/diastólica,** que representam a pressão durante a contração ventricular e a ejeção de sangue no sistema arterial **(sístole)** e a pressão durante o relaxamento e o enchimento do ventrículo e o escoamento de sangue das artérias **(diástole).** Nas veias e nos átrios, é mais significativo expressar a pressão como uma faixa. As pressões em repouso típicas em determinadas regiões da circulação estão listadas a seguir em milímetros de mercúrio (mmHg). Observe que a pressão atrial esquerda (PAE) tipicamente é medida como **pressão capilar pulmonar em cunha (PCPC).** As pressões através do sistema são apresentadas na tabela.

LOCAL	PRESSÕES (mmHg) (SISTÓLICA/DIASTÓLICA)
Átrio esquerdo (AE)	4 a 12
Ventrículo esquerdo (VE)	120/0
Aorta	120/80
Átrio direito (AD)	2 a 8
Ventrículo direito (VD)	25/0
Tronco pulmonar (TP)	25/10

COLORIR

☐ 1. As áreas da circulação onde há sangue totalmente oxigenado (em vermelho)

☐ 2. As áreas que contêm sangue desoxigenado (em azul)

☐ 3. As áreas onde ocorre difusão entre o sangue e os tecidos ou entre o sangue e o ar (em roxo)

Nota clínica

A **hipertensão,** ou pressão arterial alta, é um termo habitualmente usado para descrever a elevação crônica da pressão arterial. As diretrizes do American College of Cardiology/American Heart Association High Blood Pressure são as seguintes:

- **Normal:** abaixo de 120/80 mmHg
- **Elevada:** pressão sistólica entre 120 e 129 e pressão diastólica abaixo de 80
- **Estágio 1:** pressão sistólica entre 130 e 139 ou pressão diastólica entre 80 e 89
- **Estágio 2:** pressão sistólica de pelo menos 140 ou pressão diastólica de pelo menos 90 mmHg
- **Crise hipertensiva:** pressão sistólica acima de 180 e/ou pressão diastólica acima de 120. Os pacientes necessitam de mudança imediata de medicação, se não houver outras indicações ou problemas, ou precisam de hospitalização imediata, se houver sinais de dano orgânico.

A **hipotensão** refere-se a uma pressão arterial baixa, embora, em geral, a pressão arterial mais baixa seja um sinal de boa saúde. Portanto, a hipotensão tipicamente não é diagnosticada, a não ser que seja sintomática (a tontura e o desmaio são dois sintomas). A **hipotensão ortostática** é a pressão arterial baixa transitória (que ocorre, portanto, com tontura ou até mesmo desmaio) associada à mudança postural, por exemplo, de uma posição de decúbito para a posição ortostática. Em geral, está associada à desidratação ou a efeitos colaterais de medicamentos.

GABARITO

A. Pulmonar

B. 120/80

C. 25/10

D. 120/0

E. 25/0

F. Desidratação, efeitos colaterais de medicamentos

Prancha 3.1

Netter Fisiologia para Colorir

Esquema Geral da Circulação 3

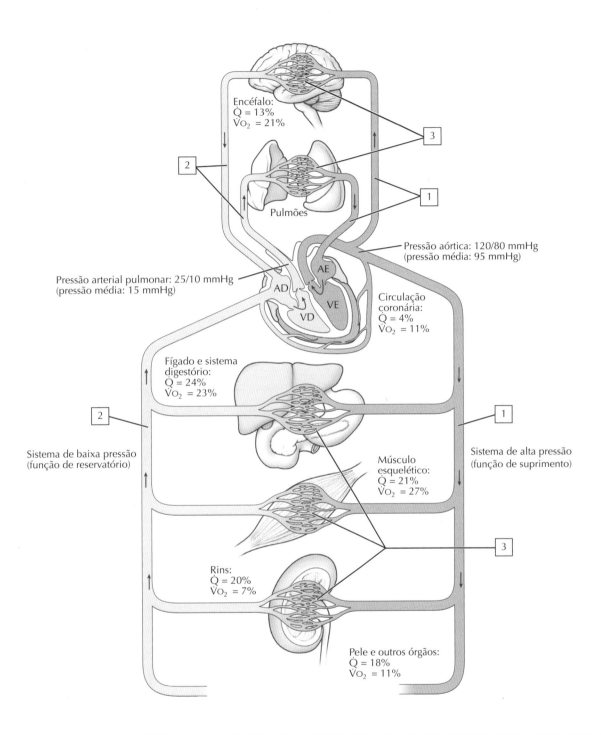

QUESTÕES DE REVISÃO

A. A circulação _____ é uma circulação de baixa pressão e baixa resistência.

B. A pressão arterial normal em repouso é de aproximadamente _____ mmHg (sistólica/diastólica).

C. A pressão arterial pulmonar normal em repouso é de aproximadamente _____ mmHg (sistólica/diastólica).

D. A pressão do VE normal em repouso é de aproximadamente _____ mmHg (sistólica/diastólica).

E. A pressão do VD normal em repouso é de aproximadamente _____ mmHg (sistólica/diastólica).

F. Duas causas comuns de hipotensão ortostática são o(a) _____ e os(as) _____.

Capítulo 3 Fisiologia Cardiovascular **Prancha 3.1**

3 Distribuição do Volume Sanguíneo e da Resistência Vascular

O volume total de sangue em uma pessoa de 70 kg é de aproximadamente 5 ℓ. Em repouso, a maior parte desse volume (cerca de 64%) encontra-se nas veias sistêmicas. As **veias** são capazes de acomodar esse grande volume em uma baixa pressão como resultado de sua **capacitância** e podem atuar como **reservatório** de sangue quando o volume sanguíneo está reduzido (em consequência de hemorragia ou de desidratação). Toda a **circulação pulmonar** contém cerca de 9% do volume sanguíneo. Observe que os capilares contêm a menor fração do volume de sangue, que corresponde a apenas cerca de 5%.

O fluxo de sangue é representado pela seguinte equação:

$$Q = \Delta P/R$$

em que Q é o fluxo, ΔP é o gradiente de pressão em um tubo ou sistema e R é a resistência. A taxa de fluxo global na circulação pode ser definida como **débito cardíaco (DC)** ou taxa de fluxo de um ventrículo. Para uma pessoa de 70 kg em repouso, o DC é de aproximadamente 5 ℓ/min. Observe que, como a circulação é em série, em média o DC dos dois ventrículos será o mesmo. Como o sangue é bombeado pelo coração a cada batimento, o DC pode ser definido em termos de **frequência cardíaca (FC)** e o volume bombeado a cada batimento **(volume sistólico [VS])**:

$$DC = FC \times VS$$

A FC em repouso normalmente é de cerca de 70 bpm, enquanto o VS em repouso é de cerca de 70 mℓ, o que produz um DC em repouso de aproximadamente 5 ℓ/min. Na Prancha 3.2, a porcentagem desse DC que flui através de vários órgãos é expressa como $\dot{Q}$; de modo semelhante, a proporção de **consumo de oxigênio** total pelos órgãos é expressa como $\dot{V}O_2$. Durante o exercício, o DC aumenta, alcançando valores de até 25 ℓ/min ou mais em um atleta saudável e bem treinado.

Considerando-se a resistência ao fluxo através da circulação sistêmica, a **maior resistência** ocorre nas **pequenas artérias** e **arteríolas** (os vasos que alimentam os capilares). A contração e o relaxamento das arteríolas e das pequenas artérias sistêmicas desempenham uma função importante na regulação da pressão arterial e no controle do fluxo sanguíneo. Em repouso, normalmente esses vasos respondem por cerca de 47% da **resistência vascular sistêmica**, porém o aspecto mais importante é que a resistência pode ser amplamente regulada e responde às condições locais.

COLORIR e IDENTIFICAR na Parte A da ilustração o gráfico de *pizza* mostrando a distribuição de volume do sangue para:

- ☐ 1. As veias
- ☐ 2. Os pulmões
- ☐ 3. As pequenas artérias e arteríolas
- ☐ 4. As grandes artérias
- ☐ 5. O coração em diástole
- ☐ 6. Os capilares

COLORIR e IDENTIFICAR na Parte B da ilustração o gráfico de *pizza* mostrando a distribuição da resistência vascular através:

- ☐ 7. Das pequenas artérias e arteríolas
- ☐ 8. Dos capilares
- ☐ 9. Das grandes artérias
- ☐ 10. Das veias

Nota clínica

Durante os estados de baixo volume **(hemorragia** ou **desidratação)**, ocorre a contração das veias por estímulo da parte simpática da divisão autônoma do sistema nervoso (ou simplesmente sistema nervoso simpático [SNAS]). Isso resulta em uma redistribuição do sangue das veias para outras partes da circulação, possibilitando, então, melhor perfusão dos tecidos e ajudando a manter a pressão arterial na presença do volume reduzido.

GABARITO

A. 5, 5

B. Pequenas artérias e arteríolas

C. 9%

D. 64%

Prancha 3.2

Netter Fisiologia para Colorir

Distribuição do Volume Sanguíneo e da Resistência Vascular

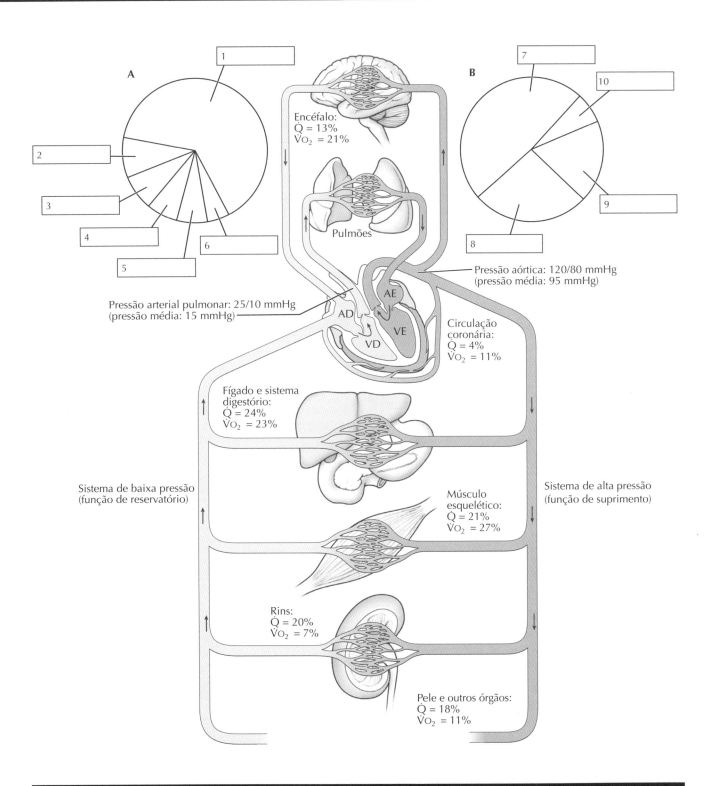

QUESTÕES DE REVISÃO

A. O volume médio de sangue é de _____ ℓ, e o DC médio é de _____ ℓ/min.

B. A maior resistência na circulação ocorre nos(as) _____.

C. A circulação pulmonar contém aproximadamente _____ do volume sanguíneo.

D. As veias sistêmicas contêm aproximadamente _____ do volume sanguíneo.

Capítulo 3 Fisiologia Cardiovascular   **Prancha 3.2**

3 Anatomia Funcional do Coração

A Prancha 3.3 mostra o coração humano seccionado e aberto para revelar as câmaras e as valvas. Observe que o **miocárdio** (camada muscular) dos ventrículos é muito mais espesso que o miocárdio dos átrios. O **septo interventricular**, que separa os ventrículos, é uma estrutura muscular espessa que se comporta funcionalmente como parte do **VE**. A diferença de espessura nas paredes ventriculares esquerda e direita é compatível com as pressões mais altas geradas no VE. O sangue entra no coração esquerdo a partir das **veias pulmonares** e flui livremente para o **AE**. Durante a diástole, o sangue passa do AE para o VE através da **valva atrioventricular esquerda (valva mitral)** aberta. Durante a sístole, que é o período de contração ventricular, a valva atrioventricular esquerda é fechada, e a contração dos ventrículos bombeia o sangue para dentro da **aorta** através da valva da aorta que agora está aberta.

No lado direito, o sangue retorna da circulação sistêmica para o **AD**. Durante a diástole, o sangue passa do AD para o **VD** através da **valva atrioventricular direita (valva tricúspide)** aberta. Durante a sístole, a valva atrioventricular direita está fechada, e o sangue é bombeado do VD através da **valva do tronco pulmonar** agora aberta para o TP. Durante a sístole e a diástole, ocorrem a abertura e o fechamento das valvas como resultado de gradientes de pressão. Os **músculos papilares** e as **cordas tendíneas** têm a função de manter a valva atrioventricular direita (tricúspide) e a valva atrioventricular esquerda (mitral) em seu lugar durante a contração ventricular, impedindo então a inversão ou o prolapso das valvas (ver Nota clínica).

COLORIR e IDENTIFICAR

- [ ] 1. O tronco pulmonar
- [ ] 2. O AE
- [ ] 3. As veias pulmonares
- [ ] 4. A aorta
- [ ] 5. A valva atrioventricular esquerda (mitral)
- [ ] 6. O AD
- [ ] 7. A valva atrioventricular direita (tricúspide)
- [ ] 8. As cordas tendíneas
- [ ] 9. O VD
- [ ] 10. Os músculos papilares
- [ ] 11. O septo interventricular
- [ ] 12. O VE
- [ ] 13. O miocárdio

Nota clínica

O **prolapso da valva mitral** é uma condição em que as válvulas que compõem a valva projetam-se para dentro do AE durante a contração ventricular, o que é algumas vezes acompanhado de regurgitação (vazamento) de sangue de volta para o AE. O prolapso da valva mitral pode ser assintomático, mas pode resultar em tontura, arritmias, fadiga e dor torácica não associada à doença arterial coronariana. A condição pode passar despercebida por anos sem graves consequências, mas também pode levar à **endocardite** (infecção e inflamação do revestimento interno do coração, neste caso, das valvas).

GABARITO

- **A.** Valva atrioventricular direita (tricúspide)
- **B.** Da aorta
- **C.** VE
- **D.** Músculos papilares, cordas tendíneas

Prancha 3.3

Netter Fisiologia para Colorir

Anatomia Funcional do Coração 3

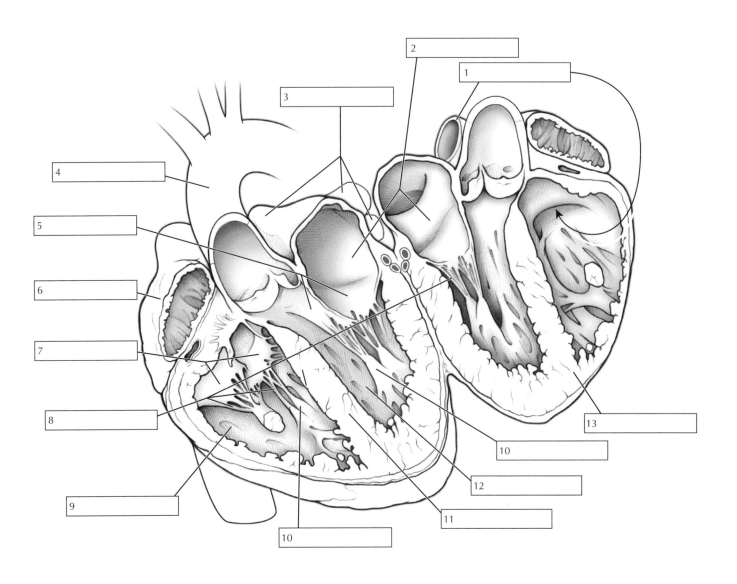

QUESTÕES DE REVISÃO

A. A valva entre o AD e o VD é a _____.

B. O VE bombeia o sangue para a circulação sistêmica por meio do(a) _____.

C. A câmara mais muscular do coração é o(a) _____.

D. Durante a contração ventricular, as valvas atrioventriculares são mantidas em seu lugar e impedem o prolapso por meio dos(as) _____ e dos(as) _____.

Capítulo 3 Fisiologia Cardiovascular **Prancha 3.3**

3 Sistema de Condução do Coração

À semelhança de outras células excitáveis, as células do coração têm a capacidade de gerar potenciais de ação. Esses potenciais de ação resultam no ciclo rítmico de contração e relaxamento do músculo cardíaco que permite ao coração bombear o sangue. No coração saudável, o **marca-passo** para essa atividade elétrica é o **nó sinoatrial (SA)**, e a FC em repouso é de aproximadamente **70 bpm**.

As células do nó SA apresentam um potencial de membrana de repouso de cerca de –60 mV, porém elas sofrem uma despolarização gradual e espontânea como resultado de uma corrente para dentro de Na^+ e de Ca^{2+} e da redução da corrente de K^+ para fora. Quando essa **despolarização diastólica** alcança um limiar, os **canais de Ca^{2+} do tipo T e do tipo L** abrem-se, produzindo então a fase ascendente do potencial de ação. Devido ao aumento da condução de K^+ e do fechamento dos canais de Ca^{2+}, ocorre uma **repolarização**.

Os potenciais de ação gerados no **nó SA** causam uma despolarização que passa ao longo das **vias internodais** na parte superior da parede do AD e se propagando pelos átrios, iniciando então a contração atrial. Por fim, alcançam o **nó atrioventricular (AV)**, o único local de propagação normal da despolarização entre os átrios e os ventrículos. A velocidade de condução é lenta através do nó AV, o que proporciona um tempo necessário para o enchimento final dos ventrículos pela contração atrial. A partir do nó AV, a despolarização alcança o **fascículo atrioventricular (feixe de His)**, e é rapidamente conduzida através dos **ramos direito e esquerdo** do feixe para os **ramos subendocárdicos (fibras de Purkinje)** e, por fim, para o músculo ventricular, produzindo então uma contração poderosa e coordenada dos ventrículos.

COLORIR e IDENTIFICAR essas estruturas que fazem parte do sistema de condução do coração e observar sua localização nos lados direito e esquerdo do coração

- [ ] 1. Nó SA
- [ ] 2. Vias internodais
- [ ] 3. Fibras de Purkinje
- [ ] 4. Ramo direito do fascículo atrioventricular (AV)
- [ ] 5. Fascículo AV
- [ ] 6. Nó AV
- [ ] 7. Ramo esquerdo do fascículo AV
- [ ] 8. Septo interventricular

GABARITO

A. Vias internodais

B. Nó SA

C. 70 bpm

D. Nó SA; Na^+ e Ca^{2+}; K^+

E. Canais de Ca^{2+}

Prancha 3.4

Netter Fisiologia para Colorir

Sistema de Condução do Coração 3

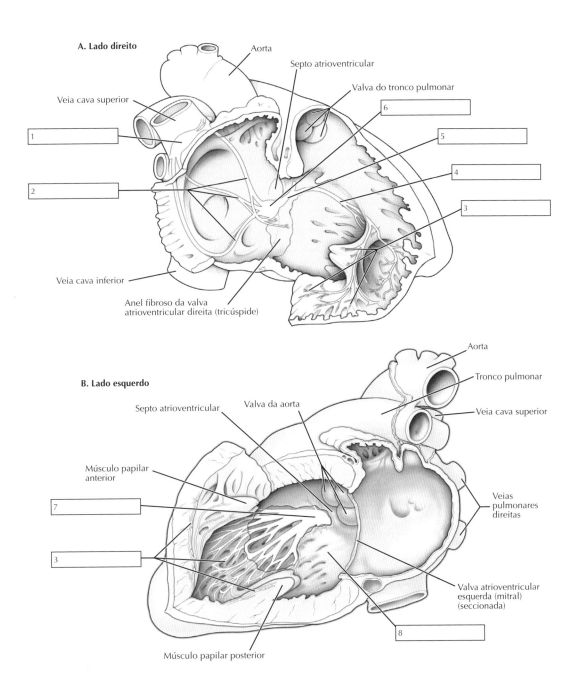

A. Lado direito
B. Lado esquerdo

QUESTÕES DE REVISÃO

A. A onda de despolarização é transmitida entre o nó SA e o nó AV por meio dos(as) _____.

B. O marca-passo cardíaco normal é o(a) _____.

C. A FC normal em repouso é de _____.

D. A frequência de marca-passo do coração está ligada à despolarização diastólica do(a) _____, causada pela corrente para dentro de _____ e redução da corrente para fora de _____.

E. Uma vez alcançado o limiar, um potencial de ação é iniciado nas células do marca-passo cardíaco. Esse potencial de ação está associado à abertura dos(as) _____.

Capítulo 3 Fisiologia Cardiovascular　　　　　　　　　　　　　　**Prancha 3.4**

3 Atividade Elétrica do Coração

Na Parte A da ilustração, são mostrados os **potenciais de ação** para várias partes do sistema de condução cardíaco. O último traçado na ilustração superior representa o **eletrocardiograma (ECG)** normal, que é o registro das mudanças no potencial elétrico na superfície do corpo produzidas pelos eventos elétricos cardíacos. A **onda P** do ECG é produzida pela **despolarização atrial**; o complexo **QRS** resulta da **despolarização do músculo ventricular**; e a **onda T** está associada à **repolarização ventricular**. À medida que a despolarização se propaga de modo sequencial através do sistema de condução, a onda é propagada à medida que o potencial de ação em uma célula resulta na despolarização das células adjacentes até seu limiar, iniciando então um potencial de ação nessas células.

Observe a acentuada ascensão durante a despolarização de todos os potenciais de ação, exceto os nodais, o que é compatível com a rápida condução da onda de despolarização na maior parte do coração (**músculo atrial**, sistema de His-Purkinje, **músculo ventricular**). Na Parte C da ilustração, são mostrados o potencial de ação do músculo ventricular e as alterações subjacentes das correntes de íons. As fases do potencial de ação ventricular e as alterações associadas na condução de íons são as seguintes:

- **Fase 4:** potencial de membrana em repouso, principalmente uma função do efluxo de K^+ e próximo ao potencial de Nernst para K^+
- **Fase 0:** fase de ascendência
- **Fase 1:** rápida repolarização até alcançar o platô
- **Fase 2:** platô e
- **Fase 3:** repolarização com retorno do potencial de membrana em repouso.

Observe o importante papel da condutância do Na^+ na fase ascendente. A inativação desses canais e a abertura dos canais de K^+ sensíveis à voltagem produzem a fase 1. Por outro lado, a ascensão dos potenciais de ação dos **nós SA** e **AV** é menos acentuada, o que é importante na condução tardia da onda de despolarização através do nó AV. Na Parte B da ilustração, são mostradas as alterações na condutância de íons associadas ao potencial de ação no nó SA (o nó AV é semelhante).

As áreas designadas como **PRE** e **PRR** no potencial de ação ventricular representam o **período refratário efetivo**, quando outro potencial de ação não pode ser gerado, e o **período refratário relativo**, durante o qual é mais difícil gerar um potencial de ação do que durante a fase 4. A presença de períodos refratários é importante para manter o ritmo cardíaco normal e evitar a ocorrência de arritmias.

COLORIR e IDENTIFICAR os sete potenciais de ação no coração (à direita) e a estrutura associada no coração na Parte A da ilustração

- [ ] 1. Nó SA
- [ ] 2. Músculo atrial
- [ ] 3. Nó AV
- [ ] 4. Fascículo atrioventricular (feixe de His)
- [ ] 5. Ramos do fascículo AV
- [ ] 6. Ramos subendocárdicos (fibras de Purkinje)
- [ ] 7. Músculo ventricular

Nota clínica

A FC normal em repouso, estabelecida pela frequência marca-passo do nó AV, é de aproximadamente 70 bpm e apresenta um ritmo regular. Quando o coração bate muito rápido ou muito lentamente, ou com ritmo irregular, a condição é denominada arritmia. As FCs em repouso acima de 100 e abaixo de 60 bpm são designadas como **taquicardia** e **bradicardia**, respectivamente, embora uma FC em repouso abaixo de 60 bpm seja frequentemente observada em corredores e atletas de alta *performance*.

GABARITO

A. Repolarização ventricular

B. Influxo de Na^+

C. Arritmias

D. 60 bpm; 100 bpm

Prancha 3.5　　　　　　　　　　　　　　　**Netter Fisiologia para Colorir**

Atividade Elétrica do Coração 3

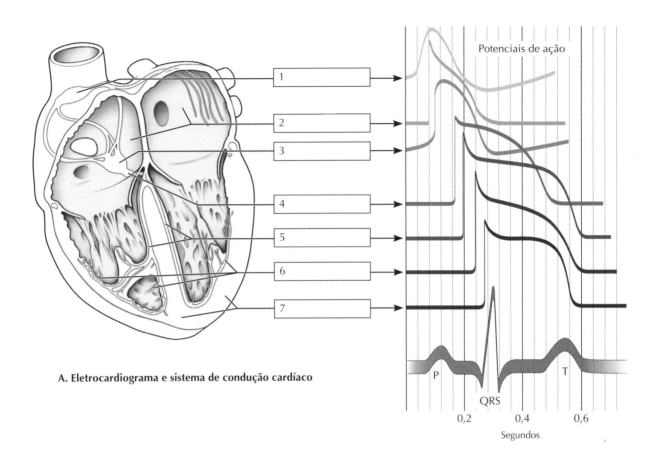

A. Eletrocardiograma e sistema de condução cardíaco

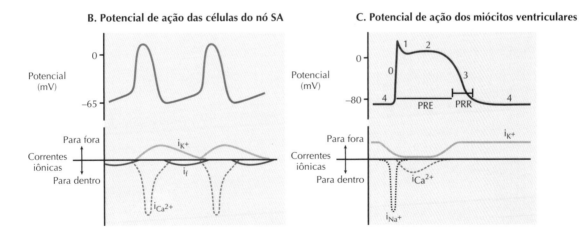

B. Potencial de ação das células do nó SA

C. Potencial de ação dos miócitos ventriculares

QUESTÕES DE REVISÃO

A. A onda T do ECG corresponde ao(à) _____ no coração.

B. O fluxo de íons principalmente responsável pela fase 0 de ascensão acentuada no potencial de ação ventricular é o(a) _____.

C. A presença dos períodos refratários é importante na prevenção dos(as) _____ cardíacos(as).

D. A bradicardia é definida como uma FC em repouso abaixo de _____; a taquicardia é definida por uma FC em repouso acima de _____.

Capítulo 3 Fisiologia Cardiovascular **Prancha 3.5**

3 Eletrocardiograma

O **ECG** é um registro realizado na superfície do corpo das mudanças de potenciais elétricos rítmicos que ocorrem como resultado do ciclo de despolarização e repolarização do coração. Várias configurações de derivações são úteis na avaliação da função cardíaca.

As **derivações-padrão dos membros I, II e III** são usadas para registrar diferenças de voltagem entre (I) o braço direito e o braço esquerdo, (II) o braço direito e a perna esquerda e (III) o braço esquerdo e a perna esquerda (em que o primeiro de cada par de eletrodos é negativo, enquanto o segundo é positivo). Nas três **derivações aumentadas dos membros (aVR, aVL, aVF)**, dois dos eletrodos dos membros são combinados como eletrodo negativo, enquanto o terceiro é positivo. Para as seis **derivações precordiais** (eletrodos colocados no precórdio, na parede torácica anterior ao coração e na parte inferior do tórax), todos os três eletrodos dos membros são combinados para formar o eletrodo negativo, e o eletrodo positivo é colocado nos locais designados para as **derivações unipolares** (V_1, V_2, V_3, V_4, V_5 e V_6).

Em qualquer ponto durante os eventos elétricos sequenciais de um ciclo cardíaco, se a corrente fluir em direção às pontas das setas no diagrama, ocorre uma deflexão ascendente no ECG. Quando a corrente se afasta das pontas das setas, ocorre uma deflexão descendente, e não há nenhuma deflexão (ou deflexão bifásica) quando o fluxo de corrente é perpendicular à seta. A avaliação de tipos específicos de doença cardiovascular é auxiliada pela avaliação simultânea dos traçados obtidos com o uso de múltiplas derivações.

COLORIR as setas em cada um dos diagramas (em vermelho) indicando a direção da corrente que resultará em deflexão ascendente do ECG na configuração determinada da derivação

- [ ] 1. Derivações dos membros
- [ ] 2. Derivações aumentadas dos membros
- [ ] 3. Derivações precordiais

Nota clínica

O eletrocardiograma é útil para revelar:

- Arritmias cardíacas e defeitos de condução
- Presença, localização e extensão de isquemia ou infarto
- Orientação do coração na cavidade torácica e tamanho de suas câmaras
- Efeitos de alguns fármacos e efeitos de níveis anormais de eletrólitos.

A orientação do coração e o tamanho de suas câmaras podem estar alterados em alguns estados de doenças agudas e crônicas.

GABARITO

- **A.** Verdadeiro
- **B.** Falso
- **C.** Verdadeiro
- **D.** Falso

Prancha 3.6

Netter Fisiologia para Colorir

Eletrocardiograma 3

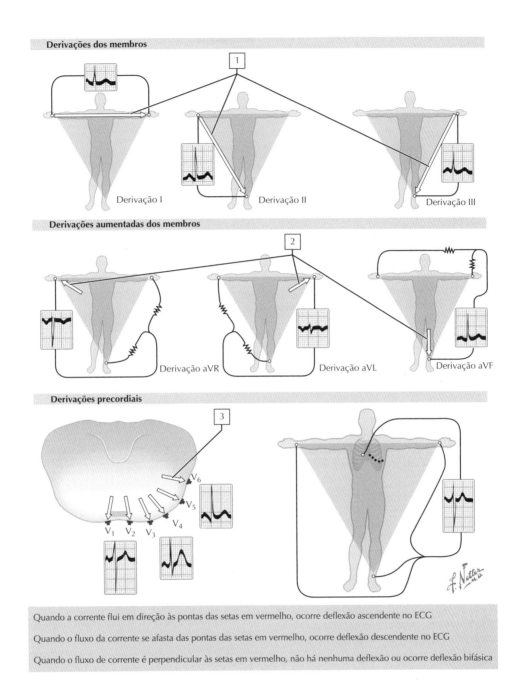

Quando a corrente flui em direção às pontas das setas em vermelho, ocorre deflexão ascendente no ECG

Quando o fluxo da corrente se afasta das pontas das setas em vermelho, ocorre deflexão descendente no ECG

Quando o fluxo de corrente é perpendicular às setas em vermelho, não há nenhuma deflexão ou ocorre deflexão bifásica

QUESTÕES DE REVISÃO

Responda às seguintes questões com verdadeiro ou falso:

A. O aumento do coração pode ser deduzido a partir do registro do ECG.

B. A função contrátil deficiente do coração pode ser deduzida a partir do registro do ECG.

C. O registro simultâneo de múltiplas derivações no ECG é útil na avaliação de algumas alterações fisiopatológicas no coração.

D. O complexo QRS do ECG é sempre uma deflexão ascendente no traçado.

Capítulo 3 Fisiologia Cardiovascular   **Prancha 3.6**

3 Curva de Pressão Arterial e Hemodinâmica Básica

Conforme discutido na Prancha 3.2, o fluxo (Q) através da circulação é uma função do gradiente de pressão (ΔP) das artérias para as veias centrais e da resistência (R) da circulação ao fluxo:

$$Q = \Delta P/R$$

À medida que o coração ejeta o seu VS durante a sístole, ocorre uma elevação da pressão arterial, que cai durante a diástole à medida que o sangue flui a jusante. A **pressão arterial sistólica** é a pressão máxima na artéria durante a ejeção ventricular, enquanto a **pressão diastólica** é a pressão mais baixa imediatamente antes da próxima sístole. Assim, a pressão arterial é frequentemente expressa na forma de pressões sistólica/diastólica, e a **pressão arterial normal em repouso** é de aproximadamente **120/80 mmHg**. A **pressão de pulso** é a diferença entre os extremos de pressão em determinada região da circulação, de modo que a pressão de pulso nas artérias é de aproximadamente 40 mmHg (120 a 80 mmHg).

A Parte A da ilustração mostra as curvas de pressão em diferentes regiões da circulação em repouso. A Parte B da ilustração descreve as mudanças rítmicas das pressões, conforme podem ser medidas a partir do **AE**, prosseguindo a jusante por toda a circulação. Observe que a **pressão ventricular esquerda (PVE) de 120/0** é a maior pressão de pulso (120 mmHg). A alta pressão sistólica de 120 mmHg cria o gradiente para o fluxo de sangue através do circuito sistêmico, enquanto a pressão diastólica baixa (de quase zero) possibilita o enchimento do VE durante a diástole. No "lado direito" da circulação, a **pressão ventricular direita** em repouso é de aproximadamente 25/0, e a **pressão arterial pulmonar** é de cerca de 25/10 mmHg.

Na Parte C da ilustração, observe que a **pressão arterial média (PAM)** não é simplesmente a média das pressões sistólica e diastólica, porém é mais bem calculada como a pressão arterial diastólica mais um terço da pressão de pulso. A PAM é uma função do **DC** e da **resistência periférica**. A pressão de pulso é uma função de diversos fatores, incluindo, conforme ilustrado, o **VS** e a **complacência arterial** (a distensibilidade dos vasos arteriais). Um aumento do VS produz maior pressão de pulso, assim como *diminuição* da complacência arterial. A FC e a resistência periférica também afetam a pressão de pulso. A FC rápida habitualmente está associada à baixa pressão de pulso, enquanto a resistência periférica baixa está associada a maior pressão de pulso. Observe também a **incisura dicrótica** na curva de pressão arterial, que está associada ao fechamento da valva da aorta.

COLORIR os segmentos do *continuum* da onda de pressão associados a cada região da circulação na Parte B da ilustração

- [ ] 1. AE
- [ ] 2. VE
- [ ] 3. Aorta
- [ ] 4. Grandes artérias
- [ ] 5. Pequenas artérias
- [ ] 6. Arteríolas
- [ ] 7. Capilares
- [ ] 8. Veias
- [ ] 9. AD
- [ ] 10. VD
- [ ] 11. Artérias pulmonares

COLORIR cada painel de pressão na Parte A da ilustração utilizando as mesmas cores da Parte B da ilustração para designar a parte da circulação mostrada. Observe as mudanças na pressão de pulso nas diferentes regiões da circulação.

- [ ] 12. PAE (utilize a mesma cor de 1 na Parte B)
- [ ] 13. PVE (utilize a mesma cor de 2 na Parte B)
- [ ] 14. Pressão aórtica (utilize a mesma cor de 3 na Parte B)
- [ ] 15. PAD (utilize a mesma cor de 9 na Parte B)
- [ ] 16. Pressão ventricular direita (utilize a mesma cor de 10 na Parte B)

Nota clínica

A **arteriosclerose** refere-se à perda de complacência, ao espessamento e ao endurecimento das artérias. Na arteriosclerose, a pressão de pulso arterial é grande, em consequência da diminuição da complacência. Na presença de desidratação ou de hemorragia, a perda de volume sanguíneo manifesta-se por um VS pequeno e, portanto, por uma pequena pressão de pulso. Um **pulso fraco** é percebido com a palpitação durante o exame físico.

GABARITO

A. VE

B. 93 mmHg (PD + 1/3 PP = 80 + 13)

C. VS, complacência arterial, resistência periférica, FC

D. Reduzirá a PAM

E. 67 mℓ/batimento

Prancha 3.7

Netter Fisiologia para Colorir

Curva de Pressão Arterial e Hemodinâmica Básica 3

A. Pressões de pulso através da circulação

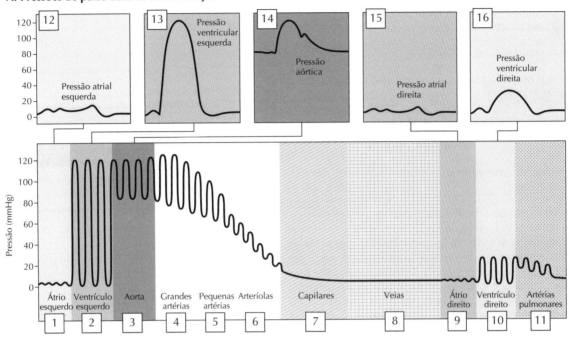

B. *Continuum* da onda de pressão

C. Onda de pressão arterial

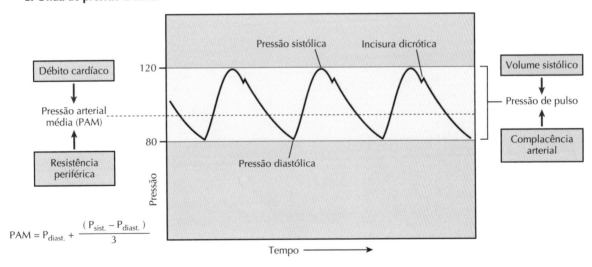

$$PAM = P_{diast.} + \frac{(P_{sist.} - P_{diast.})}{3}$$

QUESTÕES DE REVISÃO

A. Que parte da circulação apresenta a maior pressão de pulso?

B. Se a pressão arterial sistólica for de 120 e a pressão diastólica for de 80, qual será a PAM?

C. A magnitude da pressão de pulso no sistema arterial é uma função de que fatores?

D. Que efeito terá a redução da resistência periférica sobre a PAM?

E. Se o DC medido for de 6 ℓ/min e a FC for de 90 bpm, qual será o VS?

Capítulo 3 Fisiologia Cardiovascular   **Prancha 3.7**

3 Biofísica da Circulação I: Lei de Poiseuille

Na equação básica do fluxo apresentada na Prancha 3.7, **Q = ΔP/R**, também podemos visualizar o gradiente de pressão, ΔP, como a **PAM** menos a **pressão nas veias centrais (pressão venosa central [PVC])**, e R, a resistência periférica total (RPT). Para um fluxo através de um único tubo ou vaso, a **lei de Poiseuille** estabelece essa relação especificando os componentes de R:

$$Q = \Delta P \Pi r^4 / \eta 8L$$

em que *r* é o raio do tubo, η é a viscosidade do líquido, e *L* o comprimento do tubo.

Como Q = ΔP/R, obtém-se a seguinte relação:

$$R = \eta 8L / \Pi r^4$$

Essas relações são apresentadas nos vasos mostrados nas Partes A e B da ilustração.

A Parte C da ilustração mostra a resistência (por unidade de comprimento do tubo) dos vasos ao longo da circulação. Conforme os vasos se ramificam, eles se tornam menores, com o menor raio no nível das arteríolas (as artérias menores) e capilares. É nas arteríolas que a resistência é mais alta. Observe que será também nas artérias menores e arteríolas, onde os ajustes à resistência, por meio de contração e relaxamento dos vasos e mudanças no raio, levarão a mudanças no fluxo sanguíneo local conforme as necessidades fisiológicas variarem. Ao longo do percurso do sangue dos capilares para as vênulas, pequenas veias e veias maiores em direção ao coração, o raio dos vasos aumenta, reduzindo então a resistência dos vasos individuais.

COLORIR as setas que ilustram as pressões a montante *versus* a jusante (vaso à esquerda), a pressão efetiva e a direção do fluxo (vaso à direita)

- [ ] 1. P_1
- [ ] 2. ΔP
- [ ] 3. P_2
- [ ] 4. Fluxo sanguíneo (Q)
- [ ] 5. Resistência ao fluxo

TRAÇAR na Parte C da ilustração:

- [ ] 6. A linha do gráfico observando a relação entre resistência por unidade de comprimento e raio do vaso

GABARITO

A.	5
B.	5
C.	160
D.	15

Prancha 3.8

Netter Fisiologia para Colorir

Biofísica da Circulação I: Lei de Poiseuille

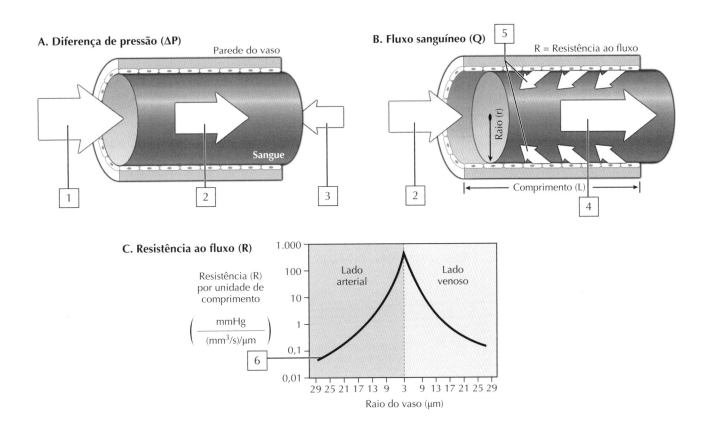

QUESTÕES DE REVISÃO

Suponha que o fluxo através de um tubo seja de 10 ml/min. Para cada uma das mudanças indicadas abaixo, suponha que outros parâmetros estejam controlados (inalterados) e forneça uma estimativa da mudança no fluxo utilizando a lei de Poiseuille:

A. Se o comprimento do tubo for duplicado, o fluxo será de _____ ml/min.

B. Se a viscosidade do líquido for duplicada, o fluxo será de _____ ml/min.

C. Se o raio do tubo for duplicado, o fluxo será de _____ ml/min.

D. Se o gradiente de pressão for aumentado em 50%, o fluxo será de _____ ml/min.

Capítulo 3 Fisiologia Cardiovascular **Prancha 3.8**

3 Biofísica da Circulação II: Velocidade e Área de Seção Transversa

O **fluxo (Q)** através de um tubo (ou de um conjunto de tubos paralelos) será uma função da **área de seção transversa (A)** do tubo (ou a soma da área de seção transversa dos tubos paralelos) e da **velocidade linear do fluxo (V)**:

$$Q = VA$$

Dentro de um tubo único e não ramificado, como o Q será o mesmo ao longo de todo o comprimento do tubo, nos segmentos onde o tubo se estreita, a velocidade será maior, ao passo que, nos segmentos onde o tubo é mais largo, a velocidade será menor.

Para aplicar esse princípio ao sistema cardiovascular, o fluxo sanguíneo geral é o mesmo em cada nível do sistema; entretanto, como a área de seção transversa total do sistema varia, a velocidade irá variar inversamente. Referindo-se à ilustração da direita, à medida que o sistema arterial se ramifica levando finalmente aos **capilares** e como a área de seção transversa total aumenta (*linha pontilhada*), a velocidade cai (*linha contínua*) e alcança um patamar mínimo nos capilares onde ocorrem todas as trocas de gases, nutrientes e produtos residuais com o líquido intersticial.

À medida que o sangue segue o seu trajeto de retorno ao coração e as veias convergem, a área de seção transversa total da circulação mais uma vez diminui (figura da direita, *linha pontilhada*) e a velocidade aumenta (*linha contínua*). Obviamente, a pressão cai ao longo de toda a extensão da circulação sistêmica a partir da aorta até as veias cavas, sendo a maior queda da pressão observada nas **arteríolas**.

COLORIR os tipos de vaso:

- [ ] 1. Artérias
- [ ] 2. Arteríolas
- [ ] 3. Capilares

TRAÇAR

- [ ] 4. As setas de velocidade, observando a alta velocidade nos grandes vasos (V_1), cuja área de seção transversa total é baixa, em comparação com a seta de menor velocidade (V_2) nos capilares, cuja área total de seção transversa é grande.
- [ ] 5. Curvas de velocidade (V) através da circulação sistêmica
- [ ] 6. Curvas de áreas (A) através da circulação sistêmica

GABARITO

- **A.** 20 (o fluxo será o mesmo ao longo de todo o comprimento do tubo)
- **B.** Maior
- **C.** Aorta
- **D.** Capilares

Prancha 3.9

Netter Fisiologia para Colorir

Biofísica da Circulação II: Velocidade e Área de Seção Transversa

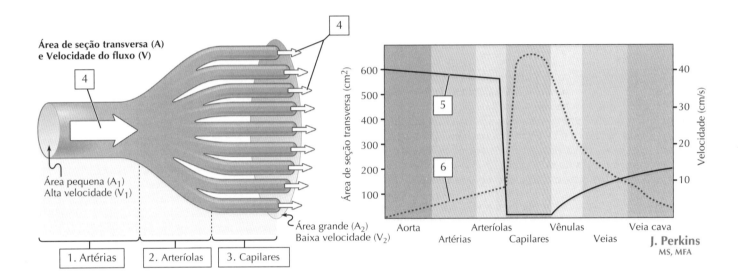

QUESTÕES DE REVISÃO

A. As medições de fluxo são realizadas ao longo de um vaso que tem uma área de seção transversa uniforme de 1 cm², exceto em um segmento estreito, onde a área de seção transversa é reduzida para 0,5 cm². Se o fluxo na maior parte do vaso for de 20 mℓ/min, o fluxo no segmento estreito será de _____ mℓ/min.

B. Em comparação com o resto do vaso, a velocidade no segmento estreito será menor/a mesma/maior (circule a opção correta).

C. Na circulação humana, em que vaso a velocidade é maior?

D. Na circulação humana, em que vasos a velocidade é menor?

Capítulo 3 Fisiologia Cardiovascular   **Prancha 3.9**

3 Biofísica da Circulação III: Fluxo Laminar e Fluxo Turbulento

O fluxo sanguíneo através dos vasos é, em sua maior parte, um **fluxo laminar**, o que significa que ele ocorre linearmente, de modo semelhante ao **fluxo de corrente** (vaso à esquerda), em que o fluxo no centro da corrente ocorre em maior velocidade do que o fluxo mais próximo da parede vascular devido ao estresse de cisalhamento associado ao fluxo de líquido através da face da parede vascular. De fato, a velocidade do fluxo aproxima-se de zero perto da parede.

Em contrapartida, no **fluxo turbulento**, o fluxo é irregular, com vórtices, espirais e redemoinhos (vaso à direita). Com frequência, a doença vascular começa em áreas de turbulência, visto que as irregularidades no padrão de fluxo favorecem a aderência e a infiltração de elementos figurados, lipoproteínas e outros materiais na parede nesses locais.

O **número de Reynold (R_e)** relaciona os fatores associados à turbulência:

$$R_e = VD\rho/\eta$$

em que V é a velocidade do fluxo, D é o diâmetro do tubo, ρ é a densidade do líquido, e η a viscosidade do líquido. Quando R_e é inferior a 2.000, o fluxo é habitualmente laminar. Assim, a turbulência é promovida por alta velocidade, grande diâmetro do vaso, alta densidade do líquido (que habitualmente não é um fator no caso do sangue) ou baixa viscosidade do líquido. A turbulência está associada a pontos de ramificação, mudanças abruptas no diâmetro do vaso (ver Nota clínica) e obstruções ao fluxo.

A terceira relação biofísica importante é a **lei de Laplace**, que define a **tensão na parede (T)** em termos de **pressão transmural (P_t)** e **raio (r) do vaso sanguíneo**.

$$T = P_t r$$

A tensão na parede pode ser conceituada como a força que causaria laceração da parede de um vaso se esta fosse cortada (ou como a força necessária para manter um hipotético corte na parede de um vaso). Assim, uma alta tensão na parede favoreceria a ruptura de um vaso, estando associada a uma elevada P_t (a pressão transmural é a diferença entre a pressão dentro do vaso e a pressão no interstício) e a um grande raio (r) do vaso.

COLORIR e IDENTIFICAR as setas nos vasos que ilustram:

- ☐ 1. O fluxo laminar
- ☐ 2. O fluxo turbulento

Nota clínica

A **anemia** refere-se a uma condição de **redução da contagem de eritrócitos (hematócrito baixo)** ou de **baixo nível de hemoglobina** no sangue. A **viscosidade do sangue** torna-se acentuadamente reduzida na anemia grave, o que resulta em fluxo sanguíneo turbulento, sopros e outras características fisiopatológicas potencialmente graves. Um **aneurisma** é um abaulamento que ocorre em um segmento de um vaso sanguíneo causado pelo enfraquecimento da parede vascular. O **aneurisma aórtico** tende a sofrer uma expansão contínua e uma ruptura final em consequência da progressão da doença subjacente e do aumento adicional da tensão na parede à medida que aumenta o raio. A doença da parede vascular e o aneurisma são mais comuns em áreas onde o fluxo é turbulento.

GABARITO

- A. ↑
- B. ↑
- C. ↑
- D. ↓
- E. ↑

Prancha 3.10

Netter Fisiologia para Colorir

Biofísica da Circulação III: Fluxo Laminar e Fluxo Turbulento

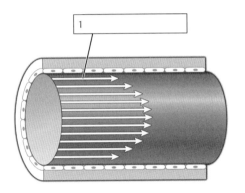
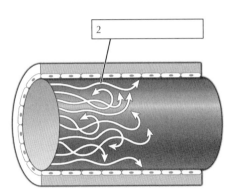

QUESTÕES DE REVISÃO

Em cada um dos espaços em branco, desenhe uma seta para cima ou para baixo para ilustrar a direção da mudança (suponha um experimento bem controlado).

A. Tendência à turbulência se o diâmetro do vaso for aumentado _____.

B. Tendência à turbulência quando a velocidade do fluxo aumenta _____.

C. Tendência à turbulência quando a viscosidade diminui _____.

D. Tensão na parede nos vasos menores em comparação com vasos maiores _____.

E. Tensão na parede quando a pressão dentro de um vaso aumenta _____.

Capítulo 3 Fisiologia Cardiovascular **Prancha 3.10**

3 Aferição da Pressão Arterial

A medição indireta da **pressão arterial** com um **esfigmomanômetro** utilizando um manguito de pressão arterial é universal em ambientes clínicos, visto que a pressão arterial é um dos quatro "sinais vitais" (juntamente com a temperatura corporal, a FC e a frequência respiratória). Entretanto, a medição da pressão arterial em partes específicas da circulação pode ser clinicamente importante no diagnóstico de doenças e no monitoramento de pacientes. A pressão arterial pode ser medida diretamente por meio de um cateter arterial, que pode ser passado até o coração na direção retrógrada (contra o fluxo) e de volta à aorta e ao VE para determinar a **PVE**.

A medição e o monitoramento de pressões nas veias centrais, no coração direito e no sistema pulmonar também podem ser importantes no diagnóstico e em unidades de cuidados intensivos. A pressão de oclusão da artéria pulmonar, ou "pressão em cunha", é uma dessas medidas. Um **cateter de Swan-Ganz** flexível pode ser inserido na direção **anterógrada** (com o fluxo) em uma grande veia (como a veia femoral) de volta ao **AD** e ao **VD**, e no sistema arterial pulmonar, com o auxílio de um balonete parcialmente insuflado (ver Prancha 3.11). Uma vez avançado o mais longe possível em um ramo do sistema arterial pulmonar, insufla-se por completo o balonete temporariamente para medir a PCPC através do lúmen na extremidade do cateter. Essa pressão, além da oclusão vascular causada pelo balonete, terá caído para se equilibrar com a pressão a jusante e constitui um indicador da pressão venosa pulmonar e da PAE (que também fornece uma aproximação da pressão diastólica final do ventrículo esquerdo, a pressão de carga do VE). A pressão em cunha é útil na avaliação hemodinâmica na insuficiência cardíaca e para um diagnóstico diferencial na presença de edema pulmonar.

COLORIR

- [ ] 1. O cateter de Swan-Ganz utilizando diferentes cores para os tubos individuais em sua extremidade proximal

COLORIR e IDENTIFICAR as estruturas relacionadas com o trajeto do cateter (começando pela veia cava superior ou inferior)

- [ ] 2. Veia cava superior
- [ ] 3. Veia cava inferior
- [ ] 4. AD
- [ ] 5. Valva atrioventricular direita (tricúspide)
- [ ] 6. VD
- [ ] 7. Valva do tronco pulmonar
- [ ] 8. Tronco pulmonar
- [ ] 9. Ramo da artéria pulmonar

GABARITO

- **A.** Esfigmomanômetro
- **B.** Pressão venosa pulmonar, PAE
- **C.** Cateterismo arterial (com avanço retrógrado do cateter para o VE)
- **D.** Edema pulmonar (potencialmente também insuficiência cardíaca)

Prancha 3.11

Netter Fisiologia para Colorir

Aferição da Pressão Arterial — 3

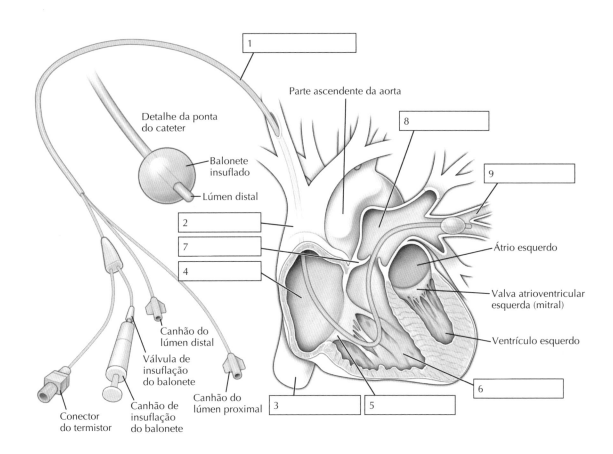

QUESTÕES DE REVISÃO

A. O instrumento normalmente usado para a medição indireta da pressão arterial é conhecido como _____.

B. A PCPC é medida como uma estimativa do(a) _____ e do(a) _____.

C. A PVE pode ser medida por meio de _____.

D. A pressão em cunha é útil no diagnóstico diferencial de causas de _____.

Capítulo 3 Fisiologia Cardiovascular   **Prancha 3.11**

3 Ciclo Cardíaco

O **diagrama do ciclo cardíaco,** também conhecido como **diagrama de Wiggers**, é uma representação gráfica de um ciclo cardíaco de sístole e diástole que ilustra as mudanças que ocorrem em vários parâmetros no decorrer do tempo (menos de 1 segundo com uma FC de 70 bpm). Na Prancha 3.12, o ciclo cardíaco é ilustrado para o "lado esquerdo da circulação" (AE e VE e circuito sistêmico) mostrando a progressão das mudanças na **PVE**, na **pressão aórtica**, na **PAE**, no **volume VE**, nas bulhas cardíacas e no **eletrocardiograma (ECG)**. Os traçados começam no ponto que corresponde à onda P do ECG (traçado da parte inferior). A partir da esquerda, as fases do ciclo indicadas na parte superior da Prancha 3.12 são as seguintes:

- **Sístole atrial:** período durante a diástole ventricular, quando ocorre contração do átrio para produzir o enchimento final do ventrículo
- **Contração isovolumétrica:** curto intervalo entre o fechamento da valva atrioventricular esquerda (mitral) que começa com o início da contração ventricular e a abertura da valva da aorta. Durante essa fase, a PVE aumenta rapidamente até a pressão aórtica. A contração isovolumétrica termina com a abertura da valva da aorta, quando a PVE aumenta acima da pressão aórtica
- **Fase de ejeção:** a sístole ventricular continua, porém agora o sangue é ejetado do ventrículo para dentro da aorta, elevando então a pressão aórtica até o seu valor máximo de cerca de 120 mmHg em repouso
- **Relaxamento isovolumétrico:** próximo ao fim da ejeção, a onda T do ECG sinaliza a repolarização e o início do relaxamento do ventrículo. O fechamento da valva da aorta marca o fim da sístole e o início da diástole com a fase de relaxamento isovolumétrico curta. A pressão no ventrículo cai rapidamente; quando cai abaixo da pressão atrial, a valva atrioventricular esquerda se abre, terminando então o relaxamento isovolumétrico
- **Enchimento ventricular:** a abertura da valva atrioventricular esquerda resulta em um enchimento ventricular inicialmente rápido e, em seguida, reduzido, seguido de sístole atrial e início de um novo ciclo.

A **curva de pressão atrial** apresenta três ondas ascendentes: **a**, **c** e **v**. A onda a é produzida pela contração atrial. A onda c está associada à contração isovolumétrica; quando ocorre a contração isométrica dos ventrículos, a valva atrioventricular esquerda projeta-se para dentro do átrio. A onda v é produzida pelo retorno gradual do sangue ao átrio durante a sístole ventricular enquanto a valva atrioventricular esquerda está fechada.

O traçado do **fonocardiograma** registra quatro **bulhas cardíacas** possíveis. A primeira bulha cardíaca, B_1, é gerada pelo fechamento da valva atrioventricular esquerda (e valva atrioventricular direita). A B_2 está associada ao fechamento da valva da aorta (e do tronco pulmonar). A B_3 está associada ao enchimento passivo do ventrículo. Por fim, a B_4 está associada ao enchimento ativo do ventrículo. Essas bulhas cardíacas podem variar na sua intensidade, e B_1 e B_2 podem estar "desdobradas", consistindo então em dois sons distintos como resultado da assincronia entre o fechamento da valva nos lados esquerdo e direito do coração, o que depende de vários fatores fisiológicos e fisiopatológicos. No adulto saudável, frequentemente apenas a B_1 e a B_2 são audíveis.

COLORIR as várias regiões do diagrama de Wiggers

- ☐ 1. Sístole atrial
- ☐ 2. Contração isovolumétrica
- ☐ 3. Ejeção rápida
- ☐ 4. Ejeção reduzida
- ☐ 5. Relaxamento isovolumétrico
- ☐ 6. Enchimento ventricular rápido
- ☐ 7. Enchimento ventricular reduzido (diástase)

TRAÇAR cada uma das curvas no diagrama enquanto considera a base fisiológica dos formatos das curvas

- ☐ 8. Eletrocardiograma
- ☐ 9. Bulhas cardíacas
- ☐ 10. Volume VE (mℓ)
- ☐ 11. PVE (mmHg)

GABARITO

A. B_1, fechamento das valvas AV (esquerda e direita); B_2, fechamento das valvas da aorta e do tronco pulmonar; B_3, enchimento passivo do ventrículo; B_4, enchimento ativo do ventrículo.

B. Início da contração isovolumétrica

C. Ejeção reduzida (fim da sístole)

D. Retorno venoso do sangue ao átrio enquanto a valva atrioventricular esquerda está fechada

---

Prancha 3.12   **Netter Fisiologia para Colorir**

Ciclo Cardíaco 3

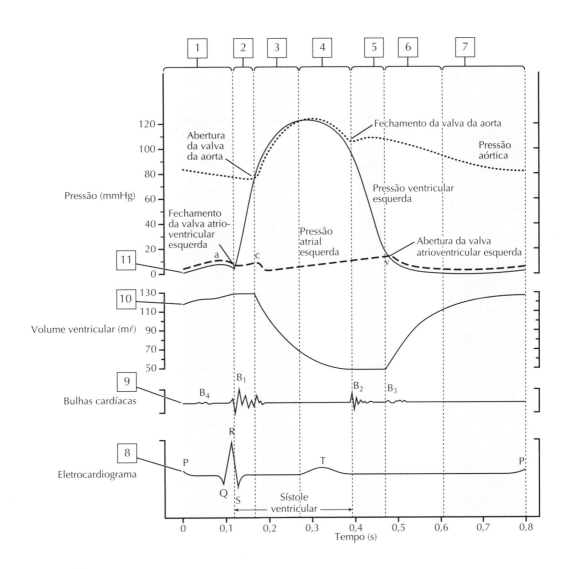

QUESTÕES DE REVISÃO

A. Cite a base fisiológica para a geração das quatro bulhas cardíacas B_1, B_2, B_3 e B_4.

B. Em que ponto do ciclo cardíaco a pressão ventricular aumenta acima da pressão atrial?

C. A onda T do ECG ocorre durante a fase _____ do ciclo cardíaco.

D. A onda v da curva de PAE é produzida pelo(a) _____.

Capítulo 3 Fisiologia Cardiovascular   **Prancha 3.12**

3 — Reflexo Barorreceptor Arterial na Regulação da Pressão Arterial

Em face do desafio de manter a homeostase, a pressão arterial normal é mantida por meio da **divisão autônoma do sistema nervoso** e do **reflexo barorreceptor arterial** (Prancha 3.13, Partes A e B). Os barorreceptores arteriais são células especializadas encontradas na parede do **arco da aorta** e no **seio carótico.** Respondem ao estiramento (quando a pressão arterial aumenta) ao ajustar a sua taxa de disparo e, então, os sinais neurais aferentes para os centros cardiovasculares da parte ventral do bulbo. Em resposta, o centro bulbar ajusta a atividade do **SNAS** e da **parte parassimpática da divisão autônoma do sistema nervoso** (ou simplesmente sistema nervoso simpático [**SNAP**]) para manter a homeostase da pressão.

O **SNAP**, por meio do **nervo vago**, inerva o **nó SA** e o **nó AV**. O aumento da atividade do SNAP produz uma *redução* na frequência do marca-passo do nó SA e, portanto, uma queda da FC por meio da liberação e da ação da acetilcolina (Parte A da ilustração). O SNAP também inerva leitos vasculares específicos no sistema gastrintestinal inferior e nos órgãos sexuais por meio dos tratos sacrais do SNAP, onde produz vasodilatação em certas condições fisiológicas.

O **SNAS** inerva os nós SA e AV, *aumentando* então a FC e a velocidade de condução. O SNAS também inerva o miocárdio ventricular, o que faz aumentar a sua **contratilidade**, sendo todas as ações produzidas por meio da liberação de norepinefrina (ilustração superior à direita). A medula da **glândula suprarrenal** atua como parte do SNAS liberando epinefrina na corrente sanguínea.

A Parte C da ilustração mostra a resposta a uma elevação da pressão arterial. Quando o indivíduo passa da posição ortostática para a posição de decúbito, ocorre uma elevação do DC e da pressão arterial à medida que aumenta o retorno venoso da parte inferior do corpo. A pressão arterial mais elevada resulta em maior taxa de disparo dos barorreceptores, o que é detectado pelo centro bulbar. A atividade do SNAP fica aumentada, enquanto o efluxo do SNAS diminui. A FC cai, ocorre relaxamento das arteríolas e das veias e o VS é reduzido, o que contribui para a normalização da pressão arterial. O VS cai como parte dessa resposta devido à redução da pressão de enchimento ventricular associada ao menor tônus venoso (relaxamento), bem como à redução da contratilidade cardíaca. Quando a pressão arterial cai, por exemplo, com a posição ortostática, os efeitos são revertidos.

Observe que a FC também é afetada por vários outros fatores, tais como os seguintes:

- Hormônios (p. ex., o hormônio tireoidiano aumenta a FC)
- **Reflexo de Bainbridge:** o estiramento do átrio direito aumenta a FC
- Respiração (a FC pode ser aumentada pelo reflexo de Bainbridge durante a inspiração, visto que a quantidade de sangue que retorna ao coração é aumentada com a expansão do tórax)
- Reflexos quimiorreceptores.

COLORIR e IDENTIFICAR

- [ ] 1. O mesencéfalo
- [ ] 2. A parte sacral da medula espinal
- [ ] 3. A região torácica

TRAÇAR

- [ ] 4. Na Parte A da ilustração, o trajeto do SNAP (nervo vago) até os alvos terminais nos nós SA e AV e as pequenas artérias e arteríolas, onde é liberada a ACh.
- [ ] 5. Na Parte B da ilustração, o trajeto do SNAS até os alvos terminais nos nós SA e AV, músculo ventricular, pequenas artérias e arteríolas, onde é liberada a norepinefrina.

COLORIR na Parte C da ilustração:

- [ ] 6. As setas abertas que ilustram como a mudança de postura da posição ortostática para a posição de decúbito resulta em elevação da PAM e em um sinal dos barorreceptores para o sistema nervoso central (SNC)/bulbo.

TRAÇAR na Parte C da ilustração:

- [ ] 7. O trajeto observando que as setas abertas para cima e para baixo indicam as respostas geradas pelo aumento na ação do SNAP.
- [ ] 8. O trajeto observando que as setas abertas para cima e para baixo indicam as respostas geradas pela diminuição no estímulo do SNAS. Observe que todas as respostas contribuem para uma redução da PAM.

GABARITO

PARÂMETRO	EFEITO NO SNAS	EFEITO NO SNAP
Frequência cardíaca	↑	↓
Volume sistólico	↑	–
Contratilidade cardíaca	↑	–
Resistência vascular periférica	↑	–
Tônus venoso	↑	–
Débito cardíaco	↑	↓
Pressão arterial média	↑	↓

Prancha 3.13

Netter Fisiologia para Colorir

Reflexo Barorreceptor Arterial na Regulação da Pressão Arterial

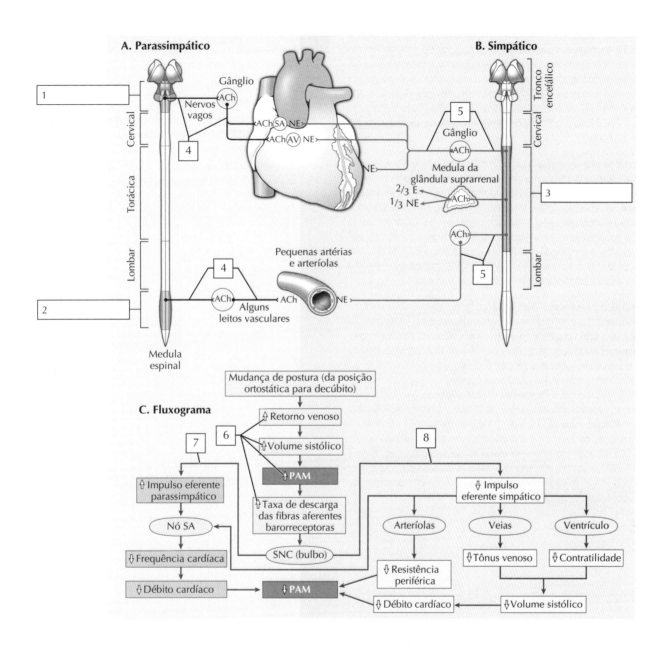

QUESTÕES DE REVISÃO

Nesta tabela, consulte o fluxograma e desenhe uma seta para cima ou uma seta para baixo para indicar aumento ou diminuição em um parâmetro esperado quando o SNAS ou o SNAP é ativado (suponha que não haja nenhum efeito sobre o outro ramo da divisão autônoma do sistema nervoso). Na ausência de efeito, desenhe um traço (–).

PARÂMETRO	EFEITO NO SNAS	EFEITO NO SNAP
Frequência cardíaca		
Volume sistólico		
Contratilidade cardíaca		
Resistência vascular periférica		
Tônus venoso		
Débito cardíaco		
Pressão arterial média		

Capítulo 3 Fisiologia Cardiovascular **Prancha 3.13**

3 Curva de Função Cardíaca, Efeito de Frank-Starling e Inotropismo

O **mecanismo de Frank-Starling** é uma importante propriedade do músculo cardíaco e da função ventricular: descreve que a **força da contração**, e portanto o **VS**, depende do grau de estiramento ou de enchimento do ventrículo durante a diástole. O grau de estiramento antes da contração é denominado **pré-carga** do coração. Com maior enchimento ventricular (pré-carga), o VS aumenta até um grau ideal de estiramento. Na Parte A da ilustração, esse efeito de Frank-Starling é mostrado pela **curva de função cardíaca**.

É importante observar que, quando pré-carga é maior, o aumento do VS é devido a maior força de contração *sem* alteração na contratilidade subjacente ou no **estado inotrópico do músculo cardíaco**. A contratilidade, ou **inotropismo**, é definida como a capacidade intrínseca do músculo cardíaco de gerar força (a força ou "condicionamento" do músculo). O grau de força alcançado durante a contração cardíaca é uma função de três fatores: a pré-carga e a contratilidade, bem como a pós-carga, que é a pressão arterial contra a qual o coração se contrai.

Na Parte B da ilustração, são mostrados os efeitos da estimulação simpática e da insuficiência cardíaca sobre a curva de função cardíaca. No caso de **estimulação simpática** ou administração de **fármacos inotrópicos** (p. ex., dopamina, dobutamina, epinefrina), a curva de função cardíaca é deslocada para cima (*i. e.*, apresenta uma inclinação mais acentuada), enquanto a **insuficiência cardíaca** ou a **isquemia miocárdica** ou o **infarto** causam um deslocamento da curva para baixo (menor inclinação). Uma inclinação mais acentuada da curva de função cardíaca é uma indicação de maior contratilidade: com a mesma pré-carga, o coração é capaz de alcançar maior força de contração. Como o SNAP não inerva significativamente o músculo ventricular (ver Prancha 3.13), a ativação do SNAP não exerce diretamente um efeito sobre a contratilidade dos ventrículos humanos.

TRAÇAR e **IDENTIFICAR** as inclinações nas curvas de Frank-Starling

- [ ] 1. Normal, estado de repouso
- [ ] 2. Estimulação simpática
- [ ] 3. Insuficiência cardíaca

Na Parte B da ilustração, observe que a inclinação da linha superior (estimulação simpática) é a mais acentuada, enquanto a inclinação da linha inferior (insuficiência cardíaca) é a menos pronunciada.

GABARITO

A. Mecanismo de Frank-Starling

B. Pré-carga mais alta ↑

Pós-carga mais alta ↓

Estimulação simpática ↑

Insuficiência cardíaca ↓

Administração de fármacos inotrópicos ↑

Prancha 3.14　　　　　　　　　　　**Netter Fisiologia para Colorir**

Curva de Função Cardíaca, Efeito de Frank-Starling e Inotropismo

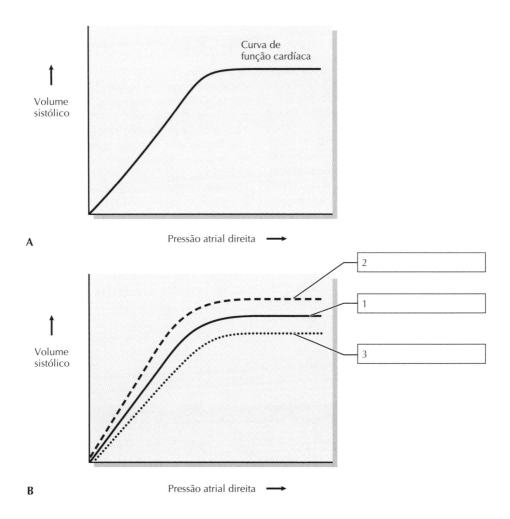

QUESTÕES DE REVISÃO

A. O aumento do volume diastólico final do VE resultará em maior VS por meio de aumento da contratilidade ou do mecanismo de Frank-Starling?

B. Para cada um dos seguintes itens, desenhe uma seta (↑ ou ↓) mostrando o efeito sobre o VS.

Pré-carga mais alta _____

Pós-carga mais alta _____

Estimulação simpática _____

Insuficiência cardíaca _____

Administração de fármacos inotrópicos _____

Capítulo 3 Fisiologia Cardiovascular   **Prancha 3.14**

3 Curvas de Força-Velocidade e Função Cardíaca

A avaliação da função cardíaca pode ser realizada experimental e clinicamente por vários métodos. Além da análise da curva de função cardíaca e sua inclinação (Prancha 3.14), a análise da **relação força-velocidade** ilustra os efeitos da pré-carga e das alterações de contratilidade sobre a função cardíaca. A **velocidade de encurtamento** de um segmento do músculo cardíaco está inversamente relacionada com a **pós-carga** contra a qual o músculo está se contraindo (Parte A da ilustração). Por conseguinte, o músculo cardíaco apresenta a maior velocidade de encurtamento na pós-carga zero; em outras palavras, quando não há nenhuma força oposta. Essa maior velocidade de encurtamento é conhecida como $V_{máx}$ (na intercepção Y do gráfico, conforme observado).

Na outra extremidade do espectro, quando a força oposta (pós-carga) é demasiado grande, o músculo gera força, porém não é capaz de se contrair ativamente, tornando então a velocidade de encurtamento igual a zero. Nesse ponto, na intercepção X do gráfico, a contração pode ser descrita como **isométrica**. Nas Partes A e B da ilustração, compare os efeitos dessa relação entre (A) **pré-carga aumentada** e (B) **contratilidade aumentada**. No primeiro caso, com o aumento da pré-carga, a velocidade de encurtamento aumenta. Isso é um resultado da **relação de Frank-Starling**, em que o aumento da pré-carga produz contração mais forte (e, portanto, maior velocidade). Entretanto, com a alteração da pré-carga, não ocorre nenhuma mudança na $V_{máx}$, visto que não houve nenhuma alteração na contratilidade subjacente do músculo. No entanto, mudanças na contratilidade deslocam toda a curva, seja para cima (aumento da contratilidade), seja para baixo (redução da contratilidade), com alteração concomitante da $V_{máx}$.

COLORIR e IDENTIFICAR

☐ 1. A curva de força-velocidade inicial
☐ 2. O efeito do aumento da pré-carga
☐ 3. O efeito do aumento da contratilidade

Nota clínica

A **insuficiência cardíaca** refere-se a uma redução da capacidade do coração de bombear sangue para suprir os tecidos do corpo. Com mais frequência, é causada por doença cardíaca coronariana, hipertensão crônica ou diabetes melito. Uma função cardíaca deficiente pode causar **edema periférico** (edema dos tornozelos e das pernas em consequência da retenção de líquido), **edema pulmonar** (presença de líquido nos alvéolos dos pulmões causada por pressões vasculares pulmonares elevadas), **cansaço**, **dispneia** e **capacidade limitada de realizar exercício físico**. O tratamento consiste em mudança do estilo de vida, dieta e medicamentos. Trata-se de uma doença potencialmente letal. Diversas abordagens clínicas são utilizadas para tratar essa condição complicada, podendo incluir o uso de fármacos inotrópicos, como dopamina e dobutamina, para aumentar a contratilidade do coração, bem como o uso de diuréticos, para reduzir o volume excessivo de líquido no corpo.

GABARITO

A. Zero
B. Zero
C. Contratilidade
D. Pré-carga
E. Na Parte A da ilustração, a terceira linha deve encontrar as outras duas em $V_{máx}$; ao passo que, na Parte B, a terceira curva deve ilustrar um deslocamento paralelo para baixo com $V_{máx}$ menor, conforme mostrado abaixo:

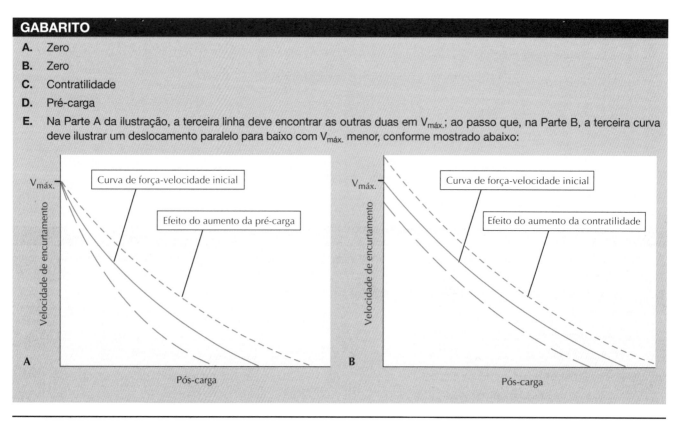

Prancha 3.15 **Netter Fisiologia para Colorir**

Curvas de Força-Velocidade e Função Cardíaca

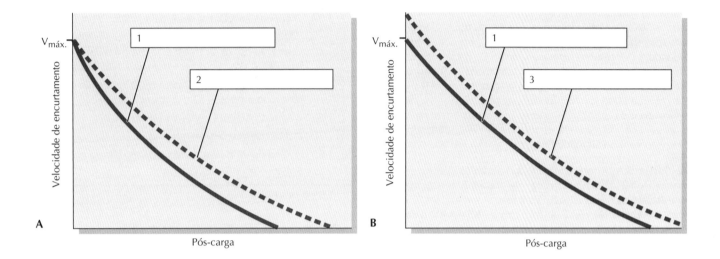

QUESTÕES DE REVISÃO

A. A velocidade de encurtamento é maior quando a pós-carga é _____.

B. Com a contração isométrica do músculo cardíaco, por definição a velocidade de encurtamento é _____.

C. A $V_{máx.}$ está aumentada quando o(a) _____ está elevado(a).

D. Um aumento no(a) _____ resultará em maior velocidade de encurtamento, exceto quando a pós-carga for zero.

E. Em cada gráfico abaixo, trace uma terceira linha mostrando o efeito da *redução da pré-carga* (Parte A da ilustração) e da *redução da contratilidade* (Parte B).

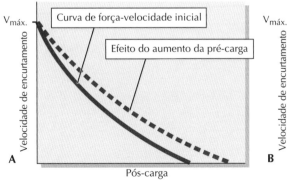
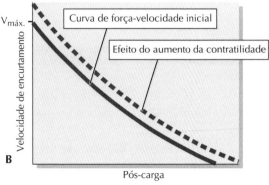

Capítulo 3 Fisiologia Cardiovascular **Prancha 3.15**

3 Diagrama (Alça) de Volume-Pressão do Ventrículo Esquerdo e Função Cardíaca

Um gráfico contínuo da PVE contra o **volume ventricular esquerdo** durante o ciclo cardíaco produz uma alça fechada. Na Parte A da ilustração, é mostrada a alça normal em repouso. Quando a alça é registrada começando na abertura da valva atrioventricular esquerda (valva mitral) (canto inferior esquerdo da alça), o segmento de linha traçado até o fechamento dessa valva (canto inferior direito da alça) demonstra o grande aumento de volume que ocorre durante a diástole com uma elevação apenas modesta da pressão. Quando o VE começa a se contrair, o fechamento da valva atrioventricular esquerda (canto inferior direito da alça) sinaliza o início da **contração isométrica.** Ocorre rápida elevação da pressão, enquanto o volume permanece constante. Quando a PVE alcança a pressão aórtica (na parte superior direita da alça), a **valva da aorta** se abre, e começa a **ejeção** ventricular de sangue na aorta. No fim da ejeção, ocorre o fechamento da valva da aorta (canto superior esquerdo da alça); o ventrículo agora relaxado entra em **relaxamento isométrico,** durante o qual a pressão cai rapidamente, enquanto o volume permanece constante (no **volume sistólico final [VSF]).**

As Partes B a D da Prancha 3.16 ilustram os efeitos de várias manipulações sobre essa alça. Na Parte B, um aumento da pré-carga (volume diastólico final) resulta em expansão da alça para a direita, e, portanto, obtém-se maior **VS** por meio do mecanismo de Frank-Starling. Um aumento da **pós-carga** (pressão arterial) torna a alça mais alta, visto que é preciso que seja alcançada uma pressão mais elevada dentro do VE para abrir a valva da aorta e ejetar o sangue (Parte C da ilustração). A alça também é mais estreita, visto que o VS que pode ser ejetado contra a pressão arterial mais alta está diminuído. Na Parte D da ilustração, é mostrado o efeito do aumento da contratilidade do VE (com aumento do **DC**) sobre a alça. Por exemplo, com um melhor **estado inotrópico** (também conhecido como aumento da **contratilidade cardíaca**) produzido pela administração de um fármaco inotrópico, apesar de a pré-carga e a pós-carga inicial permanecerem inalteradas, o VS é maior (portanto, é menor o volume sistólico final).

IDENTIFICAR no coração da Parte A da ilustração:

- [ ] 1. O período isométrico
- [ ] 2. O período diastólico

COLORIR

- [ ] 3. O sangue no VD (em azul) para indicar o estado isométrico dos ventrículos com as valvas fechadas
- [ ] 4. O sangue no VE (em vermelho) para indicar o estado isométrico dos ventrículos com as valvas fechadas
- [ ] 5. A seta do lúmen do AD para o VD indicando a ocorrência do processo de enchimento (em azul)
- [ ] 6. A seta do AE para o VE (em vermelho)
- [ ] 7. O fluxo do VD para o TP (em azul)
- [ ] 8. O fluxo do VE para a aorta ilustrando o fluxo durante a sístole (em vermelho)

Nota clínica

A **fração de ejeção (FE)** é definida como a proporção do VSF ejetada de um ventrículo:

$$FE = VS/VSF$$

Trata-se de um parâmetro útil para descrever a eficiência de bombeamento dos ventrículos. No coração saudável (com contratilidade normal), a FE é superior a 0,5 (50%).

A FE é um indicador mais válido da contratilidade do coração do que $dP/dT_{máx.}$, a taxa máxima instantânea de elevação da pressão ventricular durante a contração isométrica. Esta última medição exige um cateterismo do coração e é dependente da carga, enquanto a FE pode ser medida com **técnicas ecocardiográficas.**

GABARITO

- **A.** Contração isométrica
- **B.** Relaxamento isométrico
- **C.** VS
- **D.** Pressão sistólica
- **E.** Pré-carga (volume diastólico final), contratilidade
- **F.** Pós-carga (pressão arterial)

Prancha 3.16   **Netter Fisiologia para Colorir**

Diagrama (Alça) de Volume-Pressão do Ventrículo Esquerdo e Função Cardíaca

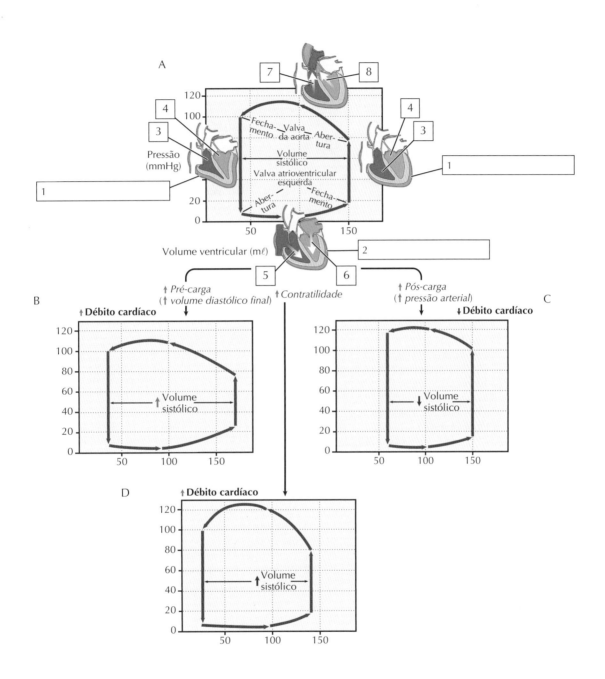

QUESTÕES DE REVISÃO

A. Que fase do ciclo cardíaco representa o segmento de linha vertical no lado direito da alça de volume-pressão?

B. Que fase do ciclo cardíaco representa o segmento de linha vertical no lado esquerdo da alça de volume-pressão?

C. A distância horizontal entre os dois segmentos de linha vertical representa o(a) _____.

D. O ponto mais alto alcançado na alça é o(a) _____ do ventrículo esquerdo.

E. Nesse paradigma gráfico, o VS é aumentado por um aumento do(a) _____ ou do(a) _____.

F. Nesse paradigma gráfico, o VS é diminuído por um aumento do(a) _____.

Capítulo 3 Fisiologia Cardiovascular Prancha 3.16

3 Fisiologia das Veias e Curva de Função Vascular

A principal função das veias é transportar o sangue de volta ao coração, de modo que as **veias sistêmicas** transportam **sangue desoxigenado** para o AD. Em repouso, as veias sistêmicas contêm quase dois terços do volume total de sangue, porém a **pressão venosa central (PVC**, a pressão nas **veias cavas** próximo ao AD) é apenas de alguns mmHg. Essa PVC constitui a base da pré-carga no coração e, em condições normais, é aproximadamente a mesma que a pressão no AD. Devido à grande **complacência** das veias, elas são capazes de acomodar um grande volume em baixa pressão. A Parte A da ilustração mostra a complacência das artérias e das veias. Observe que pequenas mudanças no volume do sistema arterial resultam em grandes mudanças de pressão, diferentemente das pequenas mudanças que ocorrem na pressão venosa. Esse **reservatório venoso** de sangue pode ser mobilizado por meio de **venoconstrição** de modo a fornecer um enchimento adequado do coração quando o volume sanguíneo está baixo ou quando há necessidade de uma pré-carga adicional para manter o **DC** elevado, por exemplo, durante o exercício aeróbico. O reservatório venoso é mobilizado por meio de venoconstrição pelo **SNAS**. A constrição das veias eleva a pressão venosa e, portanto, a PVC e a pré-carga no coração.

A Parte B da ilustração é uma **curva de função vascular**, que descreve o efeito do DC sobre a PVC ou sobre a pressão no AD. Em condições experimentais controladas, alterações no DC exercem um efeito oposto sobre a PVC. Um aumento do DC provoca queda da PVC à medida que o coração bombeia o sangue mais rapidamente do espaço venoso para o lado arterial da circulação. Por outro lado, quando o DC cai, ocorre elevação da PVC. Se o coração parasse de bater subitamente (DC = 0 ℓ/min), as pressões vasculares se equilibrariam em toda a circulação na pressão circulatória média (PCM) de aproximadamente 7 mmHg.

TRAÇAR na Parte A da ilustração observando a diferença do efeito da pressão sobre as artérias *versus* veias

- [ ] 1. Curva de complacência arterial
- [ ] 2. Curva de complacência venosa

COLORIR na Parte B da ilustração:

- [ ] 3. O ponto onde DC = 5 ℓ/min, PVC = 2 mmHg para indicar os valores normais em repouso desses parâmetros
- [ ] 4. A intercepção Y (DC = 0 ℓ/min, PVC = 7 mmHg) representando a PCM

Nota clínica

Na posição ortostática, a pressão hidrostática nas veias é significativamente afetada pela gravidade. A pressão nas veias da parte inferior do corpo é alta em virtude da pressão hidrostática exercida pela coluna de sangue acima até o AD. Devido à complacência das veias, o sangue acumula-se na parte inferior do corpo ao se ficar em pé, causando então uma queda do DC e da pressão arterial até que o mecanismo reflexo barorreceptor arterial resulte em maior atividade do SNAS. A FC mais alta, o aumento da contratilidade, o aumento da resistência periférica e, mais importante, a venoconstrição, todos causados pelo SNAS, atuam para corrigir a queda da pressão arterial. A **hipotensão ortostática** é um termo clínico para se referir à pressão arterial baixa associada a uma súbita mudança de postura da posição sentada ou de decúbito para a posição ortostática. É comum a ocorrência de **tontura**; além disso, podem ocorrer **vertigem** e **síncope** (desmaio), bem como outros sintomas, até que ocorram os ajustes fisiológicos para corrigir a pressão arterial. Essa condição pode resultar de várias causas de hipovolemia (desidratação, diarreia, sangramento), anemia, vários medicamentos e repouso prolongado no leito.

GABARITO

- **A.** Zero
- **B.** Venoconstrição (ativação do SNAS)
- **C.** Baixo
- **D.** DC, PVC

Prancha 3.17

Netter Fisiologia para Colorir

Fisiologia das Veias e Curva de Função Vascular   3

A. Complacência das artérias e das veias

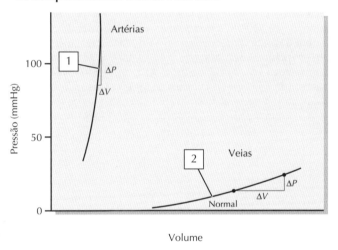

B. Curva de função vascular

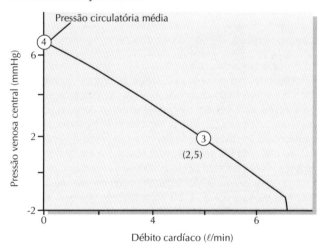

QUESTÕES DE REVISÃO

A. Quando a PVC é medida durante a manipulação experimental do DC, a PVC é mais alta quando o DC é _____.

B. Fisiologicamente, a complacência venosa pode ser reduzida por meio de _____.

C. A hipotensão ortostática tem mais tendência a ocorrer quando o volume sanguíneo é _____.

D. A curva de função vascular ilustra o efeito do(a) _____ sobre o(a) _____.

Capítulo 3 Fisiologia Cardiovascular   **Prancha 3.17**

3 | Curvas de Função Cardíaca e de Função Vascular

As interações de função vascular e função cardíaca podem ser ilustradas pela consideração simultânea de duas relações: a **curva de função cardíaca** (anteriormente abordada na Prancha 3.14) e a **curva de função vascular** (mostrada na Prancha 3.17). A curva de função cardíaca resulta da relação de Frank-Starling, em que a **PAD** (pré-carga) é a variável independente, e o **DC** a variável dependente. Assim, uma elevação da PAD (pré-carga) resulta em aumento do DC. A curva de função vascular é ilustrada em um gráfico não convencional, em que a variável independente (DC) é representada no eixo y, enquanto a variável dependente (PAD) está no eixo x (observe que a PAD ou a PVC podem ser usadas para representar a pré-carga). Trata-se de uma relação inversa: um aumento do DC produz queda da PAD (ou pré-carga). Assim, maior DC resultará em redistribuição do volume sanguíneo com redução da pré-carga. Observe que a intercepção x da curva de função vascular é a **PCM**, que é a pressão no sistema quando o DC é igual a zero. É dependente do volume sanguíneo e da complacência do sistema vascular como um todo. Assim, se houver uma parada cardíaca, a pressão equilibra-se em todo o sistema. Observe que é necessária uma PCM positiva para o coração bombear efetivamente o sangue.

Na Parte A da ilustração, é mostrada a relação normal em repouso entre as duas curvas. As duas linhas se cruzam no ponto onde DC = 5 ℓ/min e PAD = 2 mmHg, que são os valores aproximados para essas variáveis em repouso. Do ponto de vista conceitual, portanto, podemos considerar essa interseção como o ponto de equilíbrio entre duas relações opostas (o efeito da PAD sobre o DC e o efeito do DC sobre a PAD); este é o ponto onde o sistema alcança o equilíbrio em repouso. Quando uma das curvas é deslocada – por exemplo, por uma alteração do volume sanguíneo (Parte B da ilustração) ou da contratilidade (Parte C da ilustração) –, as interseções mudam. Observe que alterações no volume sanguíneo produzem diferentes interseções na curva de função cardíaca (Parte B da ilustração), um resultado do mecanismo de Frank-Starling; mudança na contratilidade (Parte C da ilustração) produz alteração da interseção na curva de função vascular. Com essas manipulações, é estabelecido um novo ponto de equilíbrio.

TRAÇAR

☐ 1. A(s) curva(s) de função cardíaca e os efeitos correspondentes da estimulação simpática e da insuficiência cardíaca

☐ 2. A(s) curva(s) de função vascular; observe os efeitos da hipervolemia e da hipovolemia sobre a curva

Nota clínica

Na **insuficiência cardíaca**, o estado inotrópico (contratilidade) do coração está enfraquecido, mais frequentemente como resultado de doença arterial coronariana. Isso resulta em um deslocamento para baixo e para a direita da curva de função cardíaca (Parte C da ilustração), resultando então em redução do DC e em pressões venosas mais altas. Com o passar do tempo, o corpo responderá principalmente por meio de mecanismos renais, com retenção de líquido, e deslocando a função vascular para cima e para a direita. Embora isso tenha o efeito de aumentar o DC até um ponto mais próximo do normal, tal evento ocorre à custa de pressões venosas ainda mais altas, causando então a "congestão" da insuficiência cardíaca congestiva (edemas periférico e pulmonar) e maior trabalho para um coração já em falência.

GABARITO

A. 5 ℓ/min, 2 mmHg

B. Deprimido, deprimida

C. Aumentar, diminuir

D. Elevada

Prancha 3.18   **Netter Fisiologia para Colorir**

Curvas de Função Cardíaca e de Função Vascular

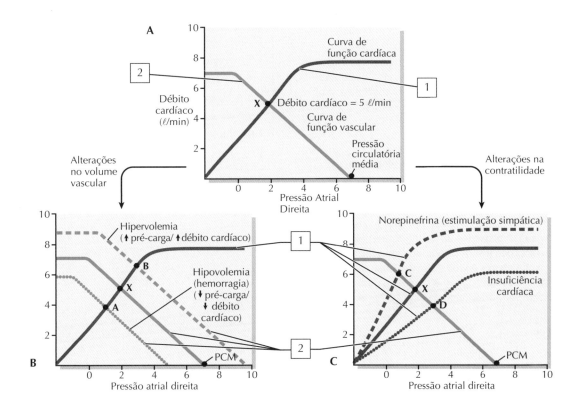

QUESTÕES DE REVISÃO

A. Em repouso, o valor normal do DC é de _____, enquanto o valor normal da PAD é de aproximadamente _____.

B. Com uma queda do volume sanguíneo (p. ex., devido à ocorrência de hemorragia), o DC tende a ser _____ (deprimido ou elevado), e a pré-carga (PAD) tende a ser _____.

C. A administração de um fármaco inotrópico tende a _____ (aumentar ou diminuir) o DC e a _____ (aumentar ou diminuir) a PAD ou pré-carga.

D. Na insuficiência cardíaca, a PCM estará _____ (deprimida ou elevada).

Capítulo 3 Fisiologia Cardiovascular   **Prancha 3.18**

3 Vasos Periféricos e Microcirculação

Para entender totalmente a fisiologia da circulação periférica, é importante conhecer a anatomia e a histologia dos vasos e da microcirculação. As paredes vasculares das artérias e das veias apresentam três camadas de tecido:

- **Túnica íntima.** Essa camada mais interna consiste em uma única camada de **células endoteliais**, que formam o revestimento interno do vaso e repousam sobre uma **membrana basal**, que as separa da segunda camada, a túnica média
- **Túnica média.** Essa segunda camada consiste principalmente em células musculares lisas vasculares, o que a torna a porção contrátil da parede do vaso
- **Túnica externa (adventícia).** Essa terceira camada consiste principalmente em tecido conjuntivo.

O vaso sanguíneo mostrado (Parte A da ilustração) é uma grande artéria, com músculo liso da camada medial proeminente. As veias e as artérias diferem nas espessuras absoluta e relativa das túnicas média e externa, assim como os vasos sanguíneos de diferentes tamanhos. Os vasos também diferem nos tipos de tecido conjuntivo e nos constituintes celulares encontrados nessas camadas. Por exemplo, as grandes artérias são ricas em tecido elástico e têm uma túnica externa relativamente espessa em comparação com as artérias menores. Por outro lado, as artérias menores apresentam uma túnica média muscular relativamente mais proeminente. As paredes das grandes artérias e veias têm o seu próprio suprimento vascular dentro da túnica externa, os **vasos dos vasos**. A túnica média das artérias é delimitada por uma **membrana elástica interna** e por uma **membrana elástica externa**. Diferentemente de outros tipos de vasos, os **capilares** têm apenas uma túnica íntima, que é constituída por uma única camada de células endoteliais (endotélio) e por uma membrana basal.

Na Parte B da ilustração, são mostrados os componentes da microcirculação. Estes incluem as **arteríolas**, os **capilares** e as **vênulas**. As **metarteríolas** são muito semelhantes às arteríolas, porém possuem músculo liso descontínuo em sua túnica média. Os **esfíncteres pré-capilares** são manguitos de músculo liso encontrados no ponto onde o sangue entra em um capilar proveniente de uma arteríola ou metarteríola. É a constrição das menores artérias, arteríolas e esfíncteres pré-capilares que regula o fluxo sanguíneo nos leitos capilares.

COLORIR e IDENTIFICAR

- ☐ 1. A túnica íntima
- ☐ 2. A túnica média
- ☐ 3. A túnica externa (adventícia)
- ☐ 4. As arteríolas
- ☐ 5. As metarteríolas
- ☐ 6. As vênulas
- ☐ 7. O esfíncter pré-capilar

GABARITO

A. Vasos dos vasos

B. Artérias

C. Túnica média

D. Camada de células endoteliais, membrana basal (túnica íntima)

Prancha 3.19

Netter Fisiologia para Colorir

Vasos Periféricos e Microcirculação 3

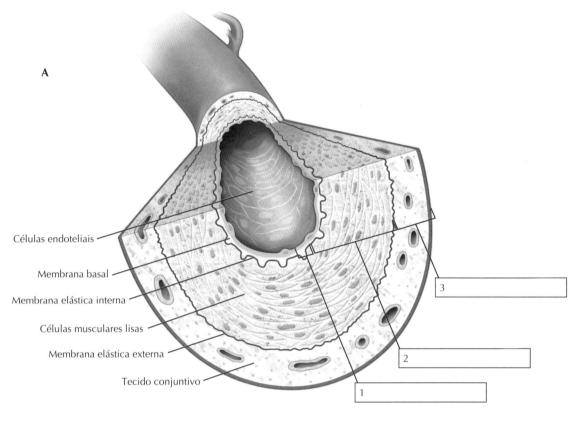

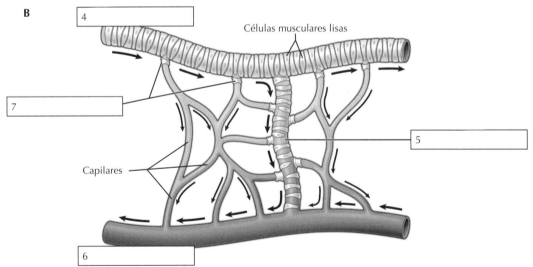

QUESTÕES DE REVISÃO

A. Nas grandes artérias e veias, a parede do vaso recebe o seu próprio suprimento sanguíneo por meio dos(as) _____.

B. As membranas elásticas interna e externa são encontradas em que tipo de vaso?

C. Nas artérias, o(a) _____ é delimitado(a) pelas membranas elásticas interna e externa.

D. A parede capilar consiste apenas em um(a) _____ e _____.

Capítulo 3 Fisiologia Cardiovascular   **Prancha 3.19**

3 Controle do Tônus Arterial: Constrição e Relaxamento Dependentes e Independentes do Endotélio

Conforme o sangue flui pela circulação, ele encontra maior resistência nas pequenas artérias e arteríolas. O estado de contração e relaxamento desses vasos é regulado por diversos **fatores que atuam diretamente sobre o músculo liso vascular para causar contração** (p. ex., **norepinefrina, que atua nos receptores alfa-adrenérgicos, vasopressina [ADH]), angiotensina II** ou **relaxamento** (p. ex., **epinefrina, que atua nos receptores beta-adrenérgicos, peptídio natriurético atrial [PNA]**). Entretanto, o endotélio também pode desempenhar um papel na determinação do tônus do músculo liso vascular subjacente por meio da produção de substâncias vasoativas. Portanto, a **tensão de cisalhamento**, a **histamina**, a **acetilcolina**, a **bradicinina** e outros **vasodilatadores dependentes do endotélio** ativam a enzima **óxido nítrico sintase,** que converte o aminoácido **arginina** em **óxido nítrico (NO)** e no subproduto citrulina. Esse NO produto das células endoteliais, um radical livre de vida curta, difunde-se prontamente no músculo liso, onde estimula a vasodilatação ao elevar a produção do segundo mensageiro, o monofosfato de guanosina cíclico. Por fim, o Ca^{2+} intracelular livre é sequestrado, resultando então no relaxamento do músculo liso. A **prostaciclina (PGI$_2$)** também é produzida pelas células endoteliais em circunstâncias que estimulam a produção de NO (i. e., nível elevado de Ca^{2+} intracelular livre nas células endoteliais). A PGI$_2$ é um produto do ácido graxo poli-insaturado de membrana conhecido como **ácido araquidônico**, e está relacionada com as **prostaglandinas**; ela também causa relaxamento das células musculares lisas e, portanto, vasodilatação.

Além dos vasodilatadores derivados do endotélio NO e PGI$_2$, o endotélio também pode ser uma fonte de **endotelina**, um peptídio vasoconstritor que é liberado durante a **hipertensão pulmonar** e a **lesão vascular**. Ela atua diretamente sobre as células musculares lisas para elevar o nível de Ca^{2+} intracelular livre e, portanto, causar **vasoconstrição**. Por conseguinte, a vasodilatação ou a vasoconstrição podem constituir o resultado direto de um mediador que atua sobre o músculo liso ou podem ocorrer quando o endotélio, em resposta a um estímulo, libera um mediador que, subsequentemente, atua sobre o músculo liso subjacente na parede vascular. Na Prancha 3.20 estão ilustradas as vias dependentes e independentes do endotélio para a vasoconstrição e a vasodilatação.

TRAÇAR as setas mostrando:

- [ ] 1. Que o estresse de cisalhamento, a histamina, a acetilcolina e a bradicinina estimulam a síntese de NO e de PGI$_2$ pelas células endoteliais
- [ ] 2. Que o NO e a PGI$_2$ difundem-se do endotélio para o músculo liso e causam vasodilatação
- [ ] 3. Que a hipertensão pulmonar e a lesão vascular estimulam a liberação de endotelina pelas células endoteliais
- [ ] 4. Que a endotelina produzida pelo endotélio atua sobre o músculo liso para causar vasoconstrição
- [ ] 5. Que o PNA atua diretamente sobre o músculo liso para causar vasodilatação
- [ ] 6. Que a vasopressina (ADH) atua diretamente sobre o músculo liso para causar vasoconstrição

GABARITO

A. Peptídio, vasoconstrição (contração)

B. Vasodilatador, independente

C. Ácido araquidônico, vasodilatação (relaxamento)

D. 6 segundos, células endoteliais

Prancha 3.20

Netter Fisiologia para Colorir

Controle do Tônus Arterial: Constrição e Relaxamento Dependentes e Independentes do Endotélio

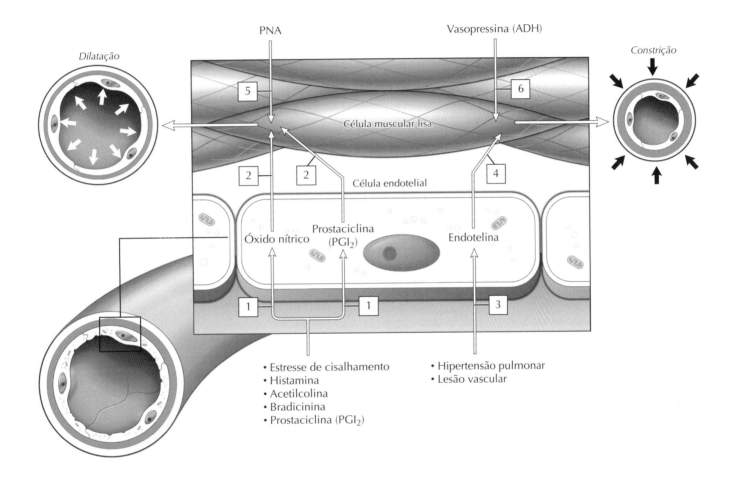

QUESTÕES DE REVISÃO

A. Quimicamente, a endotelina é um(a) _____; quando liberada pelas células endoteliais, causa _____.

B. O peptídio natriurético atrial é um _____ (vasoconstritor ou vasodilatador) _____ (dependente ou independente) do endotélio.

C. A prostaciclina (PGI$_2$) é um produto do(a) _____ nas células endoteliais e estimula o(a) _____ no músculo liso vascular.

D. O NO apresenta meia-vida biológica de _____; é um vasodilatador produzido pelos(as) _____.

Capítulo 3 Fisiologia Cardiovascular — **Prancha 3.20**

3 Regulação Local do Fluxo Sanguíneo

Os três mecanismos envolvidos na regulação do fluxo sanguíneo local são a regulação metabólica, a autorregulação (também denominada *regulação miogênica*) e a vasodilatação induzida por estresse de cisalhamento.

A **regulação metabólica** refere-se ao acoplamento do fluxo sanguíneo para determinado tecido à taxa metabólica desse tecido. Quando o metabolismo em um tecido aumenta, a taxa de formação de produtos metabólicos por esse tecido aumenta, e esses produtos metabólicos provocam vasodilatação. Por exemplo, o músculo esquelético durante o exercício produz um acúmulo local de CO_2, H^+, K^+, ácido láctico, adenosina, prostaglandinas e outros produtos da atividade metabólica. Essas substâncias que se acumulam produzem vasodilatação, que aumenta o fluxo sanguíneo para a região e faz com que a perfusão tecidual acompanhe o nível de metabolismo. Essa relação é mostrada na Parte B da ilustração. Um período de aumento do metabolismo resulta em aumento do fluxo sanguíneo. Esse fenômeno também é designado como **hiperemia ativa**, visto que o **aumento do fluxo sanguíneo** (hiperemia) é uma resposta ativa ao metabolismo alterado. A **hiperemia reativa** é um fenômeno estreitamente relacionado, em que a oclusão do fluxo sanguíneo para um tecido produz um grande aumento no fluxo sanguíneo (em comparação com a taxa de fluxo original) com a liberação da oclusão. Essa hiperemia reativa é causada pelo acúmulo das substâncias mencionadas anteriormente (CO_2, H^+, ácido láctico, K^+, adenosina) durante o período de oclusão.

Em contrapartida, a **regulação miogênica**, ou **autorregulação**, é um mecanismo para manter o fluxo relativamente constante na presença de uma pressão de perfusão flutuante quando o metabolismo tecidual é relativamente constante. A Parte C da ilustração mostra esse efeito. Quando a pressão de perfusão para um leito vascular aumenta, a taxa de fluxo aumenta como consequência. Entretanto, dentro de um curto período, o fluxo nos leitos vasculares (onde esse mecanismo atua) retorna a um nível mais próximo do estado basal. Isso ocorre devido à contração do músculo liso das artérias e das arteríolas da microcirculação em resposta ao estiramento causado pela elevação da pressão transmural, autorregulando, assim, o fluxo sanguíneo. Observe que a regulação miogênica é uma função da resposta do músculo liso ao estiramento e não é mediada pelo endotélio dos vasos. Em outras palavras, trata-se de um fenômeno **independente do endotélio**.

A **vasodilatação induzida pelo estresse de cisalhamento** é o terceiro mecanismo envolvido na regulação local. Quando a velocidade do fluxo sanguíneo através de um vaso arterial aumenta, o aumento do estresse de cisalhamento associado ao fluxo de sangue ao longo da superfície endotelial estimula o endotélio a produzir o radical livre vasodilatador de vida curta, o NO, que, por sua vez, estimula o relaxamento do músculo liso subjacente, aumentando então ainda mais o fluxo (ver Prancha 3.20). Obviamente, trata-se de um efeito do estresse de cisalhamento **dependente do endotélio**.

Para contextualizar esses três mecanismos, eles não são efetivos no controle da pressão arterial ou do DC, porém são importantes na regulação do fluxo sanguíneo dentro de uma área local de modo a manter o fluxo sanguíneo local no nível adequado para as necessidades locais.

COLORIR a área, se presente, entre o fluxo sanguíneo efetivo e o fluxo sanguíneo original representando:

- [ ] 1. O aumento do fluxo sanguíneo
- [ ] 2. A redução do fluxo sanguíneo

IDENTIFICAR o período de:

- [ ] 3. Fluxo sanguíneo basal
- [ ] 4. Oclusão vascular
- [ ] 5. Hiperemia reativa

GABARITO

A. Hiperemia ativa, hiperemia reativa

B. Aumento da velocidade do fluxo sanguíneo através da superfície da célula endotelial

C. Independente do endotélio

D. Vasodilatação induzida por estresse de cisalhamento

Prancha 3.21

Netter Fisiologia para Colorir

Regulação Local do Fluxo Sanguíneo

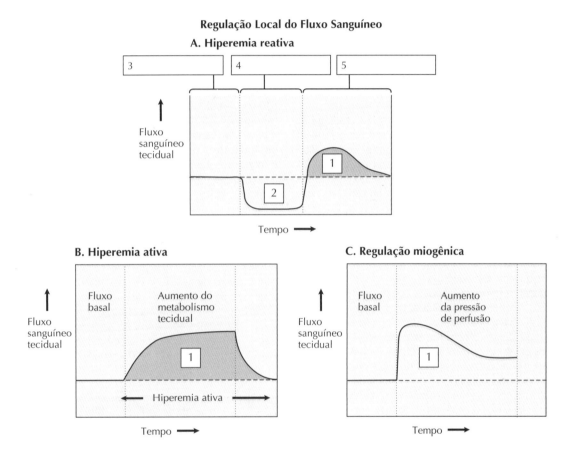

QUESTÕES DE REVISÃO

A. Dois tipos de regulação metabólica são o(a) _____ e o(a) _____.

B. A alteração fisiológica que inicia a vasodilatação induzida pelo estresse de cisalhamento é o(a) _____.

C. A regulação miogênica é dependente ou independente do endotélio?

D. Qual dos mecanismos de regulação local do fluxo sanguíneo espera-se que seja bloqueado por um fármaco que inibe a síntese de NO?

Capítulo 3 Fisiologia Cardiovascular   **Prancha 3.21**

3 Regulação Neural e Humoral do Sistema Cardiovascular I

Diferentemente dos mecanismos que regulam o fluxo sanguíneo local (ver Prancha 3.21), os mecanismos neurais e humorais devem ser conceituados principalmente como sistemas para a regulação de parâmetros mais amplos, tais como pressão arterial, volume sanguíneo e osmolaridade do sangue, bem como, no caso do SNAS, do *padrão de distribuição* do fluxo sanguíneo.

O SNAS, com o sistema barorreceptor arterial, é o mecanismo primário para a **regulação da pressão arterial a curto prazo** em condições normais. As células musculares lisas e o coração apresentam vários tipos de receptores adrenérgicos, incluindo os receptores α e β:

- Os **receptores α** medeiam as respostas constritoras às catecolaminas. Os **receptores α_1** constituem os principais receptores vasoconstritores. Ativam o sistema de segundo mensageiro IP_3, elevando então o nível de Ca^{2+} intracelular livre e, portanto, causando contração
- Os **receptores β_2** medeiam as respostas vasodilatadoras às catecolaminas. A ligação desses receptores ativa o sistema de segundo mensageiro de monofosfato de adenosina cíclico
- Os **receptores β_1** medeiam os efeitos adrenérgicos no nó SA e nó AV (com aumento da FC e da velocidade de condução), bem como sobre o músculo cardíaco (com aumento da contratilidade). Esses receptores também estão ligados ao sistema de segundo mensageiro de **monofosfato de adenosina cíclico**.

As respostas dos vasos à estimulação dos nervos simpáticos dependem do tipo de receptores adrenérgicos presentes. No sistema arterial, a principal resposta consiste na constrição com aumento da resistência periférica e, portanto, elevação da pressão arterial. A ativação do SNAS também provoca uma constrição generalizada das veias com aumento da pressão venosa e elevação da pré-carga sobre o coração. Observe que a ativação simpática também pode causar liberação de epinefrina da medula da glândula suprarrenal. A epinefrina circulante atua como hormônio em muitos locais. Na vascularização, a epinefrina é um agonista muito melhor dos receptores β_1 do que a norepinefrina, porém ambas apresentam forte afinidade pelos receptores α e β_1.

A Prancha 3.22 ilustra vários dos mecanismos que regulam a pressão arterial. Essa regulação é fundamental para manter uma pressão adequada e relativamente estável, necessária para a perfusão dos tecidos em todo o corpo. Com base na relação biofísica entre pressão, fluxo e resistência (ver Prancha 3.8) e os efeitos do volume sanguíneo e da função venosa sobre o DC (ver Pranchas 3.8 e 3.9), a regulação da pressão arterial a curto prazo envolve a regulação do DC e da resistência periférica, enquanto a regulação da pressão arterial a longo prazo exige o controle do volume sanguíneo. O monitoramento da pressão arterial ocorre nesses três pontos-chave:

- Barorreceptores do arco da aorta e do seio carótico
- Aparelho justaglomerular renal
- Barorreceptores de baixa pressão (cardiopulmonares).

A importância extrema dos **barorreceptores arteriais** na regulação da pressão arterial de momento a momento já foi discutida (ver Prancha 3.13). As arteríolas aferentes no **aparelho justaglomerular renal** (ver Prancha 5.3) também contêm **barorreceptores de alta pressão**, que regulam a liberação de **renina** e, consequentemente, a homeostase do sódio e da água, que é importante na **regulação da pressão arterial a longo prazo** (também abordada na Prancha 3.23). Os barorreceptores de baixa pressão no coração e na circulação pulmonar respondem às mudanças de volume e modulam a **atividade do SNAS** e a liberação de **vasopressina** pela adeno-hipófise. Os **átrios cardíacos** liberam **PNA** em resposta ao estiramento e, portanto, ao aumento do volume sanguíneo (ver Prancha 3.13). Em suma, as alterações na pressão e no volume ativam diversos sistemas, produzindo então a regulação da pressão arterial a curto prazo, principalmente pelo sistema barorreceptor arterial, e a regulação do volume sanguíneo a longo prazo, que ocorre por meio de mecanismos adicionais. A regulação da pressão e do volume a longo prazo constitui o assunto da Prancha 3.23.

COLORIR

- [ ] 1. As vias aferentes dos barorreceptores de alta pressão para o centro cardiovascular do tronco encefálico
- [ ] 2. As vias aferentes dos barorreceptores de baixa pressão nos átrios para o tronco encefálico
- [ ] 3. As setas para cima e para baixo ilustrando o efeito das alterações da pressão arterial sobre a liberação de renina

GABARITO

A. Átrios cardíacos (particularmente o AD)

B. Reflexo barorreceptor arterial

C. Reduzida

Prancha 3.22

Netter Fisiologia para Colorir

Regulação Neural e Humoral do Sistema Cardiovascular I — 3

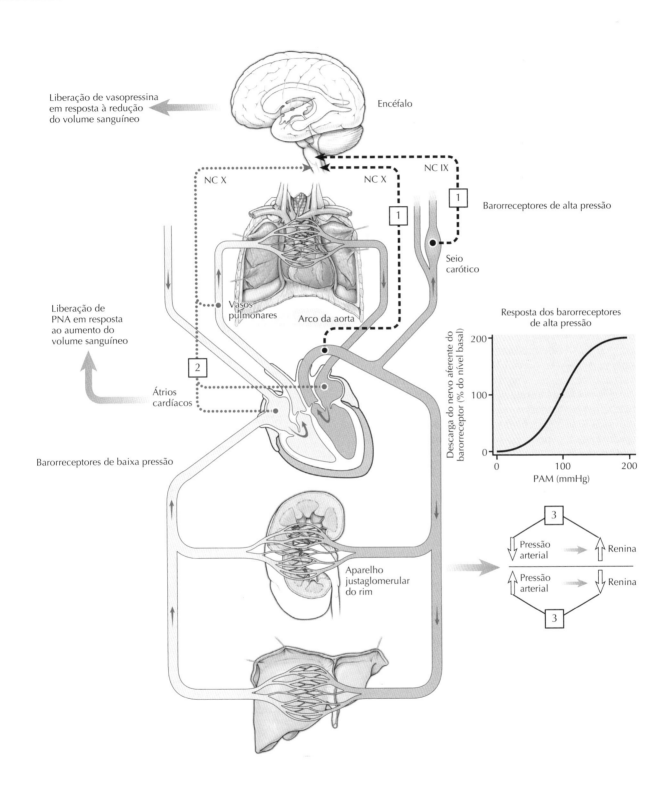

QUESTÕES DE REVISÃO

A. O PNA é liberado na corrente sanguínea quando um aumento do volume sanguíneo causa estiramento dos(as) _____.

B. A regulação rápida e a curto prazo da pressão arterial é principalmente mediada pelo(a) _____.

C. O aparelho justaglomerular do rim libera renina quando a pressão arterial está _____.

Capítulo 3 Fisiologia Cardiovascular **Prancha 3.22**

3 Regulação Neural e Humoral do Sistema Cardiovascular II

Diferentemente da regulação contínua e reflexiva da pressão arterial, com base principalmente nos reflexos barorreceptores e no ajuste das funções cardíaca e vascular, a **regulação da pressão arterial a longo prazo** é realizada principalmente por meio do controle do volume sanguíneo por mecanismos neurais e humorais. Assim, alterações no volume sanguíneo e na pressão arterial, além de produzirem ajustes a curto prazo, estimulam o **sistema renina-angiotensina-aldosterona** (**SRAA**; ver Parte A da ilustração).

Quando o volume sanguíneo e a pressão arterial estão diminuídos e quando a atividade nervosa simpática para o rim é ativada (como é o caso quando a pressão está baixa), os **rins** produzem **renina** (ver Prancha 5.5), uma enzima que cliva o **angiotensinogênio** plasmático, uma proteína sintetizada pelo **fígado**, para formar **angiotensina I**. A angiotensina I é posteriormente clivada em **angiotensina II** pela **enzima conversora de angiotensina (ECA)**, que é encontrada na superfície das células endoteliais, particularmente na vascularização do **pulmão**. A angiotensina II exerce efeitos diretos sobre o rim, causando então retenção de sódio e de água. Atua também no córtex da glândula suprarrenal para estimular a síntese de **aldosterona**. A aldosterona é um hormônio esteroide que causa retenção de sódio (e, portanto, de água) pelo rim. A soma desses efeitos provoca um aumento do volume sanguíneo e, portanto, da pressão arterial. Observe que a redução do volume sanguíneo e da pressão arterial também causa liberação de **hormônio antidiurético** (**ADH**, também conhecido como vasopressina) pela neuro-hipófise. O ADH é um hormônio peptídico que aumenta a reabsorção renal de água; simultaneamente, a sede também é estimulada, e a ingestão aumentada de água contribui para o ajuste do volume sanguíneo e da pressão arterial.

Em contrapartida, a Parte B da ilustração mostra os efeitos do aumento do volume sanguíneo e da pressão arterial. Nessas circunstâncias, a atividade nervosa eferente do SNAS é reduzida, ocorre diminuição da secreção de ADH pela neuro-hipófise e o SRAA é inibido (secreção diminuída de renina e, portanto, nível mais baixo de angiotensina I e de angiotensina II, bem como redução da síntese de aldosterona). O **PNA** é liberado pelos miócitos atriais quando os átrios são distendidos pelo volume sanguíneo elevado. O PNA inibe a síntese de aldosterona e atua diretamente nos rins para aumentar a excreção de sódio e, portanto, de água. Essas vias são descritas de modo mais detalhado no Capítulo 5, Fisiologia Renal.

COLORIR e IDENTIFICAR na Parte A da ilustração os seguintes órgãos que liberam enzimas ou hormônios que fazem parte do SRAA e que contribuem para a estimulação da reabsorção renal de sódio e de água

- [ ] 1. Rins (liberam a enzima renina)
- [ ] 2. Fígado (produz a proteína angiotensinogênio, que é clivada pela renina para produzir angiotensina I)
- [ ] 3. Pulmões (principal local de conversão da angiotensina I em angiotensina II pela ECA)
- [ ] 4. Glândulas suprarrenais (a angiotensina II estimula a síntese de aldosterona pelo córtex suprarrenal)

IDENTIFICAR na Parte B da ilustração as seguintes alterações na liberação dos hormônios que contribuem para a excreção renal de sódio e de água em resposta ao aumento do volume sanguíneo e da pressão arterial

- [ ] 5. ADH (a liberação de ADH é reduzida quando o volume está elevado, diminuindo então a reabsorção renal de água; ver Prancha 5.13)
- [ ] 6. PNA (o aumento do estiramento atrial causa a liberação de PNA, que inibe a liberação de aldosterona; exerce também efeitos diretos sobre os rins, aumentando então a excreção de sódio e de água; ver Prancha 5.5)

TRAÇAR as setas que levam de 1 a 4 e de 5 e 6 nos exercícios anteriores. **COLORIR** DE VERMELHO PARA INDICAR UMA AÇÃO INIBITÓRIA e de VERDE PARA INDICAR UMA AÇÃO ESTIMULADORA

Nota clínica

O SRAA tem alvos potenciais para os fármacos anti-hipertensivos, visto que a inibição desse sistema constitui uma via potencial para diminuir o volume sanguíneo e, portanto, reduzir a pressão arterial. Assim, os inibidores da ECA (p. ex., captopril e lisinopril) e os bloqueadores dos receptores de angiotensina II (p. ex., losartana, candesartana) são frequentemente utilizados no tratamento da pressão arterial elevada juntamente com outras terapias.

GABARITO

- **A.** Renina
- **B.** Aumentar
- **C.** Células endoteliais
- **D.** PNA
- **E.** Renina

Prancha 3.23

Netter Fisiologia para Colorir

Regulação Neural e Humoral do Sistema Cardiovascular II

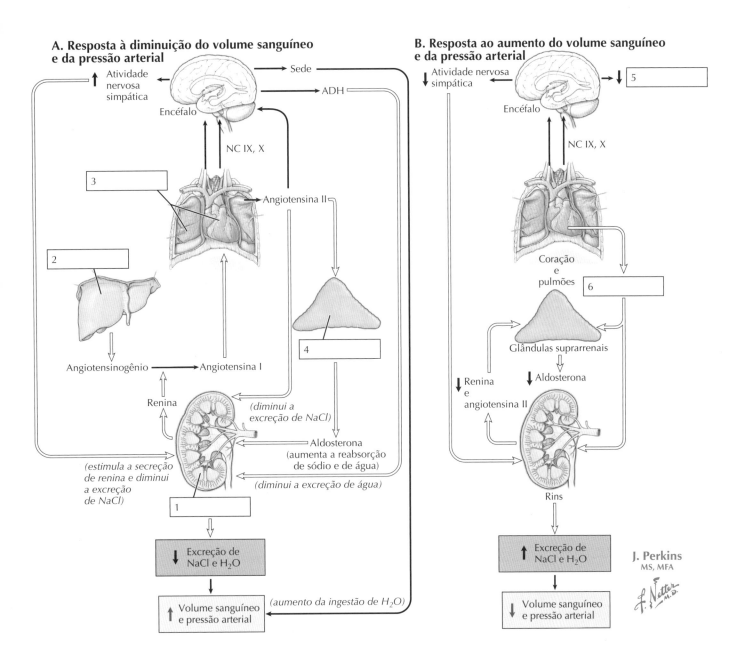

QUESTÕES DE REVISÃO

A. O angiotensinogênio é convertido em angiotensina I pela ação da enzima _____.

B. A aldosterona é um hormônio que atuam nos rins para _____ a reabsorção de sal e de água.

C. A ECA é encontrada na superfície dos(as) _____.

D. Uma elevação significativa do volume sanguíneo causa a liberação do hormônio _____.

E. O aumento da atividade nervosa simpática para o rim causa a secreção renal de _____.

Capítulo 3 Fisiologia Cardiovascular

Prancha 3.23

3 Circulações para Regiões Especiais

O fluxo sanguíneo para vários tecidos é regulado por mecanismos locais e extrínsecos (ver pranchas anteriores), porém a importância desses mecanismos varia entre diferentes tecidos. Além disso, existem aspectos únicos da regulação do fluxo sanguíneo em alguns tecidos. A figura ilustra algumas dessas variações, que refletem as funções fisiológicas e as necessidades dos tecidos. A **circulação encefálica** e a circulação coronariana são duas circulações que merecem consideração especial com base em sua importância clínica e por apresentarem algumas características específicas que as diferem das outras circulações (ver Prancha 3.25 para a circulação coronariana).

A circulação encefálica é suprida pelo **círculo de Willis** (círculo arterial do cérebro), que é derivado das artérias carótidas internas e vertebrais. Essa estrutura circular proporciona um alto grau de colateralização entre as grandes artérias que fornecem sangue ao **encéfalo**, possibilitando então um fluxo contínuo para regiões do encéfalo em caso de lesão ou doença que afetem uma via. Como o encéfalo está alojado dentro de uma caixa rígida (o crânio), o fluxo sanguíneo precisa ser rigorosamente regulado para evitar, por um lado, uma perfusão deficiente e, por outro lado, uma pressão intracraniana alta, visto que, em qualquer uma dessas situações, a função neuronal será negativamente afetada. Por conseguinte, o fluxo sanguíneo encefálico é **autorregulado** (por meio da regulação miogênica; Prancha 3.21) em um nível constante para pressões arteriais médias entre 50 e 150 mmHg. O fluxo sanguíneo encefálico é também controlado pela P_{CO_2} **arterial**. Uma P_{CO_2} arterial elevada provoca vasodilatação e aumento do fluxo na circulação encefálica, enquanto uma baixa P_{CO_2} terá o efeito oposto, embora, em condições normais, a P_{CO_2} arterial não varie acentuadamente, exceto durante o exercício extremo, na hiperventilação ou na hipoventilação. Em termos de regulação metabólica, pode ser facilmente demonstrado que o fluxo sanguíneo *regional* no encéfalo varia de acordo com a atividade neuronal nessas regiões (lembre-se de que o fluxo global é habitualmente constante). Entretanto, a natureza exata dessa regulação funcional ainda não está totalmente definida; não parece ser o resultado da regulação metabólica típica observada em outros leitos

vasculares. Além disso, esses dois reflexos relacionados podem afetar o fluxo sanguíneo encefálico em estados fisiopatológicos:

- **Reflexo isquêmico do sistema nervoso central:** se o centro de controle vasomotor no bulbo se tornar isquêmico, um forte efluxo simpático atua sobre o coração e os vasos periféricos para elevar a pressão arterial em uma última tentativa de reverter a isquemia ao aumentar o fluxo encefálico (observe que os próprios vasos cerebrais têm pouca ou nenhuma inervação do SNAS)
- **Reflexo de Cushing:** uma elevação extrema da pressão intracraniana (habitualmente associada a lesão encefálica traumática) impede o fluxo sanguíneo encefálico. Como resultado, ocorre um forte efluxo simpático, elevando então a pressão arterial na tentativa de aumentar o fluxo sanguíneo para o encéfalo. Mais uma vez, trata-se de um último esforço para manter a perfusão encefálica, e essa condição é habitualmente fatal.

IDENTIFICAR os leitos vasculares:

- ☐ 1. No encéfalo, que apresenta uma autorregulação dominante em uma ampla faixa de PAM
- ☐ 2. Nas artérias coronárias, que normalmente são afetadas por compressão das artérias causada por forças extravasculares
- ☐ 3. No fígado e no intestino. O fígado apresenta um fluxo que excede acentuadamente as suas necessidades metabólicas em repouso, e o sistema gastrintestinal (GI) inferior responde ao SNAP e ao SNAS
- ☐ 4. Nos rins, que também apresentam um fluxo que excede acentuadamente as suas necessidades metabólicas em repouso
- ☐ 5. Na pele, que desempenha um papel proeminente na termorregulação
- ☐ 6. No músculo esquelético, que apresenta o maior aumento de fluxo durante o exercício, que é impulsionado pela vasodilatação metabólica
- ☐ 7. Nos pulmões, que sofrem uma constrição arterial em ambiente de baixo O_2

GABARITO

- **A.** Autorregulação (regulação miogênica)
- **B.** Pressão intracraniana
- **C.** Sangue arterial
- **D.** Termorregulação
- **E.** Regulação metabólica

Prancha 3.24 **Netter Fisiologia para Colorir**

Circulações para Regiões Especiais 3

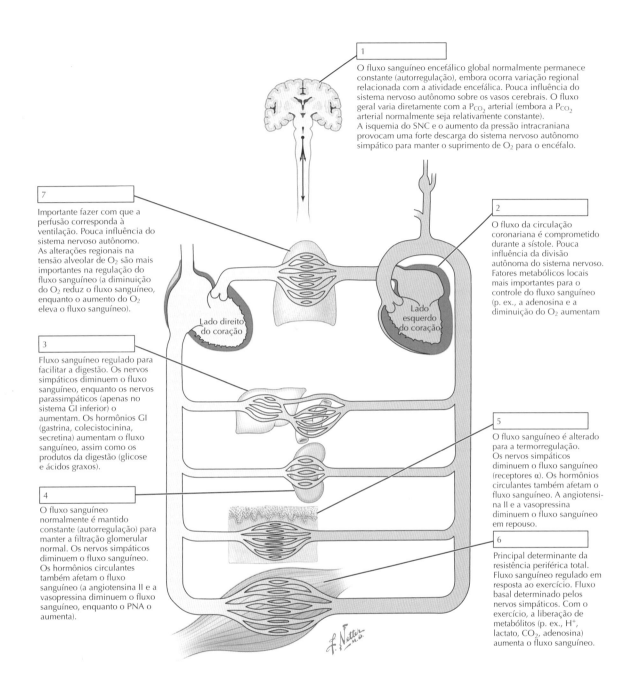

1. O fluxo sanguíneo encefálico global normalmente permanece constante (autorregulação), embora ocorra variação regional relacionada com a atividade encefálica. Pouca influência do sistema nervoso autônomo sobre os vasos cerebrais. O fluxo geral varia diretamente com a P_{CO_2} arterial (embora a P_{CO_2} arterial normalmente seja relativamente constante). A isquemia do SNC e o aumento da pressão intracraniana provocam uma forte descarga do sistema nervoso autônomo simpático para manter o suprimento de O_2 para o encéfalo.

2. O fluxo da circulação coronariana é comprometido durante a sístole. Pouca influência da divisão autônoma do sistema nervoso. Fatores metabólicos locais mais importantes para o controle do fluxo sanguíneo (p. ex., a adenosina e a diminuição do O_2 aumentam

3. Fluxo sanguíneo regulado para facilitar a digestão. Os nervos simpáticos diminuem o fluxo sanguíneo, enquanto os nervos parassimpáticos (apenas no sistema GI inferior) o aumentam. Os hormônios GI (gastrina, colecistocinina, secretina) aumentam o fluxo sanguíneo, assim como os produtos da digestão (glicose e ácidos graxos).

4. O fluxo sanguíneo normalmente é mantido constante (autorregulação) para manter a filtração glomerular normal. Os nervos simpáticos diminuem o fluxo sanguíneo. Os hormônios circulantes também afetam o fluxo sanguíneo (a angiotensina II e a vasopressina diminuem o fluxo sanguíneo, enquanto o PNA o aumenta).

5. O fluxo sanguíneo é alterado para a termorregulação. Os nervos simpáticos diminuem o fluxo sanguíneo (receptores α). Os hormônios circulantes também afetam o fluxo sanguíneo. A angiotensina II e a vasopressina diminuem o fluxo sanguíneo em repouso.

6. Principal determinante da resistência periférica total. Fluxo sanguíneo regulado em resposta ao exercício. Fluxo basal determinado pelos nervos simpáticos. Com o exercício, a liberação de metabólitos (p. ex., H^+, lactato, CO_2, adenosina) aumenta o fluxo sanguíneo.

7. Importante fazer com que a perfusão corresponda à ventilação. Pouca influência do sistema nervoso autônomo. As alterações regionais na tensão alveolar de O_2 são mais importantes na regulação do fluxo sanguíneo (a diminuição do O_2 reduz o fluxo sanguíneo, enquanto o aumento do O_2 eleva o fluxo sanguíneo).

Lado direito do coração

Lado esquerdo do coração

QUESTÕES DE REVISÃO

A. O mecanismo mais importante para a regulação do fluxo sanguíneo encefálico global em condições normais é o(a) _____.

B. No reflexo de Cushing, o estímulo inicial para o aumento da atividade do SNAS é a elevação do(a) _____.

C. O fluxo sanguíneo para o encéfalo aumenta com a elevação do CO_2 no(a) _____.

D. O fluxo sanguíneo para a pele é ajustado como parte do processo de _____.

E. No músculo esquelético, o fluxo sanguíneo em repouso é afetado pelo SNAS; entretanto, durante o exercício, o fluxo é principalmente afetado pelo(a) _____.

Capítulo 3 Fisiologia Cardiovascular **Prancha 3.24**

3 Circulações para Regiões Especiais: Circulação Coronariana

A **circulação coronariana** é de extremo interesse clínico, pois a **cardiopatia coronariana** constitui a causa mais comum de morte em todo o mundo. A circulação coronariana é alimentada pelas **artérias coronárias direita** e **esquerda**, que se originam na base da aorta (ver ilustração). As artérias epicárdicas na superfície do coração emitem ramos para a parede do coração para formar uma microcirculação muito extensa para suprir o músculo cardíaco metabolicamente ativo. A drenagem venosa dessa circulação devolve o sangue ao **seio coronário**, que desemboca no AD. De dentro para fora, as camadas da parede do coração são o **endocárdio** (uma única camada de células endoteliais e sua membrana basal), o miocárdio muscular espesso e o **epicárdio** (tecido conjuntivo) externo.

O fluxo para o miocárdio é afetado por fatores que, de certo modo, são diferentes daqueles que regulam outros leitos vasculares. Em particular:

- A **compressão** da circulação coronariana pela **pressão extravascular** gerada pela contração do miocárdio
- A poderosa **vasodilatação metabólica** durante a diástole.

Para gerar a pressão arterial normal de 120/80 mmHg, o VE e, em particular, o terço subendocárdico interno do miocárdio precisam gerar uma pressão extravascular maior do que as pressões ventricular esquerda e arterial. Essa pressão intramiocárdica impede o fluxo na artéria coronária esquerda durante a sístole. Na figura inferior da ilustração, observe a acentuada queda do fluxo coronariano esquerdo imediatamente antes da elevação da pressão arterial. Nesse momento, o coração encontra-se no período de contração isométrica, e a pressão extravascular está sendo rapidamente gerada. O fluxo coronariano esquerdo permanece relativamente baixo para o equilíbrio da sístole. Entretanto, no início da diástole, observe o grande e acentuado aumento do fluxo. Isso é causado por dois fatores: a rápida queda da pressão intramiocárdica à medida que o coração sofre um relaxamento isométrico e o acúmulo de metabólitos durante a sístole anterior. Na circulação coronariana, a **adenosina** é particularmente importante entre os metabólitos como **vasodilatador coronariano**.

Diferentemente do alto fluxo na artéria coronária esquerda durante a diástole, o fluxo coronariano direito é mais alto durante a sístole e segue um padrão semelhante à curva de pressão arterial (gráfico superior). Isso se deve ao fato de que a parede do ventrículo direito não gera as altas pressões observadas na parede esquerda (a PVD é de 25/0 em comparação com 120/0 mmHg no VE).

As artérias coronárias são inervadas por nervos simpáticos; entretanto, quando o SNAS é ativado, o trabalho do coração é aumentado e a vasodilatação metabólica sobrepõe-se, em grande parte, aos efeitos simpáticos vasculares nessa circulação.

COLORIR E IDENTIFICAR

- [ ] 1. A artéria coronária direita e seus ramos
- [ ] 2. A artéria coronária esquerda e seus ramos
- [ ] 3. O seio coronário e as veias que o alimentam
- [ ] 4. A seção sistólica
- [ ] 5. As seções diastólicas

Nota clínica

A **aterosclerose** refere-se ao acúmulo de placas na parede das artérias, o que limita potencialmente o fluxo. Nas artérias coronárias, que constituem um local comum de formação de placas, pode levar à cardiopatia coronariana e até mesmo ao **infarto do miocárdio** (dano e necrose do tecido cardíaco) e à morte. Os fatores de risco para aterosclerose incluem hipertensão, níveis plasmáticos elevados de colesterol, diabetes melito, tabagismo, obesidade, dieta precária, sedentarismo e histórico familiar. A formação da placa começa com estrias gordurosas nas artérias, que podem ocorrer até mesmo em crianças e que progridem de maneira assintomática durante anos. Por fim, com o estreitamento significativo do lúmen coronário, podem ocorrer sintomas como angina (dor torácica), sudorese, falta de ar e palpitação como resultado da isquemia miocárdica e seus efeitos. Quando a aterosclerose culmina em um evento cardíaco agudo, como a **angina instável** (dor torácica intensa e aguda na ausência de atividade física significativa) ou o infarto do miocárdio, frequentemente a causa precipitante consiste em ruptura da placa e trombose coronariana.

GABARITO

- **A.** Vasodilatação metabólica, compressão extravascular (efeitos da pressão intramiocárdica)
- **B.** Vasodilatação metabólica
- **C.** Adenosina

Prancha 3.25　　　　　　　　　　**Netter Fisiologia para Colorir**

Circulações para Regiões Especiais: Circulação Coronariana

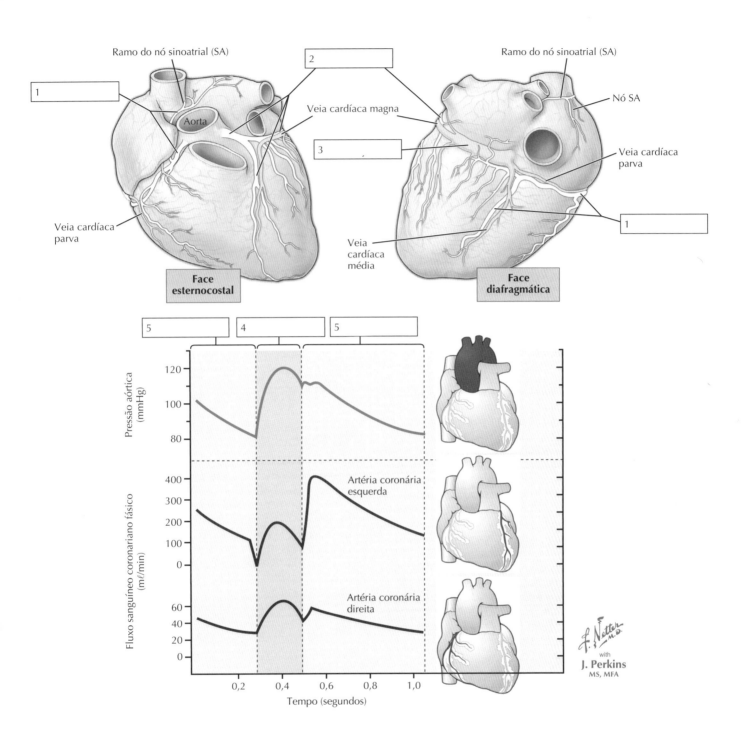

QUESTÕES DE REVISÃO

A. Os dois fatores mais importantes que afetam o fluxo coronariano e a sua regulação, particularmente na artéria coronária esquerda, são o(a) _____ e o(a) _____.

B. Embora o SNAS inerve as artérias coronárias, seus efeitos sobre essas artérias são habitualmente sobrepujados pelo(a) _____ quando o SNAS é ativado.

C. Entre os produtos metabólicos típicos liberados durante o metabolismo tecidual no coração, o(a) _____ é de importância especial como vasodilatador coronariano.

Capítulo 3 Fisiologia Cardiovascular

Prancha 3.25

3 Circulação Fetal e Neonatal

A **circulação fetal** apresenta características específicas que possibilitam o desenvolvimento do feto e de seu sistema cardiovascular e a rápida transição para o ambiente pós-natal por ocasião do nascimento. Há seis estruturas que normalmente não são encontradas em adultos:

- **Duas artérias umbilicais** que se ramificam a partir do sistema arterial sistêmico e transportam sangue para a circulação placentária, onde ocorre a troca de gases, nutrientes e resíduos
- A **veia umbilical** que retorna o sangue para a circulação venosa sistêmica, transportando então oxigênio e nutrientes para o feto
- O **ducto venoso**, que é uma derivação da veia umbilical para a **veia cava inferior**. A maior parte do sangue oxigenado e rico em nutrientes que retorna da circulação placentária flui pelo fígado, porém uma porção passa por essa derivação diretamente na circulação venosa e de volta ao AD
- O **forame oval**, uma derivação da **direita para a esquerda** entre os átrios, que permite que a maior parte do sangue proveniente da veia cava inferior não passe pela circulação pulmonar, fluindo então diretamente para o AE
- O **ducto arterial**, uma segunda derivação da direita para a esquerda, que conduz o sangue do **TP** para a aorta. Aproximadamente 90% do sangue que entra no TP é desviado dos pulmões por meio dessa derivação.

Por ocasião do nascimento, ocorre o fechamento dos vasos umbilicais devido ao vasospasmo (ou pinçamento físico pelo trabalho de parto e pela equipe do parto). À medida que o recém-nascido começa a respirar, a insuflação dos pulmões e a exposição ao ar rico em oxigênio diminuem a resistência da circulação pulmonar, com redução da pressão arterial pulmonar e reversão da direção do fluxo sanguíneo através do ducto arterial. A exposição do ducto à elevada tensão de oxigênio do sangue proveniente da aorta que foi oxigenado nos pulmões inicia o seu fechamento. Com o aumento do fluxo de sangue das veias pulmonares para o AE e a redução do fluxo de sangue da veia cava inferior para o AD em consequência da perda da circulação placentária, a PAE excede a PAD, fazendo com que um retalho de tecido (uma valva) feche funcionalmente o forame oval. Por meio desses processos, as seis estruturas normalmente sofrem um fechamento funcional, o que estabelece a separação do sangue oxigenado e do sangue desoxigenado (circulação em série), embora o fechamento anatômico completo leve mais tempo. Os remanescentes anatômicos das estruturas são mostrados na Parte B da ilustração.

IDENTIFICAR e COLORIR as estruturas exclusivas da circulação fetal e observar as áreas onde o sangue oxigenado não é misturado com o sangue venoso

- [ ] 1. Duas artérias umbilicais
- [ ] 2. Veia umbilical, a área onde o sangue oxigenado não é misturado com o sangue venoso
- [ ] 3. Ducto venoso, a área onde o sangue oxigenado não é misturado com o sangue venoso
- [ ] 4. Forame oval
- [ ] 5. Ducto arterial

IDENTIFICAR e COLORIR os remanescentes destas estruturas (listadas anteriormente) na circulação pós-natal para ilustrar o que finalmente permanece da circulação fetal:

- [ ] 6. Ligamentos umbilicais mediais
- [ ] 7. Ligamento redondo
- [ ] 8. Ligamento venoso
- [ ] 9. Fossa oval
- [ ] 10. Ligamento arterial

Nota clínica

Normalmente, o ducto arterial começa a se fechar por ocasião do nascimento, alcançando então o seu fechamento completo em 3 semanas. A **persistência do canal arterial (PCA)** é a condição na qual o ducto não consegue se fechar por completo. Essa condição pode ser assintomática no início, porém progredir para uma doença mais grave se não for finalmente tratada. Um dos sinais clínicos comuns que levam ao diagnóstico é a presença de um sopro cardíaco contínuo que é acentuado durante a sístole.

GABARITO

- **A.** Veia placentária (e ducto venoso)
- **B.** Ducto venoso
- **C.** AD, AE
- **D.** TP, aorta (derivação da direita para a esquerda)

Prancha 3.26

Netter Fisiologia para Colorir

Circulação Fetal e Neonatal

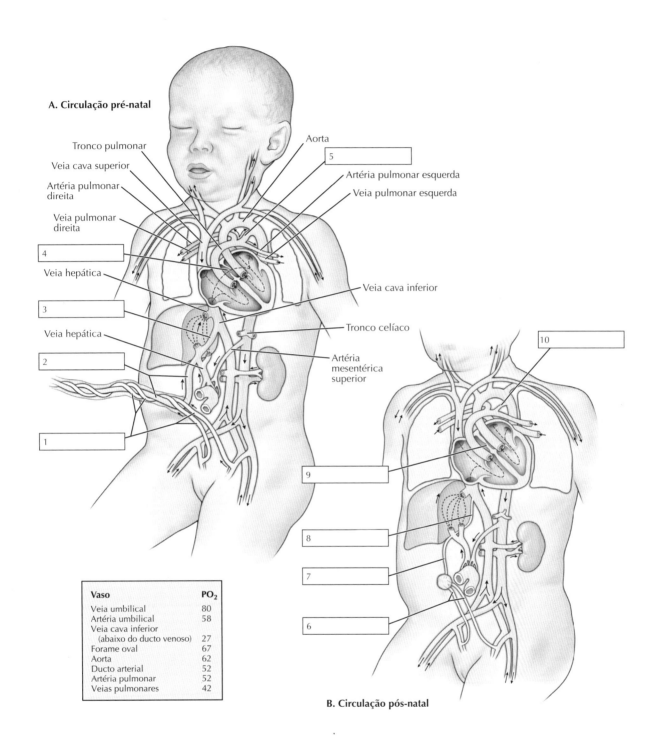

A. Circulação pré-natal

Vaso	PO₂
Veia umbilical	80
Artéria umbilical	58
Veia cava inferior (abaixo do ducto venoso)	27
Forame oval	67
Aorta	62
Ducto arterial	52
Artéria pulmonar	52
Veias pulmonares	42

B. Circulação pós-natal

QUESTÕES DE REVISÃO

A. No feto, a concentração de oxigênio mais alta do sangue é observada no(a) _____.

B. O(a) _____ é uma derivação entre a veia umbilical e a veia cava inferior do feto.

C. O sangue passa do(a) _____ para o(a) _____ através do forame oval.

D. No feto, a direção do fluxo sanguíneo através do ducto arterial é do(a) _____ para o(a) _____.

Capítulo 3 Fisiologia Cardiovascular **Prancha 3.26**

3 Resposta da Circulação ao Exercício Físico

Durante o **exercício dinâmico (aeróbico)**, são necessárias grandes mudanças do sistema cardiovascular para sustentar o aumento do desempenho do trabalho pelo corpo. A regulação da pressão arterial e do fluxo sanguíneo durante o exercício físico é um processo complexo, que ocorre na presença de grandes mudanças no **DC** e nas **resistências regionais**. A contração rítmica dos grandes grupos **musculares** – por exemplo, durante a natação ou a corrida – exige o fornecimento de uma quantidade proporcionalmente maior de sangue arterial para sustentar o consumo de oxigênio e remover o CO_2 e outros produtos do **metabolismo aeróbico**. Em um atleta jovem, o DC pode aumentar de seu nível de repouso de 5 ℓ/min para até 20 a 30 ℓ/min, o que reflete aumentos tanto da **FC** quanto do **VS**.

A ativação do SNAS sustenta esses aumentos enquanto produz vasoconstrição e redução do fluxo (como proporção do DC) em muitos leitos vasculares, mas não em todas as circulações regionais:

- O fluxo sanguíneo do **músculo esquelético** aumenta drasticamente à medida que os efeitos de constrição das catecolaminas liberadas pelo SNAS são suplantados pela vasodilatação metabólica (e, em certo grau, pela ativação dos receptores adrenérgicos β_2) na vascularização do músculo em atividade
- O fluxo sanguíneo **coronariano** aumenta como resultado da vasodilatação metabólica à medida que o coração realiza maior trabalho no bombeamento de mais sangue. A **adenosina** liberada pelas células cardíacas em atividade desempenha um papel proeminente
- O fluxo sanguíneo **cutâneo** é inicialmente reduzido devido à ativação do SNAS. Entretanto, à medida que o exercício progride, o aumento da temperatura corporal central resulta em **vasodilatação cutânea** para auxiliar na termorregulação.

A **RPT** está acentuadamente reduzida em consequência da vasodilatação nos leitos vasculares do músculo esquelético. Por conseguinte, o exercício aeróbico está associado a um elevado DC e a uma baixa resistência. A baixa RPT e a **venoconstrição** induzida pelo SNAS ajudam a sustentar a pressão venosa e, portanto, a pressão de enchimento cardíaco (pré-carga) necessária nesse estado de alto débito. Enquanto isso, a **pressão arterial média** tipicamente não apresenta mudança substancial, porém o maior VS e a baixa RPT refletem-se na pressão arterial sistólica mais alta e nas pressões arteriais diastólicas mais baixas.

CIRCULAR o símbolo +, –/+ ou – (aumento, relativamente inalterado, diminuição) que corresponde às mudanças que ocorrem durante o exercício físico no fluxo sanguíneo de cada órgão como porcentagem do DC

- ☐ 1. Encéfalo
- ☐ 2. Pulmões
- ☐ 3. Fígado e leitos esplâncnicos
- ☐ 4. Rins
- ☐ 5. Pele
- ☐ 6. Músculo

CIRCULAR o símbolo +, –/+ ou – que corresponde às mudanças que ocorrem durante o exercício físico

- ☐ 7. FC
- ☐ 8. DC

GABARITO

A. Ativação do SNAS

B. Vascularização do músculo esquelético

C. Venoconstrição, RPT reduzida

D. 25 ℓ/min

E. Ativação do SNAS

Prancha 3.27

Netter Fisiologia para Colorir

Resposta da Circulação ao Exercício Físico

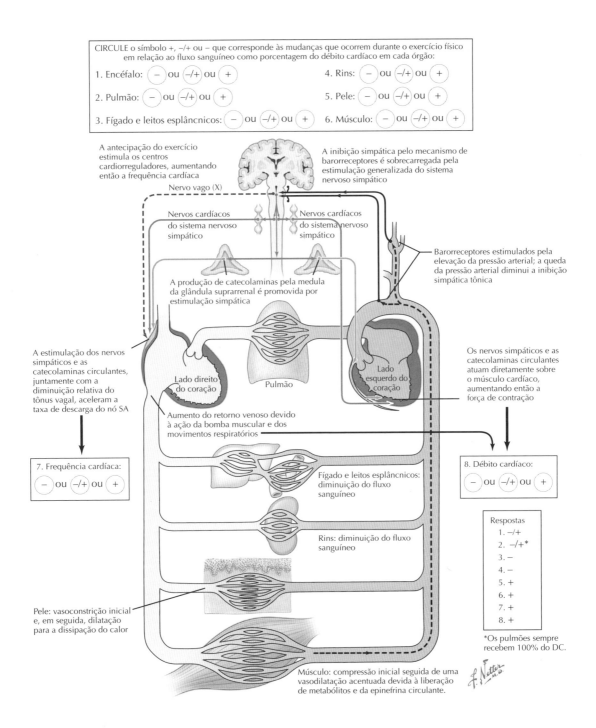

QUESTÕES DE REVISÃO

A. Durante o exercício, que mecanismo provoca redução do fluxo sanguíneo renal?

B. O maior aumento no fluxo sanguíneo regional durante o exercício dinâmico ocorre no(a) _____.

C. Durante o exercício aeróbico, ocorre aumento da pré-carga para o coração como resultado do(a) _____ e do(a) _____.

D. Se o DC aumentar para 25 ℓ/min durante o exercício, o fluxo sanguíneo no TP será de _____.

E. Durante o exercício, a contratilidade do coração é aumentada pelo(a) _____.

Capítulo 3 Fisiologia Cardiovascular — **Prancha 3.27**

Capítulo 4 Fisiologia Respiratória

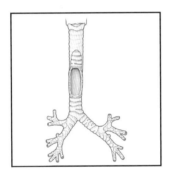
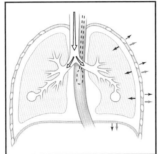
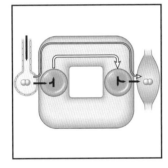
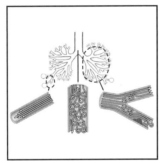

4 Circulação Pulmonar

O **sistema respiratório** é constituído pelos pulmões, vias respiratórias e músculos da respiração, e a sua principal função consiste na troca de oxigênio e de dióxido de carbono entre o corpo e a atmosfera. O sistema respiratório desempenha papéis importantes em uma variedade de outros processos, tais como regulação do equilíbrio ácido-básico, função imunológica, regulação da temperatura e funções metabólicas.

Na Parte A da ilustração é feita uma revisão da circulação em série do sistema cardiovascular. O débito cardíaco em repouso, que é de 5 ℓ/min, é o mesmo em ambos os lados do coração. Do volume total de sangue de 5 ℓ presente em um adulto de tamanho médio, apenas cerca de 9% encontram-se na circulação pulmonar. A circulação sistêmica caracteriza-se por alta pressão e alta resistência, diferentemente da **pressão baixa e da baixa resistência no sistema pulmonar**. A **pressão arterial pulmonar (PAP)** em repouso é de aproximadamente 25/8 mmHg, enquanto na aorta é de 120/80 mmHg. De modo semelhante, a pressão no ventrículo direito é de 25/0 mmHg, enquanto no ventrículo esquerdo é de 120/0 mmHg. Como as circulações estão em série, qualquer mudança no débito cardíaco do lado esquerdo precisa ser acompanhada de mudanças no fluxo sanguíneo pulmonar.

Grande parte do "controle" da **resistência vascular pulmonar (RVP)** é passiva. Na Parte B da ilustração, é mostrado o efeito de um aumento da pressão vascular pulmonar sobre a RVP. Quando ocorre uma elevação da PAP – por exemplo, com o aumento do débito cardíaco durante o exercício físico –, a RVP cai, limitando então o grau de elevação da PAP. Essa queda da RVP deve-se à **distensão** dos vasos pulmonares, cujas paredes são mais finas que as dos vasos sistêmicos, bem como ao **recrutamento** (abertura) de alguns vasos que sofreram colapso na presença de uma PAP mais baixa. Essa redução da RVP com PAP mais elevada é importante para que a circulação em série possa funcionar uniformemente ao longo de uma faixa de níveis de débito cardíaco.

Outro fator passivo que afeta a RVP é o **volume pulmonar**. Dentro do pulmão, os **alvéolos** (os minúsculos sacos aéreos) são circundados por **capilares alveolares** (ver Prancha 4.3) de modo a possibilitar a troca gasosa. Com a insuflação do pulmão, a expansão dos alvéolos tende a incidir sobre o fluxo sanguíneo através dos vasos alveolares, enquanto os **vasos extra-alveolares** tendem a se abrir à medida que o pulmão se expande. Assim, se o pulmão estiver colapsado, a resistência é relativamente alta. À medida que ocorre insuflação a partir desse ponto, inicialmente a resistência cai, visto que os vasos extra-alveolares são abertos; entretanto, com a hiperinsuflação, o fluxo através dos vasos alveolares é impedido (ver Parte C da ilustração), com consequente elevação da resistência.

Como resultado, é produzida uma curva em forma de J, **com a RVP mais baixa no volume intermediário** quando a RVP é representada graficamente em relação ao volume pulmonar.

A RVP também pode ser afetada por diversos vasoconstritores (p. ex., agonistas alfa-adrenérgicos, tromboxano, endotelina) e vasodilatadores (p. ex., óxido nítrico, prostaciclina), porém essas ações são, em geral, fisiologicamente menos importantes do que os fatores passivos (ver anteriormente). Um fator importante no controle da resistência nos vasos pulmonares é a $P_{A_{O_2}}$ **(pressão parcial de O_2 no ar alveolar)**. Se a $P_{A_{O_2}}$ cair em determinada região do pulmão, os vasos expostos a uma baixa P_{O_2} se contraem, redirecionando então o fluxo sanguíneo para áreas do pulmão que estão mais bem ventiladas.

COLORIR, nas Partes A e B da ilustração, o fluxo sanguíneo pelo sistema cardiovascular observando a oxigenação do sangue nos capilares pulmonares

- [ ] 1. Sangue desoxigenado (em azul)
- [ ] 2. Sangue oxigenado (em vermelho)
- [ ] 3. Sangue misto nos capilares (em roxo)

COLORIR na Parte C da ilustração:

- [ ] 4. Os alvéolos observando o efeito do volume pulmonar (ilustrado como tamanho alveolar no diagrama) sobre os capilares alveolares

---

GABARITO

A. Passivo
B. Intermediário
C. $P_{A_{O_2}}$
D. 25/8 mmHg, 25/0 mmHg

Prancha 4.1

Netter Fisiologia para Colorir

Circulação Pulmonar 4

A. Circulações pulmonar e sistêmica

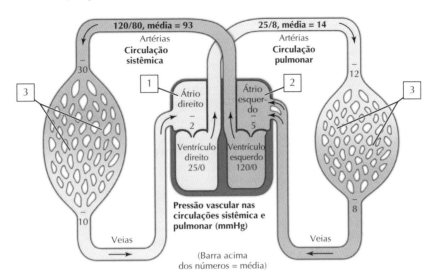

B. Efeitos do aumento do fluxo sanguíneo pulmonar e das pressões

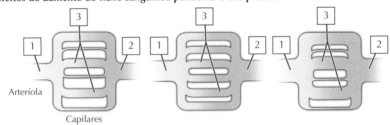

Normalmente, alguns capilares pulmonares estão fechados e não conduzem sangue

Recrutamento: maior número de capilares se abre à medida que aumenta a pressão vascular pulmonar ou o fluxo sanguíneo

Distensão: na presença de pressão vascular elevada, os capilares individuais se dilatam e adquirem uma seção transversa maior

C. Efeitos do volume pulmonar

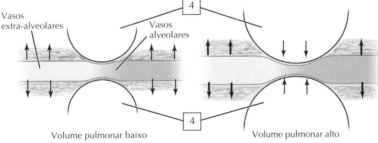

À medida que o volume pulmonar aumenta, a tração crescente sobre os capilares extra-alveolares produz uma distensão, e a sua resistência cai. Em contrapartida, os vasos alveolares são comprimidos pelo aumento dos alvéolos, e a sua resistência aumenta.

QUESTÕES DE REVISÃO

A. A correspondência do fluxo sanguíneo pulmonar com o fluxo sanguíneo sistêmico é realizada principalmente por meio do controle _____ da RVP.

B. A RVP é mais baixa na presença de volume pulmonar _____ (baixo, intermediário ou alto).

C. Normalmente, o fator mais importante no controle ativo da resistência vascular pulmonar é o(a) _____.

D. A pressão arterial pulmonar em repouso normal é de aproximadamente _____, enquanto a pressão normal no ventrículo direito é de cerca de _____.

Capítulo 4 Fisiologia Respiratória **Prancha 4.1**

4 Anatomia Macroscópica Pulmonar e Zona de Condução dos Pulmões

Os pulmões são formados por três lobos no pulmão direito e por dois lobos no pulmão esquerdo (Parte A da ilustração). Os vasos, os brônquios, os vasos linfáticos e os nervos passam pelo **hilo** de cada pulmão. As **vias respiratórias incluem a traqueia**, que se ramifica para dar origem aos **brônquios principais direito e esquerdo**, que entram nos pulmões e se ramificam ainda mais para se tornarem **brônquios menores** e, por fim, **bronquíolos** (Partes B e C da ilustração). Existem aproximadamente **23 gerações** de vias respiratórias começando pela traqueia e levando até os bronquíolos, que, por sua vez, levam aos alvéolos. As vias respiratórias tornam-se menores e mais numerosas a cada geração.

A **zona de condução** do sistema respiratório abrange as vias respiratórias desde a traqueia até os bronquíolos terminais. Não ocorre nenhuma troca gasosa em toda essa zona, razão pela qual ela é também conhecida como **espaço morto anatômico** (a troca gasosa só ocorre nos **bronquíolos respiratórios e alvéolos**; ver Prancha 4.3). A traqueia tem em torno de três quartos de sua circunferência formados por anéis cartilaginosos de modo a manter a patência do tubo, porém possibilitando a ocorrência da tosse (o outro quarto da circunferência consiste em músculo). Existem placas de **cartilagem** nos brônquios, mas não nos bronquíolos.

A maior parte do sistema de condução é revestida por **células epiteliais colunares pseudoestratificadas e ciliadas**, **células caliciformes** secretoras de muco e vários outros tipos de células. As células ciliadas e as células secretoras de muco constituem a maior parte do revestimento das grandes vias respiratórias; o muco protege contra a dessecação e retém as partículas inspiradas, enquanto as células ciliadas varrem as partículas retidas e as direcionam para a boca.

Nos bronquíolos, o epitélio torna-se **cúbico** ciliado, e ele constitui a maior parte do revestimento. As células caliciformes diminuem ou são perdidas pelos bronquíolos terminais. As **células claviformes** (anteriormente conhecidas como células de Clara) nos bronquíolos secretam várias substâncias que revestem os bronquíolos e desempenham um papel no sistema de defesa dos pulmões.

As paredes das vias respiratórias condutoras também contêm células musculares lisas, que são reguladas pelo sistema nervoso autônomo. A **parte simpática do sistema nervoso autônomo** dilata as vias respiratórias, enquanto a **parte parassimpática do sistema nervoso autônomo** as contrai.

COLORIR e IDENTIFICAR

☐ 1. As artérias pulmonares (em azul indicando o sangue desoxigenado)

☐ 2. Os brônquios

☐ 3. As veias pulmonares superior e inferior (em vermelho indicando o sangue oxigenado)

☐ 4. Os linfonodos (em verde)

☐ 5. A cartilagem traqueal

☐ 6. A mucosa da traqueia

☐ 7. A cartilagem

☐ 8. O epitélio da traqueia

☐ 9. O músculo traqueal

GABARITO

A. Bronquíolos terminais

B. Cartilagem, músculo liso

C. Células caliciformes, ação ciliar

D. Parassimpática, simpática

Prancha 4.2

Netter Fisiologia para Colorir

Anatomia Macroscópica Pulmonar e Zona de Condução dos Pulmões   4

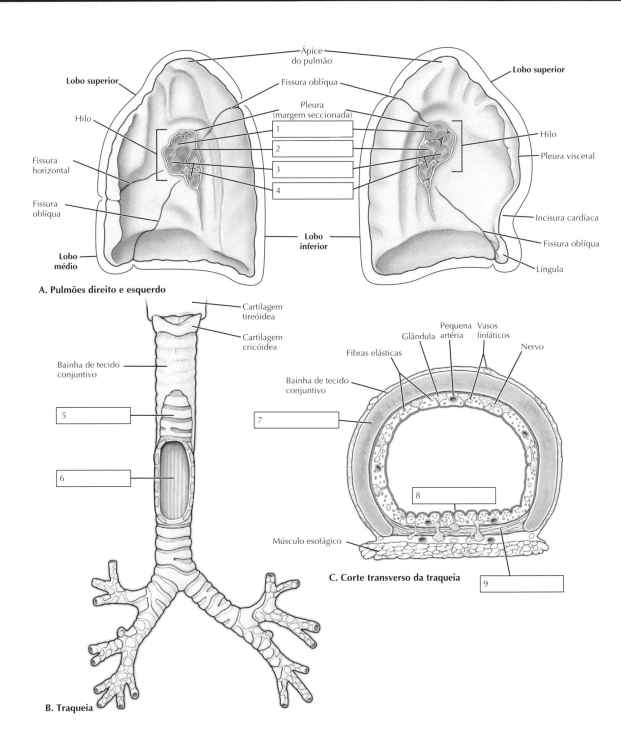

A. Pulmões direito e esquerdo

B. Traqueia

C. Corte transverso da traqueia

QUESTÕES DE REVISÃO

A. A cartilagem é encontrada em todos os segmentos da zona de condução, exceto nos(as) _____.

B. Três quartos da circunferência da traqueia consistem em _____ do sistema nervoso autônomo, enquanto um quarto da parede é constituída de _____.

C. As partículas na zona de condução são retidas no muco secretado pelos(as) _____ e são varridas em direção à boca pelo(a) _____.

D. A constrição das vias respiratórias é estimulada pela parte _____, do sistema nervoso autônomo, enquanto a dilatação é estimulada pela parte _____ do sistema nervoso autônomo.

Capítulo 4 Fisiologia Respiratória   **Prancha 4.2**

4 Zona Respiratória dos Pulmões

O ar inspirado entra na **zona condutora do sistema respiratório** na traqueia, que finalmente leva, por meio de numerosas ramificações, até os **bronquíolos terminais**, que dão origem aos **bronquíolos respiratórios**, os quais constituem a primeira parte da **zona respiratória.** A partir daí, o ar inspirado entra nos **ductos alveolares** e, em seguida, nos **sacos alveolares (alvéolos)**. Os **ácinos** dos pulmões constituem as suas unidades funcionais e compõem a zona respiratória (Parte A da ilustração). De acordo com as estimativas, existem 300 milhões de alvéolos nos pulmões humanos, com uma área de 50 a 100 m^2 para a troca gasosa. A eficiência da troca gasosa nos pulmões é uma função dessa grande área de troca, da espessura da **membrana alveolocapilar** entre os alvéolos e os capilares, e do "fluxo laminar" do sangue através dos capilares alveolares que circundam os alvéolos.

Os alvéolos são revestidos por células epiteliais do tipo I e do tipo II (Parte B da ilustração). As **células epiteliais alveolares do tipo I** constituem mais de 90% da área de superfície, e a sua estrutura pavimentosa contribui para a espessura da membrana alveolocapilar. A **troca gasosa** ocorre entre membrana alveolocapilar delgada composta de epitélio alveolar, membrana basal e **endotélio** capilar. As **células epiteliais alveolares do tipo II** secretam **surfactante**, uma complexa lipoproteína que reveste a superfície dos alvéolos e das vias respiratórias até os bronquíolos terminais, reduzindo então a tensão superficial e aumentando a complacência pulmonar. São também encontrados **macrófagos alveolares** nos alvéolos, que desempenham a importante função de remover as partículas e os microrganismos inalados.

COLORIR na Parte A da ilustração os exemplos de:

- ☐ 1. Músculo liso
- ☐ 2. Superfície luminal (interna) dos alvéolos e das vias respiratórias
- ☐ 3. Superfície externa dos alvéolos e das vias respiratórias

COLORIR e IDENTIFICAR na Parte B da ilustração:

- ☐ 4. A camada de surfactante
- ☐ 5. As células alveolares do tipo I
- ☐ 6. As células alveolares do tipo II
- ☐ 7. O macrófago alveolar
- ☐ 8. O endotélio
- ☐ 9. O interstício

Nota clínica

A **síndrome do desconforto respiratório do recém-nascido** constitui a causa mais comum de mortalidade em lactentes prematuros. A primeira respiração do recém-nascido sempre exige grande esforço para puxar o ar para dentro dos pulmões colapsados. Com a expansão dos pulmões, o surfactante liberado pelas células epiteliais do tipo II forma uma camada monomolecular na interface ar-líquido dos alvéolos e das pequenas vias respiratórias, e, depois de algumas respirações, apenas uma pequena pressão negativa precisa ser criada para inspirar. Na ausência de surfactante, a pressão negativa necessária para a inspiração permanece alta, e porções do pulmão sofrem colapso, o que leva à síndrome. O tratamento consiste em suporte ventilatório com terapia de reposição com surfactante.

GABARITO

- **A.** Alvéolos e pequenas vias respiratórias
- **B.** Bronquíolos respiratórios
- **C.** 50 a 100 m^2
- **D.** Macrófagos alveolares
- **E.** 300 milhões

Prancha 4.3

Netter Fisiologia para Colorir

Zona Respiratória dos Pulmões

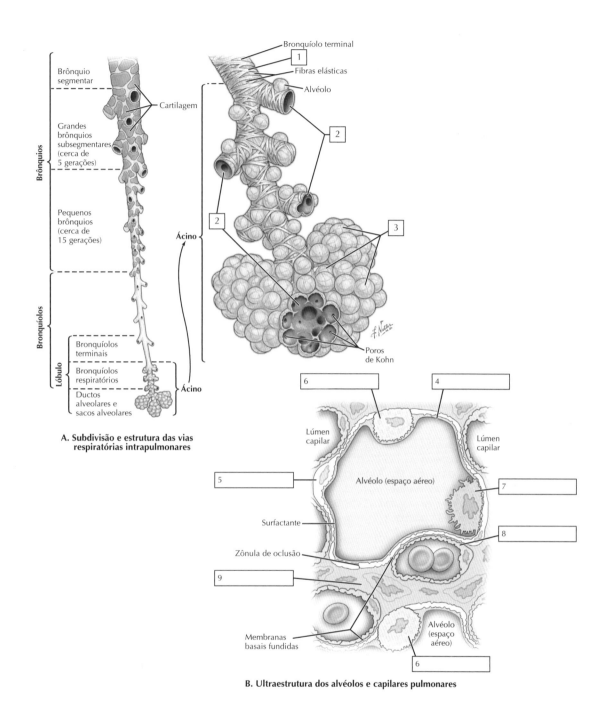

A. Subdivisão e estrutura das vias respiratórias intrapulmonares

B. Ultraestrutura dos alvéolos e capilares pulmonares

QUESTÕES DE REVISÃO

A. O surfactante é encontrado nos(as) _____.

B. A zona respiratória começa nos(as) _____.

C. A área total para a troca gasosa nos pulmões humanos é de aproximadamente _____.

D. As partículas de poeira nos alvéolos são removidas por _____.

E. O número estimado de alvéolos nos pulmões humanos é de _____.

Capítulo 4 Fisiologia Respiratória   **Prancha 4.3**

4 Volumes e Capacidades Pulmonares e Espirometria

Para compreender o processo de **ventilação** (o movimento de ar para dentro e para fora do sistema respiratório), é preciso considerar os vários volumes pulmonares e capacidades do pulmão. Os quatro **volumes pulmonares** são os seguintes:

- **Volume corrente (V_C):** volume de ar inspirado e expirado a cada respiração. O V_C em repouso é de aproximadamente 500 mℓ
- **Volume residual (VR):** o volume de ar que permanece nos pulmões após uma expiração máxima
- **Volume de reserva expiratório (VRE):** volume adicional de ar que *pode* ser expirado após uma expiração tranquila normal
- **Volume de reserva inspiratório (VRI):** volume adicional de ar que *pode* ser inspirado após uma inspiração tranquila normal.

As quatro **capacidades pulmonares** são as seguintes:

- **Capacidade pulmonar total (CPT):** volume de ar nos pulmões após inspiração máxima. No adulto saudável, a CPT é de aproximadamente 6 ℓ
- **Capacidade vital (CV):** volume de ar que pode ser expirado após inspiração máxima (até cerca de 5 ℓ)
- **Capacidade vital forçada (CVF):** a capacidade vital durante a expiração com força máxima
- **Capacidade residual funcional (CRF):** volume de ar que permanece nos pulmões após expiração na respiração tranquila normal
- **Capacidade inspiratória (CI):** volume máximo de ar que pode ser inspirado após a expiração durante a respiração tranquila normal.

Os volumes e as capacidades pulmonares podem ser medidos por **espirometria** e técnicas relacionadas. O indivíduo respira através de um **espirômetro** (Parte A da ilustração). À medida que o ar entra e sai do espirômetro, uma agulha move-se para cima e para baixo, registrando as mudanças de volume (Parte B da ilustração). Durante a respiração tranquila normal, o V_C é medido como a diferença entre os volumes na inspiração final e na expiração final. Os volumes inspiratórios e expiratórios finais efetivos dentro do pulmão não podem ser conhecidos diretamente a partir dessa técnica, porém a máquina é calibrada para medir de forma acurada as *mudanças* de volume. O VRE pode ser medido solicitando ao indivíduo que expire ao máximo e comparando o nível alcançado com aquele durante a expiração na respiração tranquila. O VRI é a diferença entre o volume alcançado após uma inspiração máxima e aquele após inspiração na respiração tranquila (Parte B da ilustração). A CV pode ser medida diretamente por meio de espirometria ao solicitar que o indivíduo faça uma expiração máxima após inspiração máxima.

Para conhecer os valores da CPT, da CRF e do VR, um desses parâmetros precisa ser medido indiretamente por uma técnica como ***washout* de nitrogênio, diluição com hélio** ou **pletismografia corporal**. Uma vez medido um desses parâmetros, os outros podem ser calculados. Por exemplo, se a CRF for medida pela técnica de diluição com hélio, a CPT pode ser calculada como CRF + CI (medida na espirometria), enquanto o VR pode ser calculado como CRF – VRE.

TRAÇAR

☐ 1. Os registros do espirômetro

COLORIR e IDENTIFICAR as áreas que representam:

☐ 2. O volume corrente (V_C)
☐ 3. O volume de reserva inspiratório (VRI)
☐ 4. O volume residual (VR)

GABARITO

A. 6 ℓ
B. 500 mℓ
C. CRF
D. CPT

Prancha 4.4

Netter Fisiologia para Colorir

Volumes e Capacidades Pulmonares e Espirometria

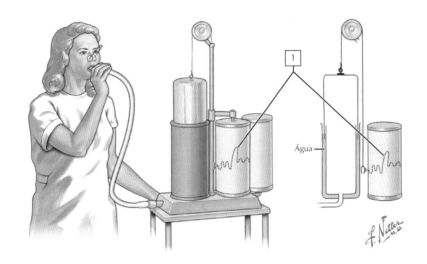

A

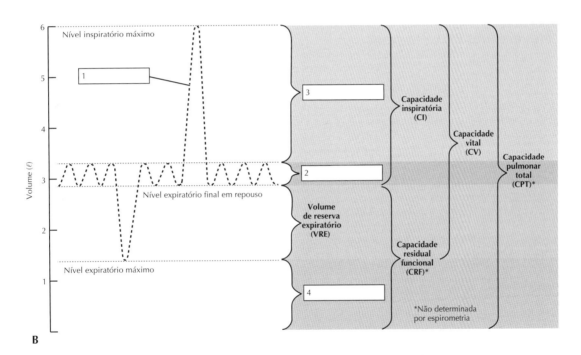

B

QUESTÕES DE REVISÃO

A. A CPT normal é de aproximadamente _____.

B. O V_C normal durante a respiração tranquila é de aproximadamente _____.

C. O volume que permanece no pulmão após a expiração na respiração tranquila normal é conhecido como _____.

D. Qual das seguintes opções não pode ser medida por espirometria apenas?

CPT

CI

CE

V_C

Capítulo 4 Fisiologia Respiratória

Prancha 4.4

4 Ventilação e Composição do Gás Alveolar

O V_C na respiração tranquila normal é de 500 mℓ, e a **frequência respiratória (FR)** é de 12 a 20 respirações/minuto. A **ventilação minuto ($\dot{V}_E$)** é o volume inspirado (ou expirado) por minuto, que pode ser calculado pela fórmula

$$\dot{V}_E = FR \times V_C$$

No V_C em repouso de 500 mℓ, quando a FR é de 15 respirações/min, a $\dot{V}_E$ é de 7.500 mℓ/min. Entretanto, o valor de 150 mℓ do V_C é o espaço morto anatômico na zona condutora do pulmão, onde não ocorre difusão. Assim, a ventilação alveolar ($\dot{V}_A$) neste exemplo é de 5.250 mℓ/min (15 respirações/min × 350 mℓ). A ventilação do espaço morto ($\dot{V}_D$) é de 2.250 mℓ/min (15 respirações/min × 150 mℓ).

A composição do ar nos alvéolos depende de vários fatores, tais como a composição do ar inspirado, a $\dot{V}_A$ e a concentração de gases no sangue venoso misto. Ao nível do mar, pressupondo a presença de ar seco, a atmosfera consiste em 21% de O_2, 79% de N_2 e menos de 1% de outros gases. A pressão atmosférica (P_{ATM}) é de 760 mmHg, e, de acordo com a **lei de Dalton**, podemos calcular a concentração de gases:

$$P_{O_2} = 0{,}21 \times 760 \text{ mmHg} = 160 \text{ mmHg}$$

$$P_{N_2} = 0{,}79 \times 760 \text{ mmHg} = 600 \text{ mmHg}$$

O ar inspirado aquece até a temperatura do corpo e se torna saturado com água, resultando então em uma pressão de vapor de 47 mmHg. Efetuando a correção da pressão de vapor e aplicando a lei de Dalton no ar inspirado:

$$PI_{H_2O} = 47 \text{ mmHg}$$

$$PI_{O_2} = 0{,}21 \times (760 - 47) \text{ mmHg} = 150 \text{ mmHg}$$

$$P_{IN_2} = 0{,}79 \times (760 - 47) \text{ mmHg} = 563 \text{ mmHg}$$

Essa composição é observada na zona condutora; entretanto, na zona respiratória, o O_2 difunde-se do ar alveolar para o sangue, enquanto o CO_2 difunde-se do sangue para o ar alveolar. Em consequência, no ar alveolar:

$$P_{AO_2} = 100 \text{ mmHg}$$

$$P_{ACO_2} = 40 \text{ mmHg}$$

A **equação dos gases alveolares** descreve a relação entre as pressões parciais de O_2 e de CO_2 no ar alveolar:

$$P_{AO_2} = PI_{O_2} - P_{ACO_2}/R$$

em que R é o **quociente respiratório**, cujo valor habitualmente é de 0,8. A P_{AO_2} reflete a PI_{O_2}, porém é mais baixa devido à utilização de O_2 e ao retorno aos pulmões na forma de CO_2. O quociente respiratório é a relação entre o CO_2 produzido pelo organismo e o oxigênio consumido; reflete os graus relativos dos metabolismos dos carboidratos, dos lipídios e das proteínas para a produção de energia. A equação dos gases alveolares pode prever a P_{AO_2} com base na medição do CO_2 no sangue arterial de um indivíduo saudável, visto que a P_{CO_2} está totalmente equilibrada entre o sangue e o ar alveolar nos capilares alveolares.

Compare o nível de O_2 e de CO_2 na atmosfera, no ar inspirado e no ar alveolar na Parte A da ilustração e observe que a P_{O_2} e a P_{CO_2} no sangue estão equilibradas com os níveis no ar alveolar à medida que o sangue segue o seu percurso pelos pulmões. A pressão parcial de oxigênio no sangue venoso misto (Pv_{O_2}) é de 40 mmHg, e o sangue arterial apresenta uma Pa_{O_2} de 100 mmHg (igual à P_{AO_2}). Enquanto isso, o sangue venoso misto entra no pulmão com uma Pv_{CO2} de 46 mmHg, enquanto o sangue arterial apresenta uma Pa_{CO_2} de 40 mmHg (igual à P_{ACO_2}). Observe que o conteúdo real de gás dissolvido no sangue é uma função de vários fatores, além da pressão parcial (ver Prancha 4.6). Na Parte B da ilustração, observe as alterações que ocorrem com a hipoventilação.

COLORIR os níveis de oxigenação do sangue nas Partes A e B da ilustração observando a diferença na P_{O_2} arterial durante a hipoventilação (Parte B da ilustração)

- ☐ 1. P_{O_2} de 100 mmHg (em vermelho)
- ☐ 2. P_{O_2} de 40 ou menos (em azul)
- ☐ 3. P_{O_2} significativamente abaixo de 100 mmHg, porém acima da P_{O_2} no sangue venoso (em roxo)

GABARITO

A. 160 mmHg, 150 mmHg e 100 mmHg

B. 40 mmHg, 100 mmHg

C. 46 mmHg, 40 mmHg

D. 10.000 mℓ/min [20/min × 500 mℓ], 7.000 mℓ/min [20/min × 350 mℓ], 3.000 mℓ/min [20/min × 150 mℓ]

Prancha 4.5

Netter Fisiologia para Colorir

Ventilação e Composição do Gás Alveolar

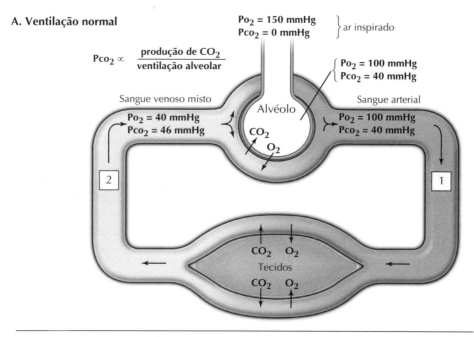

A. Ventilação normal

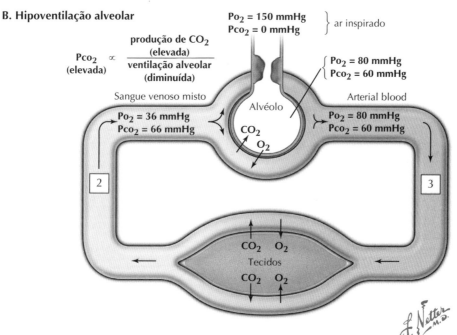

B. Hipoventilação alveolar

QUESTÕES DE REVISÃO

A. As pressões parciais de O_2 ao nível do mar no ar atmosférico seco, no ar inspirado e no ar alveolar são, respectivamente, _____, _____ e _____.

B. A pressão parcial de O_2 no sangue venoso misto que retorna ao pulmão é de _____, enquanto o nível no sangue arterial é de _____.

C. A pressão parcial de CO_2 no sangue venoso misto que retorna ao pulmão é de _____, enquanto o nível no sangue arterial é de _____.

D. Com uma frequência respiratória de 20 e um volume corrente de 500, a $\dot{V}_E$ é de _____, a $\dot{V}_A$ é de _____ e a $\dot{V}_D$ é de _____.

Capítulo 4 Fisiologia Respiratória

Prancha 4.5

4 Difusão dos Gases

A difusão dos gases ($\dot{V}_{gás}$) entre o ar alveolar e o sangue do capilar alveolar obedece à lei de Fick:

$$\dot{V}_{gás} = \frac{A \times D\,(P_1 - P_2)}{T}$$

em que A é a área da membrana que separa dois compartimentos, T é a espessura da membrana, D é a constante de difusão e P_1 e P_2 são as concentrações de gás nos dois compartimentos. A constante de difusão de um gás está diretamente relacionada com a sua solubilidade e inversamente relacionada com a raiz quadrada de seu peso molecular.

Em repouso, o tempo de trânsito para a passagem do sangue pelos capilares alveolares é de cerca de 0,75 s. Nos pulmões saudáveis, em condições de repouso, o O_2 e o CO_2 estão equilibrados com o ar alveolar em um terço do trajeto pelo capilar alveolar, conforme ilustrado na Prancha 4.6. Portanto, em condições normais, a difusão desses gases é **limitada pela perfusão**, visto que a única maneira de aumentar a transferência de um gás é elevar a perfusão (fluxo sanguíneo) no pulmão. O exemplo clássico de **transporte limitado por perfusão** é o transporte do **óxido nitroso (N_2O)**, que está equilibrado no primeiro quinto do trajeto pelo capilar. Durante o exercício aeróbico muito intenso, quando ocorre um acentuado aumento do débito cardíaco, ou na presença de uma doença como a fibrose intersticial (em que ocorre espessamento da membrana capilar alveolar), o transporte de O_2 pode ser **limitado por difusão**, e a P_{O_2} não está totalmente equilibrada entre o ar alveolar e o sangue que deixa o capilar alveolar.

Na ilustração da parte inferior da Prancha 4.6, observe as linhas pontilhadas que ilustram os efeitos de uma barreira de difusão que impede a troca gasosa, como a que ocorre quando há espessamento das membranas por **fibrose pulmonar**. O exemplo clássico de um gás limitado por difusão é o **monóxido de carbono (CO)**. Se um indivíduo inspira CO, este se difunde do ar alveolar para o sangue e se liga à hemoglobina com tanta afinidade que grandes quantidades de CO difundem-se para o sangue com pouca mudança da PCO (a PCO reflete apenas a quantidade de CO dissolvido). Portanto, o CO não está totalmente equilibrado à medida que o sangue passa pelo capilar alveolar, e o seu transporte é limitado apenas pela capacidade de difusão da membrana alveolar.

COLORIR

1. O sangue na artéria pulmonar (sangue venoso misto) e o sangue no primeiro terço do capilar alveolar em azul para indicar o seu estado de desoxigenação parcial.

2. O sangue nos últimos dois terços do capilar alveolar e o sangue na veia pulmonar em vermelho para indicar o seu estado de oxigenação total.

TRAÇAR

3. A P_{CO_2} (taxa de difusão normal saudável)
4. A P_{CO_2} (taxa de difusão anormal)
5. A P_{O_2} (difusão normal saudável)
6. A P_{O_2} (taxa de difusão anormal)

Nota clínica

Clinicamente, a **capacidade pulmonar de difusão de CO (DPCO)** é uma prova de função pulmonar que é administrada para avaliar a capacidade do pulmão de transferir gás do alvéolo para o pulmão. A DPCO fica reduzida em várias doenças pulmonares, como a fibrose pulmonar, a doença pulmonar intersticial e o enfisema.

GABARITO

A. Óxido nitroso
B. Monóxido de carbono
C. Fibrose intersticial
D. Espessura da membrana

Prancha 4.6

Netter Fisiologia para Colorir

Difusão dos Gases 4

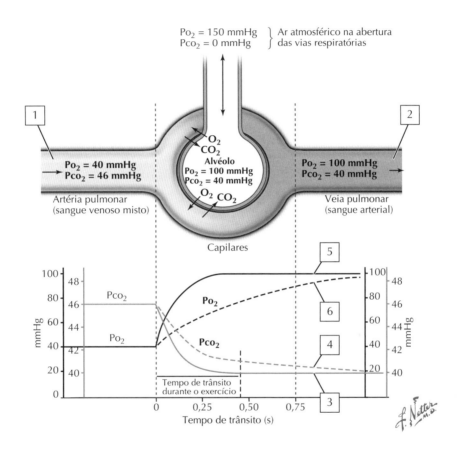

QUESTÕES DE REVISÃO

A. Um exemplo clássico de gás limitado por perfusão é o _____.

B. Um exemplo clássico de gás limitado por difusão é o _____.

C. Uma doença em que a taxa de difusão dos gases através da membrana capilar alveolar fica reduzida é o(a) _____.

D. De acordo com a lei de Fick, a difusão de um gás entre o ar alveolar e o sangue capilar é inversamente relacionada com o(a) _____.

Capítulo 4 Fisiologia Respiratória　　　　**Prancha 4.6**

4 Gradientes de Ventilação e de Perfusão

Para maior eficiência das trocas de gases entre o ambiente e o sangue, a ventilação nas regiões do pulmão deve estar adequadamente correlacionada com o fluxo sanguíneo. Entretanto, nem a ventilação nem a perfusão dos pulmões são uniformes. Na **posição ortostática,** o peso dos pulmões distende os alvéolos em direção ao ápice. Portanto, os alvéolos em direção à base do pulmão são menores e mais complacentes, e, em consequência, existe um gradiente de ventilação crescente do ápice (menor) para a base (maior) do pulmão (Parte B da ilustração).

Na posição ortostática, o gradiente do fluxo sanguíneo pulmonar (perfusão) é muito mais acentuado do que o gradiente de ventilação, sendo a perfusão maior em direção à base do pulmão. Isso resulta dos efeitos gravitacionais sobre as pressões vasculares e da relação entre pressão vascular e pressão alveolar à medida que o sangue flui pelos capilares alveolares. À medida que o sangue flui pelos capilares alveolares, a velocidade do fluxo é potencialmente afetada pela pressão alveolar em ambos os lados do capilar. No ápice do pulmão, a pressão arterial é baixa, enquanto a pressão alveolar pode até exceder a pressão vascular algumas vezes, o que resulta em uma região de baixo fluxo denominada **zona 1** (Parte A da ilustração). Nas regiões do pulmão onde a pressão alveolar situa-se entre a pressão arterial e a pressão venosa, a **zona 2**, o gradiente de pressão para o fluxo é a diferença entre a pressão arterial e a pressão alveolar. Em direção à base do pulmão, a **zona 3**, as pressões vasculares pulmonares são elevadas pelo efeito da gravidade, e as pressões tanto arterial quanto venosa são mais altas do que a pressão alveolar. Isso provoca distensão dos vasos e, portanto, redução da resistência. Em consequência, o fluxo sanguíneo é maior na zona 3.

Esses gradientes de ventilação e de perfusão produzem um gradiente de $\dot{V}_A/\dot{Q}_C$ (relação ventilação alveolar/fluxo sanguíneo capilar pulmonar). A $\dot{V}_A/\dot{Q}_C$ é mais baixa na base dos pulmões e mais alta no ápice (ver Parte B da ilustração). Como o fluxo sanguíneo pulmonar em repouso (débito cardíaco) e a ventilação alveolar em repouso são ambos de aproximadamente 5 ℓ/min, a $\dot{V}_A/\dot{Q}_C$ é de cerca de 1 no ponto médio vertical dos pulmões, inferior a 1 na base e maior do que 1 em direção ao ápice.

O **espaço morto** e o *shunt* (desvio) são extremos de desequilíbrio da $\dot{V}_A/\dot{Q}_C$. Os alvéolos que são ventilados mas não perfundidos constituem o **espaço morto fisiológico** (em oposição ao espaço morto anatômico da zona condutora do pulmão). No espaço morto, $\dot{V}_A/\dot{Q}_C = \infty$. O **fluxo de *shunt*** nos pulmões refere-se às áreas que são perfundidas mas não ventiladas, o que pode resultar de uma **obstrução das vias respiratórias** produzindo *shunt* **fisiológico.** No fluxo de *shunt*, $\dot{V}_A/\dot{Q}_C = 0$. O fluxo de *shunt* também pode ser um *shunt* **anatômico**, em que o fluxo sanguíneo passa pela zona condutora dos pulmões e se desvia dos alvéolos. A **mistura venosa** de sangue oxigenado e desoxigenado que resulta do *shunt* anatômico é responsável pela maior parte do pequeno **gradiente de P_{O_2} arteriolar alveolar-sistêmico (gradiente de P_{O_2} A-a)**. No indivíduo saudável, esse gradiente é de 6 a 9 mmHg. Os desequilíbrios na $\dot{V}_A/\dot{Q}_C$ desempenham um importante papel na fisiopatologia pulmonar.

COLORIR e observar o aumento de perfusão em direção à base do pulmão na Parte A da ilustração:

☐ 1. Sangue desoxigenado (em azul, à esquerda dos alvéolos)

☐ 2. Sangue oxigenado (em vermelho, à direita dos alvéolos)

☐ 3. Pulmão (no fundo do diagrama)

COLORIR e **IDENTIFICAR** na Parte B da ilustração a linha que representa:

☐ 4. A ventilação (em azul)

☐ 5. A perfusão (em vermelho)

☐ 6. A $\dot{V}_A/\dot{Q}_C$ (relação ventilação/perfusão)

GABARITO

A. Zona 3

B. Infinita

C. 1

D. Abolido (zero)

Prancha 4.7　　　　　　　　　　　　　　**Netter Fisiologia para Colorir**

Gradientes de Ventilação e de Perfusão

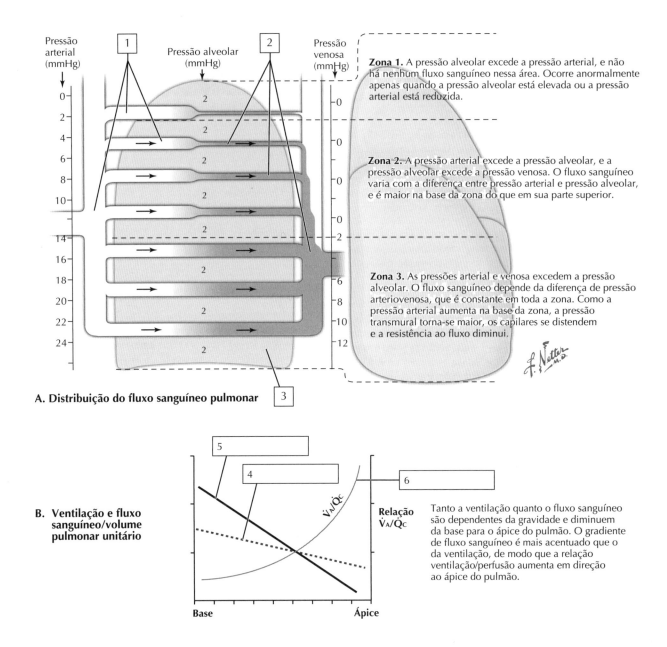

A. Distribuição do fluxo sanguíneo pulmonar

Zona 1. A pressão alveolar excede a pressão arterial, e não há nenhum fluxo sanguíneo nessa área. Ocorre anormalmente apenas quando a pressão alveolar está elevada ou a pressão arterial está reduzida.

Zona 2. A pressão arterial excede a pressão alveolar, e a pressão alveolar excede a pressão venosa. O fluxo sanguíneo varia com a diferença entre pressão arterial e pressão alveolar, e é maior na base da zona do que em sua parte superior.

Zona 3. As pressões arterial e venosa excedem a pressão alveolar. O fluxo sanguíneo depende da diferença de pressão arteriovenosa, que é constante em toda a zona. Como a pressão arterial aumenta na base da zona, a pressão transmural torna-se maior, os capilares se distendem e a resistência ao fluxo diminui.

B. Ventilação e fluxo sanguíneo/volume pulmonar unitário

Tanto a ventilação quanto o fluxo sanguíneo são dependentes da gravidade e diminuem da base para o ápice do pulmão. O gradiente de fluxo sanguíneo é mais acentuado que o da ventilação, de modo que a relação ventilação/perfusão aumenta em direção ao ápice do pulmão.

QUESTÕES DE REVISÃO

A. Em que zona do pulmão a relação $\dot{V}_A/\dot{Q}_C$ é mais baixa?

B. No espaço morto fisiológico, a $\dot{V}_A/\dot{Q}_C$ é _____.

C. Para uma função fisiológica mais eficiente, a $\dot{V}_A/\dot{Q}_C$ deve ser de _____.

D. Em um astronauta que orbita a Terra, o gradiente na $\dot{V}_A/\dot{Q}_C$ deve estar _____.

Capítulo 4 Fisiologia Respiratória — **Prancha 4.7**

4 Mecânica Básica da Ventilação

As forças que produzem a ventilação dos pulmões são análogas àquelas que produzem o fluxo de sangue no sistema cardiovascular. O gradiente de pressão para o fluxo de ar é criado pelo movimento da **parede torácica** e do diafragma, e o fluxo ocorre contra a resistência das vias respiratórias.

$$\text{Taxa do fluxo de ar} = (P_A - P_{ATM})/R_{vr}$$

em que $(P_A - P_{ATM})$ é o gradiente de pressão do alvéolo para a atmosfera, e R_{vr} é a resistência das vias respiratórias. Naturalmente, a equação para o fluxo de ar pode ser expandida para a lei de Poiseuille (Prancha 3.8).

Quando a parede torácica e os pulmões são elásticos, eles sofrem uma retração passiva após a sua distensão devido à **pressão de retração elástica** criada pela distensão. A pleura visceral (revestimento externo) dos pulmões está justaposta à pleura parietal da parede torácica, e a pequena cavidade pleural repleta de líquido entre as pleuras contém apenas alguns mililitros de líquido.

A Prancha 4.8 ilustra as interações das forças da parede torácica e dos pulmões durante o ciclo de respiração tranquila normal (observe que, na respiração tranquila normal, a pressão pleural é sempre negativa).

- Na Parte A da ilustração, o sistema é mostrado na condição de CRF, quando está em repouso após uma expiração passiva tranquila. Os músculos da parede torácica estão relaxados, e a pressão de retração elástica da parede torácica para fora é igual e se opõe à pressão de retração elástica para dentro do pulmão. A **pressão alveolar** é zero (atmosférica), e a **pressão pleural** (pressão na cavidade pleural) é negativa
- Durante a respiração tranquila normal, **diafragma** abaixo dos pulmões é o principal músculo da **inspiração** (Parte B da ilustração). À medida que ele se contrai e a sua cúpula desce, o espaço torácico aumenta, o que cria uma pressão alveolar negativa e faz com que o **fluxo de ar para dentro** entre nas vias respiratórias (Parte B da ilustração). Com a respiração ativa (p. ex., durante o exercício físico), os **músculos intercostais**

tornam-se mais ativamente envolvidos na inspiração, elevando então as **costelas** e expandindo o tórax à medida que se contraem
- Na respiração tranquila normal, a **expiração** é um resultado passivo da retração dos pulmões. Durante a respiração ativa, os músculos da parede abdominal e os músculos intercostais contribuem para a força expiratória.

COLORIR

- [ ] 1. As setas dentro das vias respiratórias indicando o fluxo para dentro
- [ ] 2. As setas nas vias respiratórias indicando o fluxo para fora
- [ ] 3. O esôfago
- [ ] 4. Os pulmões
- [ ] 5. A parede torácica
- [ ] 6. Os cortes transversos das costelas

Nota clínica

O termo **pneumotórax** refere-se à presença de ar no espaço pleural que potencialmente resulta em colapso do pulmão, habitualmente em um lado do tórax. Os sintomas comuns consistem em dor em um lado do tórax e falta de ar. A condição pode deteriorar-se, com queda da pressão arterial e redução da oxigenação do sangue e dos tecidos quando não tratada. O pneumotórax pode ser causado por lesão da parede torácica ou ruptura da integridade do próprio pulmão, o que leva, em ambos os casos, à entrada de ar na cavidade pleural. Em alguns casos, o pneumotórax pode ser fatal se não for tratado; todavia, em outros casos, o pneumotórax pode ocorrer de forma espontânea, na ausência de uma doença pulmonar significativa, e sofrer resolução.

GABARITO

A. Diafragma
B. Negativa
C. Zero (atmosférica)
D. Positiva, negativa

Prancha 4.8

Netter Fisiologia para Colorir

Mecânica Básica da Ventilação

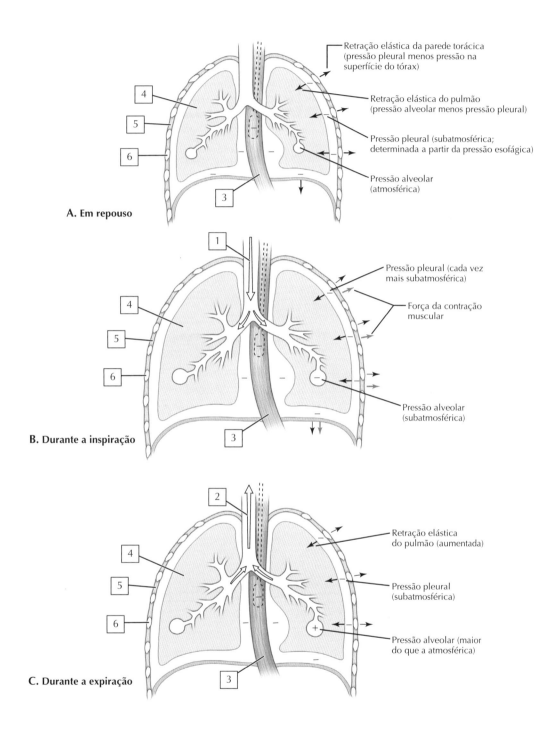

A. Em repouso
B. Durante a inspiração
C. Durante a expiração

QUESTÕES DE REVISÃO

A. Na respiração tranquila normal, o trabalho da respiração é realizado pela contração do(a) _____.

B. Na respiração tranquila normal, a pressão na cavidade pleural é sempre _____.

C. Em repouso (CRF), a pressão alveolar é _____.

D. Durante a expiração, a pressão alveolar é _____ e, durante a inspiração, ela é _____.

Capítulo 4 Fisiologia Respiratória — **Prancha 4.8**

4 Propriedades Elásticas do Sistema Respiratório: Pulmão e Parede Torácica

A **elastância,** a tendência de um órgão oco a retornar a seu tamanho original quando distendido, pode ser quantificada como **pressão de retração elástica**. A **complacência pulmonar (C_P)** é o inverso da elastância pulmonar e é uma medida da distensibilidade do pulmão. Na Prancha 4.9, as magnitudes das pressões de retração elástica dos pulmões e da parede torácica estão ilustradas para vários volumes pulmonares, desde o VR até a CPT (o tamanho e a direção das setas mostram a magnitude relativa e a direção da força de retração). Começando no VR e prosseguindo para a CPT, a **retração elástica da parede torácica** é, a princípio, uma grande pressão dirigida **para fora**. Ela diminui na presença de volumes maiores até alcançar zero com aproximadamente 70% da CPT, e, na CPT, é dirigida **para dentro**. A **retração elástica do pulmão** é muito pequena no VR e se eleva com o aumento do volume. No sistema respiratório como um todo, quando os músculos da respiração estão relaxados, a combinação dessas forças resulta em uma força efetiva para fora no estado de VR, em equilíbrio das forças na CRF e em uma força efetiva para dentro com volume acima da CRF. Essas forças são quantificadas e ilustradas no gráfico, em que os volumes pulmonares são designados por A a E nos diagramas superiores e indicados por setas A a E no gráfico da parte inferior. A linha para a força combinada do pulmão e da parede torácica representa a soma das duas forças e cruza a origem (pressão de retração elástica efetiva de 0) na CRF, em que o sistema está em equilíbrio.

A pressão de retração elástica dos pulmões e da parede torácica pode ser relacionada com a pressão pleural.

- A retração elástica dos pulmões é igual à P_A menos a pressão pleural
- A pressão de retração elástica da parede torácica é igual à pressão pleural menos a P_{ATM}.

A **tensão superficial** é uma força semelhante a uma força elástica da interface gás-líquido produzida pela atração intermolecular das moléculas do líquido nessa superfície. No pulmão, a tensão superficial reduz a C_P e, potencialmente, pode causar colapso das pequenas vias respiratórias. O problema potencial da tensão superficial e da baixa C_P é evitado pelo surfactante produzido pelas células epiteliais alveolares do tipo II. O surfactante é uma lipoproteína complexa, que contém dipalmitoil fosfatidil colina. Trata-se de uma substância anfipática que reveste a superfície do epitélio alveolar e das pequenas vias respiratórias, reduz a tensão superficial e aumenta a C_P, com diminuição do trabalho da respiração.

COLORIR

- ☐ 1. As setas que indicam as pressões de retração para fora
- ☐ 2. As setas que indicam as pressões de retração para dentro

COLORIR e IDENTIFICAR as linhas que representam:

- ☐ 3. A pressão de retração da parede torácica
- ☐ 4. A pressão de retração do pulmão
- ☐ 5. A pressão combinada do pulmão e da parede torácica

GABARITO

- **A.** Elastância, complacência
- **B.** CPT (ou volumes pulmonares muito altos)
- **C.** Negativa (para fora)
- **D.** Volume residual

Prancha 4.9

Netter Fisiologia para Colorir

Propriedades Elásticas do Sistema Respiratório: Pulmão e Parede Torácica

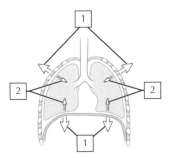

A. Com volume residual
A retração elástica da parede torácica dirigida para fora é grande; a retração do pulmão dirigida para dentro é muito pequena

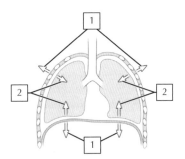

B. Com capacidade residual funcional
As retrações elásticas do pulmão e da parede torácica são iguais, porém opostas

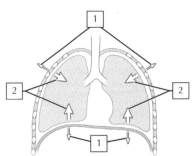

C. Com volume pulmonar maior
A retração elástica da parede torácica torna-se menor, e a retração do pulmão aumenta

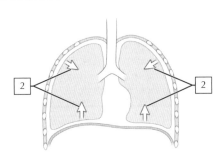

D. Com aproximadamente 70% da capacidade pulmonar total
Posição de equilíbrio da parede torácica (a sua retração é igual a zero)

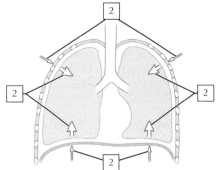

E. Com capacidade pulmonar total
A retração elástica do pulmão e da parede torácica está direcionada para dentro, favorecendo a diminuição do volume pulmonar

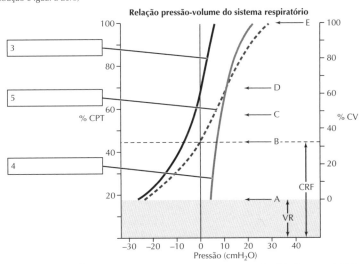

F. A pressão de retração elástica do sistema respiratório é a soma algébrica das pressões de retração do pulmão e da parede torácica

---

QUESTÕES DE REVISÃO

A. A tendência de um órgão oco a retornar a seu tamanho original após distensão é denominada _____, e o(a) _____ é uma medida da distensibilidade de um órgão.

B. A retração elástica da parede torácica e dos pulmões é positiva (para dentro) no(a) _____.

C. Na CRF, a retração elástica da parede torácica é _____.

D. No sistema respiratório normal, a retração elástica do pulmão é mínima no(a) _____.

Capítulo 4 Fisiologia Respiratória

4 Complacência Pulmonar e Trabalho Respiratório na Saúde e na Doença

Em sua maioria, as doenças pulmonares podem ser classificadas como doenças restritivas ou obstrutivas:

- As **doenças pulmonares restritivas** resultam em redução do volume funcional dos pulmões e incluem as **doenças pulmonares intersticiais**, tais como a **fibrose pulmonar idiopática**, a **sarcoidose** e a **asbestose**
- As **doenças pulmonares obstrutivas** são as que se caracterizam pela redução da taxa de fluxo e incluem a **doença pulmonar obstrutiva crônica (DPOC)** e a **asma**.

A alça dinâmica de pressão-volume que é formada quando o volume pulmonar é representado graficamente contra a pressão intrapleural (parte superior direita da ilustração) é útil para analisar o trabalho respiratório nos pulmões e a possível presença de doença obstrutiva ou restritiva no pulmão. Na alça de pressão-volume normal, observe a área relativa no **trapézio EABCD** e compare esta área com as áreas dos trapézios nas duas alças de pressão-volume subsequentes. Essa área fornece um índice do trabalho realizado para superar as forças elásticas, e a metade direita da **alça (AB'CBA)** indica o trabalho adicional associado para superar a resistência das vias respiratórias durante a inspiração.

Na **doença restritiva**, a **complacência** do sistema respiratório está reduzida, com consequente CPT e CRF mais baixas. Observe que, na Parte C da ilustração (doença pulmonar restritiva), o trabalho respiratório é maior, e a inclinação da relação pressão-volume é reduzida em comparação com a dos pulmões normais. Há a necessidade de mais esforço e de maior gradiente de pressão para a insuflação dos pulmões.

Na **doença pulmonar obstrutiva,** o trabalho realizado durante a inspiração está aumentado devido à maior resistência das vias respiratórias. Compare o formato das alças de pressão-volume nas três alças ilustradas e observe a expansão do lado direito da alça do meio (inspiração) em consequência do **aumento de resistência**. A doença obstrutiva não produz imediatamente uma mudança da C_P, mas pode ter um efeito ao longo do tempo. Por exemplo, na DPOC, um importante componente da fisiopatologia é o **enfisema**, que consiste na destruição do tecido elástico dos pulmões, resultando em ruptura da arquitetura alveolar. Isso acarreta uma C_P mais baixa; todavia, embora a CPT e a CRF estejam aumentadas, existe menos área para a troca gasosa.

TRAÇAR

- ☐ 1. O trapézio EABCD e comparar as áreas relativas nos três trapézios como uma indicação do trabalho para superar as forças elásticas na respiração.
- ☐ 2. O segmento AB'CBA da alça e comparar essas três áreas como uma indicação do trabalho para superar a resistência na respiração.

COLORIR

- ☐ 3. A obstrução ao fluxo de ar para reforçar o ponto em que a resistência ao fluxo de ar está aumentada em comparação com os pulmões normais.
- ☐ 4. A área mais escura ao redor dos alvéolos para reforçar a diminuição da complacência na doença pulmonar restritiva.

GABARITO

A. Aumentado

B. Obstrutiva

C. Aumentada, reduzida

D. Obstrutiva, restritiva

Prancha 4.10

Netter Fisiologia para Colorir

Complacência Pulmonar e Trabalho Respiratório na Saúde e na Doença

Trabalho Respiratório

A. Normal

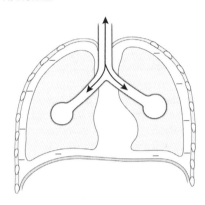

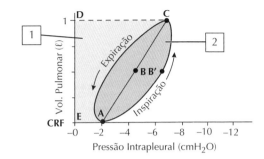

O trabalho realizado no pulmão durante a respiração pode ser determinado a partir da alça dinâmica de pressão-volume. O trabalho para superar as forças elásticas é representado pela área do trapézio EABCD. O trabalho adicional necessário para superar a resistência ao fluxo durante a inspiração é representado pela área da metade direita da alça AB'CBA.

B. Doença obstrutiva

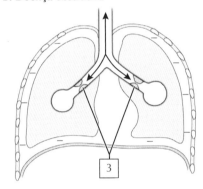

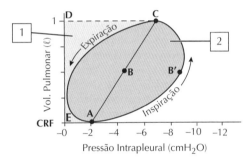

Nos distúrbios caracterizados por obstrução das vias respiratórias, ocorre aumento do trabalho para superar a resistência ao fluxo; o trabalho elástico da respiração permanece inalterado.

C. Doença restritiva

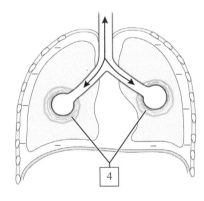

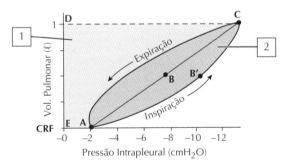

As doenças pulmonares restritivas provocam aumento do trabalho elástico da respiração; o trabalho para superar a resistência ao fluxo é normal.

QUESTÕES DE REVISÃO

A. Na doença pulmonar restritiva, o trabalho respiratório está _____.

B. O aumento da resistência das vias respiratórias constitui uma característica da doença pulmonar _____.

C. No enfisema, a complacência pulmonar está _____, porém a área para a troca gasosa está _____.

D. A asma é uma doença pulmonar _____ (obstrutiva ou restritiva), enquanto a fibrose intersticial é classificada como doença pulmonar _____ (obstrutiva ou restritiva).

Capítulo 4 Fisiologia Respiratória **Prancha 4.10**

4 Fluxo de Ar e Resistência

O fluxo de ar para dentro e para fora dos pulmões depende do gradiente de pressão entre a abertura da boca e os alvéolos. Esse gradiente é zero no fim da inspiração e da expiração. Assim como se aplica ao fluxo sanguíneo (Capítulo 3), a **lei de Poiseuille** aplica-se ao fluxo de ar (Q) através dos tubos do sistema respiratório:

$$Q = \Delta P \pi r^4 / \eta 8L$$

em que ΔP é o gradiente de pressão em um tubo, r^4 é o raio do tubo à quarta potência, η é a viscosidade do ar e L é o comprimento do tubo. Essas relações estão ilustradas na metade inferior da Prancha 4.11.

No sistema respiratório como um todo, a maior resistência ao fluxo ocorre realmente nas vias respiratórias de tamanho médio (quarta a oitava gerações). Lembre-se da informação apresentada no Capítulo 3 de que, em tubos paralelos, a resistência total é menor do que a resistência de cada tubo individualmente. Tendo em vista tanto o raio quanto o número de tubos nesse nível, a resistência é mais alta nos brônquios de tamanho médio em conjunto e menor nas vias respiratórias maiores ou menores. Geralmente, o fluxo é **laminar**, embora, na presença de altas taxas de fluxo, se torne **turbulento** nas **grandes vias respiratórias e na traqueia**; o fluxo é **transicional** nas grandes vias respiratórias próximo aos pontos de ramificação e locais de estreitamento (ver Prancha 4.11). O controle autônomo das vias respiratórias é feito principalmente pelo sistema nervoso parassimpático, e ocorre uma **broncoconstrição** quando os nervos parassimpáticos são ativados. A ativação simpática exerce o efeito oposto **(broncodilatação)**.

Outro fator que afeta a resistência das vias respiratórias é o volume pulmonar. Com volumes pulmonares maiores, a **tração radial** tende a manter as vias respiratórias mais abertas, reduzindo então a resistência ao fluxo de ar.

COLORIR e IDENTIFICAR as setas que indicam:

- ☐ 1. O fluxo laminar
- ☐ 2. O fluxo turbulento
- ☐ 3. O fluxo transicional

Nota clínica

Normalmente, o tônus das vias respiratórias é controlado em grande parte pelo **sistema nervoso autônomo**. Quando um episódio de asma provoca broncoconstrição e dificuldade em respirar, frequentemente são utilizados "inaladores de resgate" para administrar um fármaco beta-adrenérgico de ação curta, como o salbutamol, para promover a broncodilatação. A estimulação dos **receptores beta-adrenérgicos** no músculo liso brônquico promove relaxamento.

GABARITO

- **A.** Diâmetro das grandes vias respiratórias
- **B.** Vias respiratórias de tamanho médio
- **C.** Receptor beta-adrenérgico
- **D.** Tração radial

Prancha 4.11

Netter Fisiologia para Colorir

Fluxo de Ar e Resistência

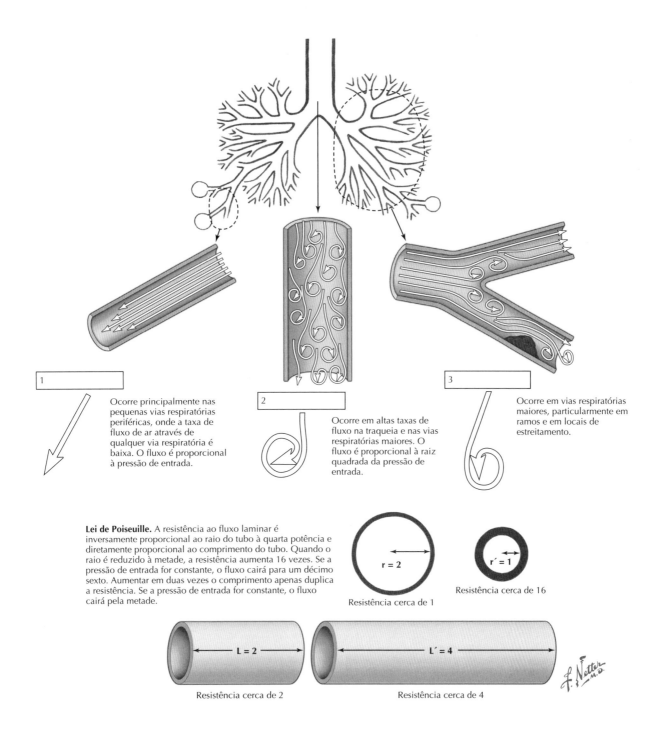

1 — Ocorre principalmente nas pequenas vias respiratórias periféricas, onde a taxa de fluxo de ar através de qualquer via respiratória é baixa. O fluxo é proporcional à pressão de entrada.

2 — Ocorre em altas taxas de fluxo na traqueia e nas vias respiratórias maiores. O fluxo é proporcional à raiz quadrada da pressão de entrada.

3 — Ocorre em vias respiratórias maiores, particularmente em ramos e em locais de estreitamento.

Lei de Poiseuille. A resistência ao fluxo laminar é inversamente proporcional ao raio do tubo à quarta potência e diretamente proporcional ao comprimento do tubo. Quando o raio é reduzido à metade, a resistência aumenta 16 vezes. Se a pressão de entrada for constante, o fluxo cairá para um décimo sexto. Aumentar em duas vezes o comprimento apenas duplica a resistência. Se a pressão de entrada for constante, o fluxo cairá pela metade.

r = 2, Resistência cerca de 1
r′ = 1, Resistência cerca de 16
L = 2, Resistência cerca de 2
L′ = 4, Resistência cerca de 4

QUESTÕES DE REVISÃO

A. Nas grandes vias respiratórias e na traqueia, quando o fluxo se torna turbulento em altas taxas de fluxo, a turbulência pode ser atribuída à velocidade rápida e, nessa região, ao(à) _____.

B. No sistema respiratório, a resistência é mais alta no nível dos(as) _____.

C. Ocorrerá broncodilatação quando houver ligação de um agonista a que tipo específico de receptor nas vias respiratórias?

D. A resistência das vias respiratórias tende a ser reduzida na presença de grandes volumes pulmonares por _____ atuando sobre as vias respiratórias.

Capítulo 4 Fisiologia Respiratória — **Prancha 4.11**

4 Compressão Dinâmica das Vias Respiratórias durante a Expiração

Além dos fatores discutidos na Prancha 4.11, a resistência das vias respiratórias é afetada pela **compressão dinâmica**, que é definida como a compressão das vias respiratórias durante a **expiração forçada**. Os efeitos da compressão dinâmica são revelados pela **curva de fluxo expiratório-volume** (Parte A da ilustração). Quando um indivíduo realiza uma **manobra de CVF** ao inspirar até a CPT e, em seguida, ao expirar com força máxima até o VR, forma-se uma curva semelhante à linha contínua superior. Nessa curva, o pico (a maior taxa de fluxo alcançada) é o **fluxo expiratório máximo**. Observe que a inclinação descendente (a fase expiratória) é **independente do esforço** (diferentemente do fluxo expiratório máximo), visto que o fluxo é limitado pela compressão dinâmica das vias respiratórias. Se for aplicado menos esforço (ver curva pontilhada na Parte A da ilustração), obtém-se um fluxo expiratório mais baixo, porém a curva converge com a curva do **esforço máximo** na inclinação descendente. Essa convergência demonstra a independência do fluxo expiratório em relação ao esforço durante a expiração ativa.

Na respiração tranquila normal, a pressão pleural é sempre negativa; entretanto, na respiração ativa, a contração dos músculos respiratórios resulta em pressão pleural acima de zero (acima da P_{ATM}). Portanto, na respiração ativa, a pressão alveolar passa a ser a soma da pressão pleural com a pressão de retração elástica dos pulmões (Parte B da ilustração). Na boca, é alcançada a P_{ATM}, o que implica que, em algum ponto a jusante do alvéolo (em direção à boca), é alcançado um **ponto de equalização de pressão**, além do qual haverá compressão das vias respiratórias. Essa compressão dinâmica das vias respiratórias limita o fluxo expiratório e é responsável pela independência do fluxo de ar em relação ao esforço durante a expiração ativa. Em consequência, se for exercida maior força, ocorrerá maior compressão, e o fluxo de ar permanecerá o mesmo (Parte C da ilustração).

TRAÇAR

- ☐ 1. A linha que representa o fluxo de ar com esforço máximo
- ☐ 2. A linha que representa o fluxo de ar com esforço submáximo

COLORIR

- ☐ 3. O alvéolo e as vias respiratórias até o ponto de pressão igual
- ☐ 4. O segmento de via respiratória estreitado acima do ponto de equalização de pressão
- ☐ 5. Os pontos de equalização de pressão
- ☐ 6. O espaço pleural

GABARITO

- **A.** Dependente, independente
- **B.** Ponto de equalização de pressão
- **C.** Pressão de retração elástica dos pulmões, pressão pleural
- **D.** Compressão dinâmica das vias respiratórias

Prancha 4.12

Netter Fisiologia para Colorir

Compressão Dinâmica das Vias Respiratórias durante a Expiração

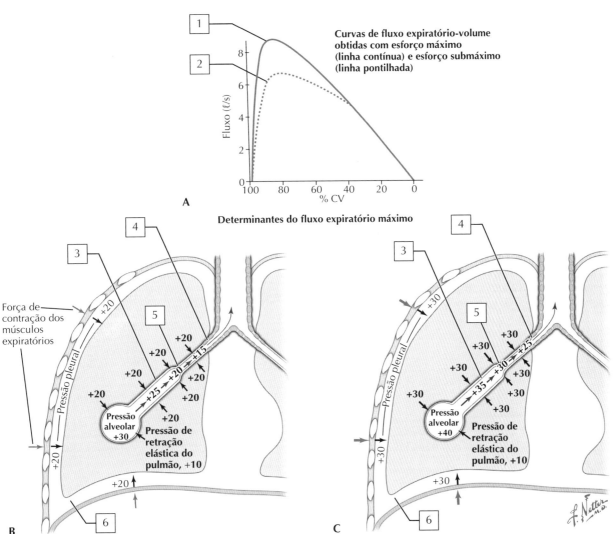

A — Curvas de fluxo expiratório-volume obtidas com esforço máximo (linha contínua) e esforço submáximo (linha pontilhada)

Determinantes do fluxo expiratório máximo

B (No início do fluxo de ar máximo, a contração dos músculos expiratórios em determinado volume pulmonar aumenta a pressão pleural acima do nível atmosférico (+20 cmH$_2$O). A pressão alveolar (soma da pressão pleural com a pressão de retração pulmonar) é ainda mais alta (+30 cmH$_2$O). A pressão das vias respiratórias cai progressivamente do alvéolo para a abertura das vias respiratórias para superar a resistência. Em um ponto de equalização de pressão das vias respiratórias, a pressão dentro da via respiratória é igual à pressão ao redor (pressão pleural). Além desse ponto, à medida que a pressão intraluminal cai ainda mais, abaixo da pressão pleural, ocorrerá compressão das vias respiratórias.

C Com aumentos adicionais no esforço expiratório, com o mesmo volume pulmonar, a pressão pleural é maior, e a pressão alveolar é, correspondentemente, mais alta. A queda na pressão das vias respiratórias e a localização do ponto de equalização de pressão permanecem inalteradas; porém, além do ponto de equalização de pressão, ocorrerá compressão em maior grau das vias respiratórias intratorácicas pela pressão pleural mais elevada. Uma vez alcançado o fluxo de ar máximo, aumentos adicionais da pressão pleural produzirão aumentos proporcionais na resistência do segmento a jusante do ponto de equalização de pressão, de modo que a taxa de fluxo de ar não será alterada.

QUESTÕES DE REVISÃO

A. Durante a respiração ativa, o fluxo expiratório máximo é _____ do esforço, e a inclinação descendente da curva de fluxo expiratório-volume é _____ do esforço.

B. Durante a respiração ativa, à medida que o ar flui do alvéolo a jusante em direção à boca, o segmento limitador de fluxo é observado além do(a) _____.

C. Durante a expiração na respiração ativa, a pressão alveolar é a soma do(a) _____ com o(a) _____.

D. O fenômeno responsável pela independência da expiração ativa em relação ao esforço é o(a) _____.

Capítulo 4 Fisiologia Respiratória

Prancha 4.12

4 Função Pulmonar na Doença Pulmonar Obstrutiva

Uma parte importante da avaliação das **doenças pulmonares obstrutivas e restritivas** envolve a medição e a interpretação das relações de fluxo-volume (ver Prancha 4.10). Na DPOC grave, ocorre enfisema como resultado de inflamação pulmonar, com destruição das paredes alveolares e dos capilares e, portanto, redução da área para as trocas gasosas e dispneia. A C_P **está elevada** em consequência dessa ruptura. A **redução da retração elástica** dos alvéolos e das vias respiratórias também produz a formação precoce do **ponto de equalização de pressão** (mais próximo do alvéolo) durante a expiração e, como resultado dessa compressão dinâmica, ocorre o "aprisionamento" de ar no pulmão. Por fim, a CPT, a CRF e o **volume residual (VR)** ficam elevados.

Na ilustração, os resultados da espirometria e dos exames relacionados estão ilustrados para **pulmões normais** e pulmões com doença pulmonar obstrutiva. Na Parte A da ilustração, observe que, no traçado superior (doença obstrutiva), o volume expiratório forçado **(VEF)** durante o primeiro segundo da manobra de capacidade vital **(VEF$_1$)** está reduzido, assim como a taxa de fluxo expiratório durante a parte média de uma expiração forçada **(FEF$_{25-75\%}$)**. A **relação VEF$_1$/CVF** é inferior ao valor normal de 75% (devido à redução do **VEF$_1$**, enquanto a CVF está apenas ligeiramente abaixo do normal ou normal).

TRAÇAR e IDENTIFICAR nas partes A e B da ilustração as linhas que representam:

☐ 1. A doença pulmonar obstrutiva
☐ 2. Os pulmões normais

COLORIR e IDENTIFICAR na Parte C da ilustração:

☐ 3. O volume residual (VR)
☐ 4. O volume de reserva expiratório (VRE)
☐ 5. O volume corrente (V$_C$)
☐ 6. O volume de reserva inspiratório (VRI)

GABARITO

A. 4 (pressão de retração elástica do pulmão)
B. 2 (complacência pulmonar)

Prancha 4.13

Netter Fisiologia para Colorir

Função Pulmonar na Doença Pulmonar Obstrutiva

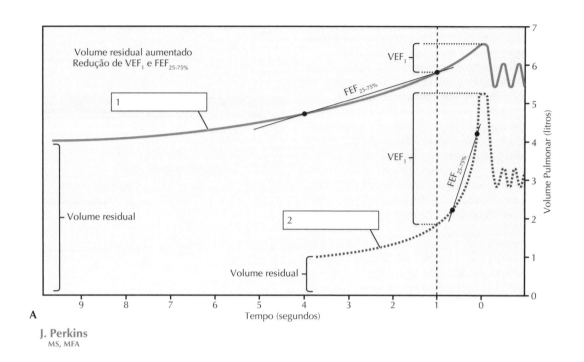

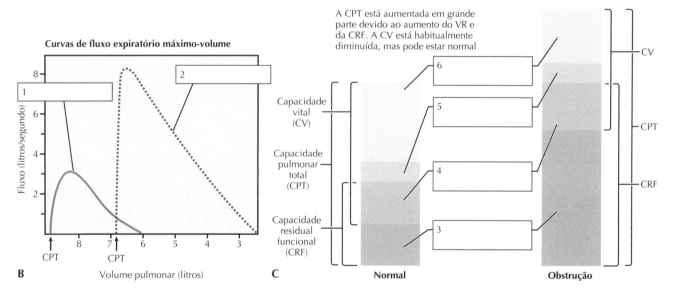

QUESTÕES DE REVISÃO

A. Na doença pulmonar obstrutiva, qual dos seguintes parâmetros está reduzido em comparação com o normal?

1. Capacidade pulmonar total (CPT)
2. Volume residual (VR)
3. Capacidade residual funcional (CRF)
4. Pressão de retração elástica do pulmão
5. Volume corrente (V_C)

B. Na doença pulmonar obstrutiva, qual dos seguintes parâmetros está elevado em comparação com o normal?

1. $FEF_{25-75\%}$
2. C_P
3. Área de superfície para troca gasosa
4. Fluxo expiratório máximo
5. Relação VEF_1/CVF

Capítulo 4 Fisiologia Respiratória **Prancha 4.13**

4 Função Pulmonar na Doença Pulmonar Restritiva

A medição das relações de fluxo-volume nos pulmões de pacientes com **doenças pulmonares restritivas** fornece resultados acentuadamente diferentes daqueles observados na doença pulmonar obstrutiva. Nas doenças restritivas, como a **fibrose intersticial,** ocorre um espessamento das paredes alveolares, com maior pressão de retração elástica do pulmão e C_P **mais baixa** como resultado. A Prancha 4.14 ilustra uma manobra de CVF em um indivíduo com **pulmões normais** em comparação com um indivíduo que apresenta **doença pulmonar restritiva** (Parte B da ilustração). Observe os menores volumes na doença restritiva, incluindo a CPT, a CVF e o **volume residual (VR)**. Observe também a CRF e o **volume corrente (V_C)** mais baixos na doença restritiva enquanto o indivíduo está respirando de maneira tranquila e normal antes da manobra. Durante a manobra, o VEF_1 está reduzido; entretanto, como a CVF também está mais baixa, a **relação VEF_1/CVF habitualmente está normal ou elevada** na doença restritiva. O $FEF_{25-75\%}$, uma medida da taxa de fluxo na porção média da expiração forçada, pode estar reduzido ou normal em pacientes com doença pulmonar restritiva. Ao examinar **as curvas de fluxo expiratório máximo-volume** (Parte C da ilustração), é evidente que, na doença restritiva, o fluxo expiratório máximo está reduzido e a curva está deslocada para a direita.

TRAÇAR e IDENTIFICAR as linhas que representam:

- ☐ 1. A doença pulmonar restritiva
- ☐ 2. Os pulmões normais

COLORIR e IDENTIFICAR

- ☐ 3. O volume residual (VR)
- ☐ 4. O volume de reserva expiratório (VRE)
- ☐ 5. O volume corrente (V_C)
- ☐ 6. O volume de reserva inspiratório (VRI)

GABARITO

A. 4 (pressão de retração elástica do pulmão)

B. 5 (relação VEF_1/CVF)

Prancha 4.14 Netter Fisiologia para Colorir

Função Pulmonar na Doença Pulmonar Restritiva

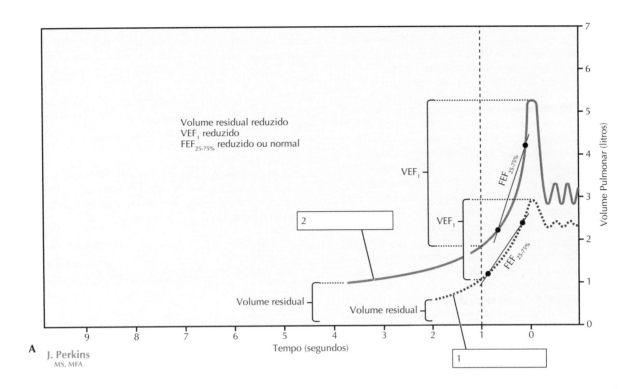

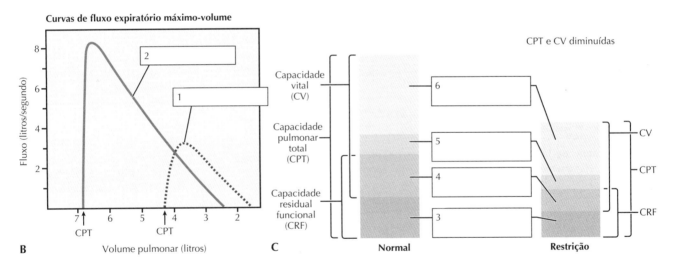

QUESTÕES DE REVISÃO

A. Na doença pulmonar restritiva, qual dos seguintes parâmetros está elevado em comparação com o normal?
1. Capacidade pulmonar total (CPT)
2. Volume residual (VR)
3. Capacidade residual funcional (CRF)
4. Pressão de retração elástica do pulmão
5. Capacidade vital (CV)

B. Na doença pulmonar restritiva, qual dos seguintes parâmetros provavelmente está elevado em comparação com o normal?
1. $FEF_{25-75\%}$
2. C_P
3. Área de superfície para troca gasosa
4. Fluxo expiratório máximo
5. Relação VEF_1/CVF

Capítulo 4 Fisiologia Respiratória **Prancha 4.14**

4 Transporte de Oxigênio

A difusão de gases entre o ar e o sangue através da membrana alveolocapilar obedece à lei de Fick (Prancha 4.6), porém o conteúdo efetivo de gás no sangue e o seu transporte dependem de muitos outros fatores. De fato, o **consumo médio de oxigênio de 250 mℓ de O$_2$/min** em repouso não pode ser alcançado simplesmente por difusão e fornecimento de gás dissolvido aos tecidos, o que destaca a importância desses outros fatores.

De acordo com a **lei de Henry**, a concentração de gás dissolvido em um líquido é diretamente proporcional à pressão parcial do gás na atmosfera à qual o líquido está exposto e à solubilidade do gás nesse solvente particular. No caso do oxigênio, para cada mmHg de P$_{O_2}$, ocorre a dissolução de apenas 0,003 mℓ de O$_2$/mℓ Hg O$_2$ no sangue na temperatura corporal. Tendo em vista que a P$_{AO_2}$ é normalmente de cerca de 100 mmHg, a concentração de O$_2$ dissolvido no sangue arterial é de apenas 0,3 mℓ de O$_2$/100 mℓ de sangue. Obviamente, isso por si só seria grosseiramente insuficiente para fornecer 250 mℓ de O$_2$/min ao corpo. De fato, a concentração efetiva de O$_2$ no sangue arterial é de cerca de 20,4 mℓ/100 mℓ de sangue, um resultado da **ligação do oxigênio à hemoglobina (Hb)** nos eritrócitos. A concentração normal de hemoglobina no sangue é de cerca de 15 g/100 mℓ, e, como ocorre a ligação de 1,34 mℓ de O$_2$ a 1 g de hemoglobina em uma saturação de 100%, o sangue é capaz de transportar 20,4 mℓ de O$_2$/100 mℓ (0,3 mℓ de O$_2$ dissolvido mais 20,1 mℓ de O$_2$ ligado à hemoglobina). Integrando esses dados na forma de equações,

$$\text{Capacidade de ligação do O}_2 = 1,34 \text{ m}\ell \text{ de O}_2\text{/g de Hb/100 m}\ell \text{ de sangue}$$

Para uma concentração normal de hemoglobina de 15 g/100 mℓ de sangue, a capacidade de ligação do O$_2$ é

$$= 13,5 \text{ m}\ell \text{ de O}_2\text{/g de Hb} \times 15 \text{ g de Hb/100 m}\ell \text{ de sangue}$$
$$= 20,1 \text{ m}\ell \text{ de O}_2\text{/100 m}\ell \text{ de sangue}$$

$$\text{Conteúdo de oxigênio do sangue} = \% \text{ de saturação} \times$$
$$\text{capacidade de ligação do O}_2 + \text{oxigênio dissolvido}$$

Para um conteúdo de hemoglobina normal de 15 g/100 mℓ de sangue e aproximadamente **100% de saturação do sangue arterial** em 100 mmHg de P$_{O_2}$, o **conteúdo de sangue arterial é**

$$= 100\% \times (1,34 \text{ m}\ell \text{ de O}_2\text{/g de Hb}) \times (15 \text{ g de Hb/100 m}\ell \text{ de sangue})$$
$$+ (0,003 \text{ m}\ell \text{ de O}_2\text{/100 m}\ell \text{ de sangue/mmHg}) \times (100 \text{ mmHg})$$
$$= 20,4 \text{ m}\ell \text{ de O}_2\text{/100 m}\ell \text{ de sangue}$$

Em comparação com o sangue arterial normal, que apresenta uma saturação de quase 100% com O$_2$ e transporta 20,4 mℓ de O$_2$/100 mℓ de sangue, **a saturação do sangue venoso é de aproximadamente 75%**. Assim, o **conteúdo normal de oxigênio do sangue venoso** é

$$= 75\% \times (1,34 \text{ m}\ell \text{ de O}_2\text{/g de Hb}) \times (15 \text{ g de Hb/100 m}\ell \text{ de sangue})$$
$$\times (0,003 \text{ m}\ell \text{ de O}_2\text{/100 m}\ell \text{ de sangue/mmHg}) \times (40 \text{ mmHg})$$
$$= 15,2 \text{ m}\ell \text{ de O}_2\text{/100 m}\ell \text{ de sangue}$$

Com base nesses cálculos, cada decilitro (100 mℓ) de sangue fornece aproximadamente 5 mℓ de O$_2$ aos tecidos à medida que passa pela circulação sistêmica, e, tendo em vista que o fluxo sanguíneo sistêmico (débito cardíaco) em repouso é de 5 ℓ/min ou 50 decilitros/min, **o consumo de O$_2$ é de aproximadamente 250 mℓ de O$_2$/min**:

$$\text{Consumo de O}_2 = [a - v] \text{ O}_2 \times \text{débito cardíaco}$$
$$= (5 \text{ m}\ell \text{ de O}_2\text{/100 m}\ell) \times 5.000 \text{ m}\ell\text{/min}$$
$$= 250 \text{ m}\ell \text{ de O}_2\text{/min}$$

COLORIR e IDENTIFICAR

- [ ] 1. As moléculas de oxigênio
- [ ] 2. Os eritrócitos
- [ ] 3. O plasma
- [ ] 4. Os alvéolos do pulmão
- [ ] 5. O tecido corporal

Observe as contribuições relativas do O$_2$ dissolvido e do O$_2$ combinado com a hemoglobina para o transporte de oxigênio aos tecidos, onde o O$_2$ é efetivamente consumido.

TRAÇAR as linhas que indicam a contribuição relativa do O$_2$ dissolvido *versus* O$_2$ ligado à hemoglobina para o transporte de oxigênio aos tecidos

- [ ] 6. O$_2$ em solução no sangue
- [ ] 7. O$_2$ combinado com hemoglobina (Hb)

Nota clínica

O CO é um gás incolor e inodoro produzido durante a combustão de combustíveis fósseis e outras matérias orgânicas. A exposição prolongada a níveis tão baixos quanto 0,04% pode ser letal. Como o CO liga-se à hemoglobina com uma afinidade muito alta, ele desloca o oxigênio e reduz a capacidade de transporte de oxigênio do sangue. Assim, a curva de dissociação da oxi-hemoglobina de forma sigmoide estabiliza-se com menor conteúdo de O$_2$. O envenenamento por CO é tratado por meio de respiração de O$_2$ a 100% e, em algumas condições, O$_2$ hiperbárico.

GABARITO

A. 1,5% (0,3/20,4)

B. 25% (5/20,4)

C. Solubilidade do gás nesse líquido

D. 100, 75

Prancha 4.15

Netter Fisiologia para Colorir

Transporte de Oxigênio 4

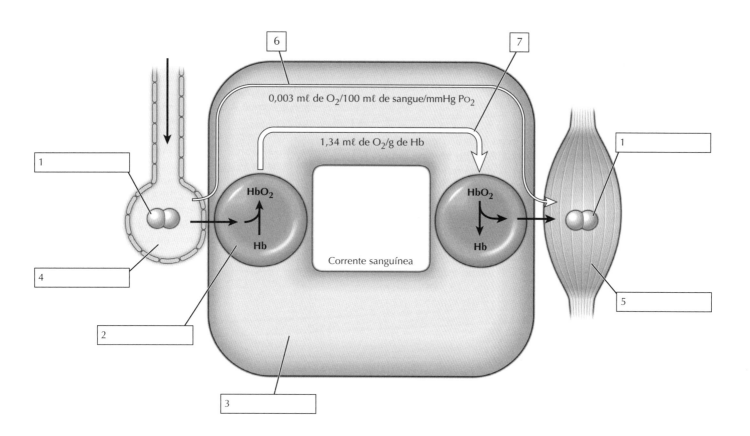

QUESTÕES DE REVISÃO

A. Que porcentagem aproximada de oxigênio no sangue arterial consiste em oxigênio dissolvido em circunstâncias normais?

B. Que porcentagem de oxigênio no sangue arterial é efetivamente fornecida aos tecidos em circunstâncias normais de repouso?

C. O conteúdo de um gás em um líquido está diretamente relacionado com a pressão parcial do gás na atmosfera com a qual o líquido está equilibrado e com o(a) _____.

D. Em condições normais de repouso, o sangue arterial está _____ % saturado com O_2, diferentemente do sangue venoso, cuja saturação é de _____ %.

Capítulo 4 Fisiologia Respiratória   **Prancha 4.15**

4 Curva de Dissociação da Oxi-Hemoglobina

Conforme observado na Prancha 4.15, em uma P_{O_2} de 100 mmHg, que é a P_{O_2} do ar alveolar e do sangue arterial, a hemoglobina está quase 100% saturada com O_2, ao passo que, em uma P_{O_2} de 40 mmHg, que é a P_{O_2} do sangue venoso misto, a hemoglobina está 75% saturada com O_2. Na Prancha 4.16, a **curva de dissociação da oxi-hemoglobina** na Parte A ilustra essa relação entre a P_{O_2} e a **%S$_{O2}$, a porcentagem de saturação da hemoglobina com oxigênio**. Com base na curva sigmoide, ocorre um alto nível de saturação da hemoglobina com O_2 à medida que o sangue passa pelos pulmões, e se observa um nível significativo de dissociação de O_2 da hemoglobina à medida que o sangue flui pelos capilares sistêmicos. No lado direito do gráfico, os valores do conteúdo de O_2 assumem uma concentração de hemoglobina de 15 g/100 mℓ de sangue. Observe que o O_2 em solução (O_2 dissolvido, linha pontilhada) está bastante baixo em toda a faixa de valores ilustrados de P_{O_2}, o que ressalta a importância da hemoglobina no transporte de O_2.

Além da curva sigmoide básica ilustrada na Parte A da ilustração, **a curva pode ser deslocada para a direita ou para a esquerda com base nas alterações na P_{CO_2}, no pH e na temperatura**. Mais especificamente, a curva desloca-se para a direita com aumento da P_{CO_2}, pH baixo e temperatura alta – condições associadas à hipoxia tecidual e aumento do metabolismo –, como, por exemplo, durante o exercício físico (Partes B, C e D da ilustração). Com o deslocamento da curva de dissociação da oxi-hemoglobina para a direita, a afinidade da hemoglobina pelo O_2 fica reduzida, o que aumenta o fornecimento de O_2 aos tecidos. O 2,3-difosfoglicerato (2,3-DPG) também desloca a curva de oxi-hemoglobina para a direita. Notavelmente, o 2,3-DPG é um produto da glicólise dos eritrócitos, e seus níveis estão elevados durante a hipoxia.

TRAÇAR

- [ ] 1. A curva sigmoide de dissociação da oxi-hemoglobina
- [ ] 2. A linha superficial do O_2 dissolvido
- [ ] 3. A curva básica de dissociação da oxi-hemoglobina
- [ ] 4. O deslocamento da curva para a direita na presença de P_{CO_2} elevada, pH baixo ou temperatura alta
- [ ] 5. O deslocamento da curva para a esquerda na presença de P_{CO_2} baixa, pH alto ou temperatura baixa

Nota clínica

Seguramente, a forma mais comum de hemoglobina no sangue do adulto é a **hemoglobina A (HbA)**, que constitui mais de 95% da Hb no sangue normal. A **variante genética da hemoglobina, a HbS**, é responsável pela **doença falciforme**, que é caracterizada por alterações nas propriedades físicas da Hb que resultam na falcização dos eritrócitos. A **HbF (hemoglobina fetal)** é a principal forma de proteína de ligação do oxigênio no feto; está quase totalmente ausente nos adultos, exceto em algumas doenças (p. ex., doença falciforme). Por fim, a **HbA1c é a hemoglobina glicada**, que é considerada um indicador do nível de glicemia nos últimos 3 meses. A HbA1c é utilizada no **diagnóstico de diabetes melito e na avaliação do controle da glicose** nos pacientes com diabetes.

GABARITO

- **A.** Para a esquerda
- **B.** Para a direita
- **C.** Para a esquerda
- **D.** Para a direita

Prancha 4.16

Netter Fisiologia para Colorir

Curva de Dissociação da Oxi-Hemoglobina

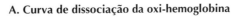

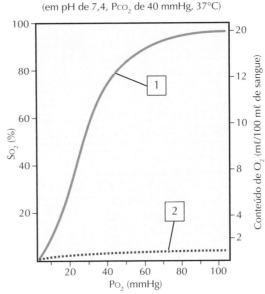

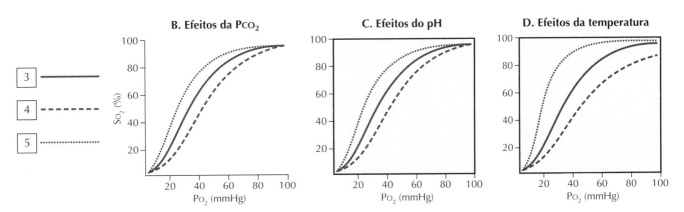

QUESTÕES DE REVISÃO

Para cada condição, indique se a curva de dissociação da oxi-hemoglobina está deslocada para a direita ou para a esquerda.

A. Redução do nível de 2,3-DPG

B. Acidemia (pH baixo do sangue)

C. Baixa temperatura corporal

D. P_{CO_2} elevada

Capítulo 4 Fisiologia Respiratória **Prancha 4.16**

4 Transporte de Dióxido de Carbono

O dióxido de carbono é transportado no sangue de maneira muito diferente do oxigênio. O CO_2 dissolvido no sangue reage com o H_2O para formar o **ácido carbônico, H_2CO_3**, que se dissocia para formar **H^+ e HCO_3^-** (ver Prancha 4.17). Essa reação é catalisada pela enzima **anidrase carbônica** nos eritrócitos. À medida que o ânion bicarbonato é formado, ele se difunde para fora do eritrócito em troca de Cl^- (de modo a manter o equilíbrio eletroquímico), um processo conhecido como **desvio do cloreto**. Grande parte do H^+ formado é tamponada nos eritrócitos por meio de sua ligação à hemoglobina (na forma de **carbamino-hemoglobina**). Em geral, o transporte de CO_2 é realizado por transporte na forma de:

- HCO_3^-, 70%
- Carbamino-hemoglobina, 23%
- **CO_2 dissolvido**, 7%.

Observe que, na Prancha 4.17, diferentemente da curva de dissociação da oxi-hemoglobina apresentada na Prancha 4.16, a **curva de equilíbrio do CO_2 é linear e inclinada**, o que explica a pequena diferença de P_{CO_2} entre o **sangue venoso** misto (curva à esquerda) e o **sangue arterial** (45 mmHg *versus* 40 mmHg). Observe também que a curva está deslocada para a esquerda quando a hemoglobina está no estado desoxigenado, o que aumenta sua afinidade pelo CO_2. Isso é conhecido como **efeito Haldane**. À medida que o sangue é desoxigenado nos capilares sistêmicos como resultado do efeito Haldane, a **afinidade da hemoglobina pelo CO_2 aumenta**, o que facilita o seu transporte até os pulmões. Ao mesmo tempo, a afinidade pelo H^+ também aumenta. Diferentemente da maior afinidade pelo CO_2 quando o oxigênio é descarregado nos capilares sistêmicos, nos capilares alveolares, conforme a hemoglobina liga-se ao O_2, a afinidade pelo CO_2 diminui, o que facilita a descarga de CO_2.

Curiosamente, embora a P_{CO_2} do sangue venoso seja aproximadamente igual à P_{O_2}, o teor de CO_2 é muito maior devido à grande quantidade de HCO_3^-. Além disso, a quantidade de CO_2 dissolvido no sangue venoso é muito maior que a do O_2 dissolvido devido à maior solubilidade do CO_2.

TRAÇAR o transporte de CO_2 dos tecidos até os pulmões observando a contribuição relativa de cada via

- ☐ 1. $H_2CO_3^-$
- ☐ 2. Carbamino-hemoglobina
- ☐ 3. CO_2 dissolvido

TRAÇAR as curvas de equilíbrio do CO_2 reforçando o efeito Haldane

- ☐ 4. Sangue arterial
- ☐ 5. Sangue venoso observando a maior afinidade da hemoglobina pelo CO_2 no estado desoxigenado

---

GABARITO

- **A.** Oxi-hemoglobina, ânion bicarbonato (HCO_3^-)
- **B.** Desoxi-hemoglobina
- **C.** Ácido carbônico, anidrase carbônica
- **D.** 40 mmHg, P_{CO_2} alveolar

Prancha 4.17

Netter Fisiologia para Colorir

Transporte de Dióxido de Carbono 4

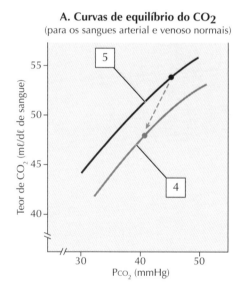

A. Curvas de equilíbrio do CO₂
(para os sangues arterial e venoso normais)

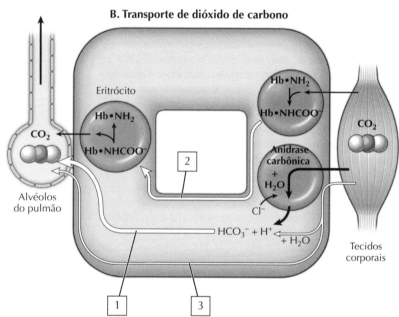

B. Transporte de dióxido de carbono

QUESTÕES DE REVISÃO

A. Embora o oxigênio seja transportado no sangue em sua maior parte na forma de _____, a maior parte do dióxido de carbono é transportada como _____.

B. A afinidade de ligação da hemoglobina ao CO_2 está elevada quando a hemoglobina está na forma de _____.

C. O CO_2 dissolvido no sangue é convertido em _____ pela enzima _____.

D. A P_{CO_2} do sangue arterial normalmente é de _____ e reflete o seu equilíbrio com o(a) _____.

Capítulo 4 Fisiologia Respiratória   **Prancha 4.17**

4 Transporte de Dióxido de Carbono e Equilíbrio Ácido-básico

O **pH do sangue** normalmente é regulado de maneira rigorosa na faixa de 7,35 a 7.45 pelos **pulmões**, pelos **rins** e por tampões nos líquidos corporais (ver Prancha 4.18 e Capítulo 5). Essa regulação rigorosa é necessária, visto que a ocorrência de uma alteração significativa no pH afeta a atividade enzimática, a estrutura das proteínas e quase todos os outros processos corporais, resultando então em morte quando o problema não é corrigido. O transporte de CO_2 tem importância fundamental na manutenção do **equilíbrio ácido-básico**.

Um dos ácidos presentes no corpo é o **ácido volátil**, que é o CO_2 em suas várias formas. O CO_2 produzido pelo metabolismo oxidativo dos carboidratos e das gorduras pode ser eliminado facilmente pela respiração nos pulmões de modo a manter o equilíbrio do pH. Os **ácidos não voláteis**, como o ácido láctico e o ácido fosfórico, são tamponados por vários processos intra e extracelulares, incluindo o importante **sistema de tamponamento de bicarbonato** no sangue e em outros líquidos extracelulares. Como os ácidos não voláteis são tamponados pelo íon bicarbonato, os rins reabastecem o ânion bicarbonato e excretam ácido. O H^+ também é secretado na urina à medida que o bicarbonato é regenerado.

Quando uma doença metabólica ou uma anormalidade da função renal resultam em alteração do pH, o processo é descrito como **acidose ou alcalose metabólicas**. Os sistemas de tamponamento intra e extracelulares (envolvendo principalmente as proteínas e o bicarbonato, respectivamente) fornecem uma compensação imediata por meio de um rápido ajuste da eliminação de ácido volátil (CO_2) pela alteração da frequência respiratória. No decorrer de um período mais longo, os rins compensam por meio de um ajuste da excreção de ácido e da taxa de regeneração de bicarbonato. Por outro lado, quando o distúrbio ácido-básico original é causado por problemas respiratórios, ocorrem **acidose ou alcalose respiratórias**, e a principal compensação é feita por mecanismos renais.

COLORIR

- ☐ 1. A via de eliminação do ácido volátil (CO_2)
- ☐ 2. A via de eliminação do CO_2 derivado do tamponamento de ácidos não voláteis
- ☐ 3. As vias de processamento renal do excesso de ácido
- ☐ 4. Os pulmões
- ☐ 5. O rim
- ☐ 6. O sangue

GABARITO

- **A.** 7,35, 7,45
- **B.** Não voláteis
- **C.** Mecanismos renais
- **D.** Rins

Prancha 4.18

Netter Fisiologia para Colorir

Transporte de Dióxido de Carbono e Equilíbrio Ácido-básico

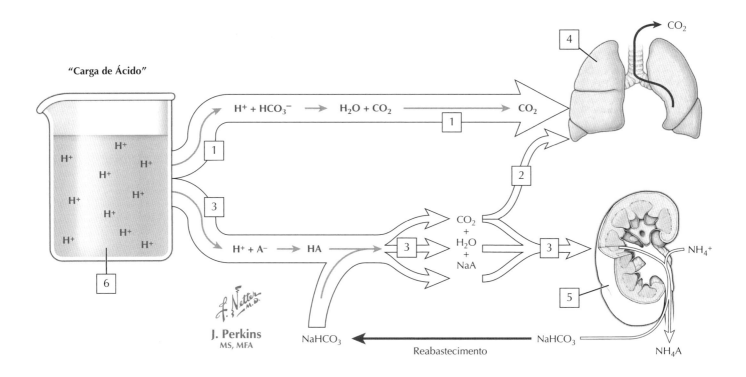

QUESTÕES DE REVISÃO

A. O pH normal do sangue situa-se na faixa de _____ a _____.

B. O bicarbonato e as proteínas são mais importantes no tamponamento dos ácidos _____.

C. A compensação primária para os distúrbios ácido-básicos respiratórios é feita por _____.

D. A depleção de bicarbonato por meio de tamponamento de ácidos não voláteis é reabastecida pelos(as) _____.

Capítulo 4 Fisiologia Respiratória   **Prancha 4.18**

4 Controle da Respiração

Embora possamos controlar voluntariamente a respiração ao segurar a nossa respiração ou por meio de hiperventilação, trata-se fundamentalmente de um processo involuntário que regula de modo rigoroso a Pa_{O_2} e a Pa_{CO_2} (O_2 e CO_2 arteriais). O controle da respiração é realizado primariamente por:

- Centros respiratórios no tronco encefálico
- Quimiorreceptores periféricos e centrais
- Mecanorreceptores nos pulmões e nas articulações.

Os sinais provenientes dessas áreas são integrados no **centro respiratório do bulbo**, que regula o V_C e o padrão respiratório ao afetar a atividade dos músculos respiratórios.

Os **quimiorreceptores centrais** localizados na face ventral do bulbo respondem indiretamente a mudanças da Pa_{CO_2} (mas respondem diretamente às alterações no pH do líquido cerebrospinal, que reflete a Pa_{CO_2}). Quando a Pa_{CO_2} diminui ou aumenta, a frequência respiratória diminui ou aumenta, respectivamente. Os **quimiorreceptores periféricos** nos glomos para-aórtico e carótico (ver Capítulo 3), diferentemente dos quimiorreceptores centrais, respondem a mudanças da Pa_{O_2} e do pH, bem como da Pa_{CO_2}. Uma queda da Pa_{O_2} (particularmente abaixo de 60 mmHg), uma elevação da Pa_{CO_2} ou uma queda do pH estimularão a respiração quando detectadas pelos quimiorreceptores periféricos. A respiração é inibida quando são detectadas alterações opostas desses parâmetros. O controle químico da respiração é ilustrado na Prancha 4.19 (a veia pulmonar é desenhada mais para um efeito do que para exatidão anatômica).

A respiração também é controlada por vários outros mecanismos. Os **mecanorreceptores pulmonares** terminam a inspiração quando o pulmão está inflado, o que impede a hiperinsuflação. Essa resposta é conhecida como **reflexo de Hering-Breuer**. Os **mecanorreceptores musculares e articulares** detectam o movimento dos músculos e das articulações e respondem por meio do aumento da frequência respiratória, que desempenha um papel nos ajustes respiratórios durante o exercício físico (ver adiante). Os **receptores irritativos** nas grandes vias respiratórias respondem a partículas e a gases nocivos ativando sinais para o SNC, com consequente broncoconstrição reflexa e tosse. Por fim, os **receptores justacapilares (receptores J)** nos alvéolos são estimulados pela hiperinsuflação dos pulmões e por vários estímulos químicos, produzindo então uma respiração superficial reflexa rápida.

Durante o exercício físico, **ocorre uma resposta respiratória integrada**. Durante o exercício aeróbico máximo, o consumo de oxigênio pode aumentar de sua taxa média normal de 250 mℓ de O_2/min para até 4 ℓ de O_2/min sem alteração substancial da Pa_{O_2} ou da Pa_{CO_2}. O rápido aumento inicial da respiração resulta, em grande parte, de mecanismos neurais e reflexos; entretanto, com o exercício continuado, os mecanismos de retroalimentação tornam-se mais importantes. A temperatura corporal e o pH do sangue desempenham um importante papel. Embora não ocorra mudança substancial da Pa_{O_2} e da Pa_{CO_2}, os sistemas de controle respiratório podem se tornar mais sensíveis a mudanças durante o exercício físico. Uma vez concluído o exercício, os sistemas neurais e reflexos diminuem rapidamente a frequência respiratória, porém a respiração só retorna ao nível de repouso quando as alterações metabólicas são revertidas e os sistemas de retroalimentação não são mais ativados.

COLORIR as seguintes estruturas e observar a via pela qual os sinais quimiorreceptores resultam em ajuste da respiração

- ☐ 1. Alvéolo
- ☐ 2. Glomo para-aórtico
- ☐ 3. Glomo carótico
- ☐ 4. Bulbo
- ☐ 5. Nervo frênico
- ☐ 6. Nervos intercostais
- ☐ 7. Músculos intercostais
- ☐ 8. Diafragma

GABARITO

A. Pa_{CO_2}

B. Hiperinsuflação dos pulmões

C. Neurais, reflexos, retroalimentação

D. Receptores irritativos do pulmão

Prancha 4.19   **Netter Fisiologia para Colorir**

Controle da Respiração 4

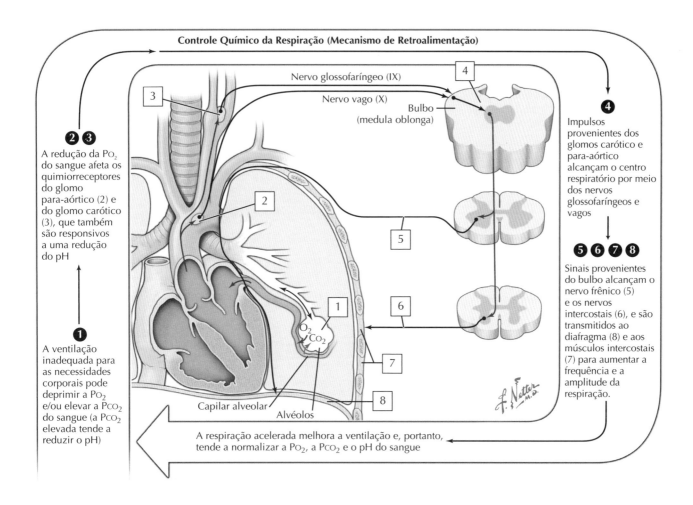

QUESTÕES DE REVISÃO

A. Embora os quimiorreceptores periféricos respondam à Pa_{O_2}, à Pa_{CO_2} e ao pH, os quimiorreceptores centrais respondem principalmente ao(à) _____.

B. No reflexo de Hering-Breuer, a respiração é interrompida para evitar o(a) _____.

C. A resposta rápida no início do exercício físico é estimulada por meio de mecanismos _____ e _____, enquanto a resposta a longo prazo é realizada por mecanismos de _____.

D. A tosse e a broncoconstrição reflexas são produzidas pela estimulação de _____.

Capítulo 4 Fisiologia Respiratória   **Prancha 4.19**

Capítulo 5 Fisiologia Renal

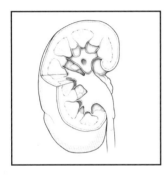
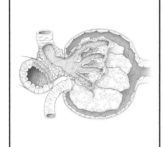
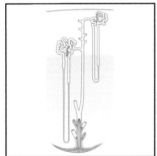
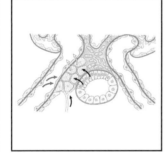

5 Rim: Visão Geral e Anatomia

Os rins são órgãos bilaterais que filtram o sangue que flui pelas artérias renais. O sangue filtrado deixa os rins por meio das **veias renais** (Parte B da ilustração). Os rins desempenham numerosas funções que ajudam a manter a homeostase, incluindo as seguintes:

- **Regulação do equilíbrio hidreletrolítico:** os rins regulam o volume de líquido extracelular (LEC) por meio da reabsorção e da excreção de NaCl e água. Eles também constituem o local de regulação dos níveis plasmáticos de outras substâncias fundamentais (Na^+, K^+, Cl^-, HCO^-_3, H^+, Ca^{2+} e fosfatos)
- **Regulação da osmolaridade plasmática:** a "abertura" e o "fechamento" de canais de água específicos (aquaporinas) nos ductos coletores (DCs) renais produzem uma urina concentrada ou diluída (respectivamente), regulando então a osmolaridade e o volume do plasma
- **Eliminação de resíduos metabólicos:** a ureia (derivada do metabolismo das proteínas), a creatinina (proveniente do metabolismo muscular), a bilirrubina (derivada da degradação da hemoglobina), o ácido úrico (produzido pela degradação de ácidos nucleicos), os ácidos metabólicos e as substâncias estranhas, como fármacos, são excretados na urina
- **Produção/conversão de hormônios:** os rins produzem a **eritropoetina** (um hormônio que estimula a produção de eritrócitos na medula óssea) e a **renina** (uma enzima proteolítica que converte o angiotensinogênio do fígado em angiotensina I, processo descrito na Prancha 5.15). Os túbulos renais também convertem a 5-hidroxivitamina D na **1,25-di-hidroxivitamina D** ativa, que pode atuar sobre os rins, o intestino e o osso para regular a homeostase do cálcio
- **Metabolismo:** a produção renal de amônia por meio da **amoniogênese** desempenha um importante papel no equilíbrio ácido-básico (discutida na Prancha 5.17). À semelhança do fígado, os rins têm a capacidade de produzir glicose por meio da **gliconeogênese**.

No adulto, cada rim tem aproximadamente o tamanho de um punho e é envolvido por uma **cápsula fibrosa**. O parênquima é dividido em **córtex** e **medula**. O córtex renal contém **corpúsculos renais**, que são **capilares glomerulares** circundados por **cápsulas glomerulares (de Bowman)**. Os corpúsculos estão conectados aos túbulos renais, formando, em conjunto, os **néfrons**, as unidades funcionais dos rins que removem os resíduos metabólicos na forma de urina (descrito na Prancha 5.2). A medula renal apresenta estrias externas e internas que contêm porções das **alças de Henle** e **ductos coletores (DCs)**, e o conjunto dessas estruturas apresenta uma forma piramidal, conforme mostrado na Parte A da ilustração.

Após o processamento do líquido tubular no néfron, o líquido remanescente que flui pelos DCs (urina) sai das pirâmides medulares e entra nos **cálices menores**. Os cálices menores combinam-se para formar os **cálices maiores**, que desembocam no **ureter**. Os ureteres levam à bexiga urinária, onde a urina é armazenada até ser excretada.

COLORIR e IDENTIFICAR as seguintes estruturas:

- [ ] 1. Córtex
- [ ] 2. Medula
- [ ] 3. Papila da pirâmide renal
- [ ] 4. Cálices menores
- [ ] 5. Cálices maiores
- [ ] 6. Pelve renal
- [ ] 7. Ureter
- [ ] 8. Artéria renal
- [ ] 9. Veia renal

GABARITO

A. Eles regulam a quantidade de água e de eletrólitos (especialmente o Na^+) que é absorvida a partir dos ductos coletores durante a formação da urina

B. Renina

C. Amoniogênese, gliconeogênese

D. Alças de Henle, ductos coletores

E. Urina

Prancha 5.1　　　　　　　　　　　　　　**Netter Fisiologia para Colorir**

Rim: Visão Geral e Anatomia 5

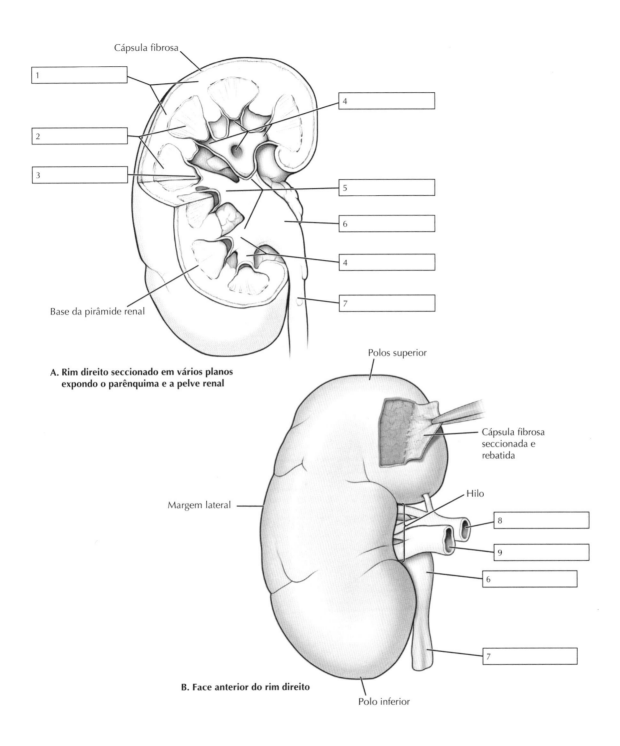

A. Rim direito seccionado em vários planos expondo o parênquima e a pelve renal

B. Face anterior do rim direito

QUESTÕES DE REVISÃO

A. Como os rins ajudam a regular a osmolaridade e o volume do plasma?

B. Os rins produzem a enzima proteolítica _____, que converte o angiotensinogênio secretado pelo fígado em angiotensina I.

C. As funções metabólicas dos rins incluem o(a) _____ e o(a) _____.

D. A medula renal contém _____ e _____.

E. O líquido tubular que flui dos ductos coletores para os cálices renais menores é denominado _____.

Capítulo 5 Fisiologia Renal   Prancha 5.1

5 Néfron: Estrutura e Funções Básicas

As unidades funcionais do rim são os néfrons, que são **corpúsculos renais** compostos pelos capilares glomerulares circundados pelas cápsulas de Bowman, e **túbulos renais** e **ductos coletores (DCs)** aos quais estão conectados. O túbulo renal pode ser dividido em túbulo contorcido proximal (TP), alça de Henle e túbulo contorcido distal (TD). Cada rim contém mais de 1 milhão de néfrons, e existem duas populações de néfrons: os néfrons corticais (também denominados *superficiais* ou curtos, que representam cerca de 80% do total) e os néfrons justamedulares (também denominados *profundos,* que constituem cerca de 20% do total). Observe que os néfrons justamedulares apresentam alças de Henle muito longas, que se estendem pela medula e que possibilitam a concentração e a diluição da urina; os néfrons corticais têm alças de Henle muito curtas, e podem diluir a urina, mas não concentrá-la. A importância dos néfrons justamedulares no mecanismo de concentração renal é discutida na Prancha 5.13. É também importante assinalar que, em cada néfron, o túbulo contorcido distal está localizado próximo a seu glomérulo; esse local forma o aparelho justaglomerular, que ajuda a regular a filtração através do glomérulo (descrito na Prancha 5.3).

A estrutura de ambas as populações de néfrons é ilustrada. Parte do plasma sanguíneo é filtrada nos capilares glomerulares através da cápsula de Bowman e percorre o seguinte percurso através do néfron:

1. Túbulo contorcido proximal (segmento S1)
2. Túbulo reto proximal (segmentos S2 e S3)
3. Ramo descendente delgado da alça de Henle
4. Ramo ascendente delgado da alça de Henle
5. Parte espessa ascendente da alça de Henle
6. Túbulo contorcido distal
7. DC

Os DCs descarregam a urina nos **cálices renais** e, por fim, no ureter, que a conduz à bexiga urinária, onde ela é armazenada até ser excretada. Os seguintes processos-chave do néfron estão envolvidos na regulação das substâncias circulantes:

- **Filtração** de líquido e de solutos do plasma para o néfron
- **Reabsorção** de líquido e de solutos dos túbulos renais para dentro dos capilares peritubulares e arteríolas retas
- **Secreção** de substâncias selecionadas no líquido tubular, o que facilita a sua excreção; as substâncias tanto endógenas (p. ex., K^+, H^+, creatinina, norepinefrina e dopamina) quanto exógenas (p. ex., para-amino-hipurato [PAH], ácido salicílico e penicilina) difundem-se a partir dos capilares peritubulares e, subsequentemente, são secretadas no líquido tubular e excretadas na urina
- **Excreção** dos excessos de líquidos, eletrólitos e outras substâncias (p. ex., ureia, bilirrubina e ácido [H^+])

Os locais do néfron que contribuem para esses processos são descritos em pranchas posteriores.

COLORIR e IDENTIFICAR as estruturas do néfron ilustrando o trajeto através dele enquanto observa a sua localização nas zonas cortical e justamedular do néfron:

- [ ] 1. Túbulo contorcido proximal (segmento S1)
- [ ] 2. Túbulo reto proximal (segmentos S2 e S3)
- [ ] 3. Ramo descendente delgado da alça de Henle
- [ ] 4. Ramo ascendente delgado da alça de Henle
- [ ] 5. Parte espessa ascendente da alça de Henle
- [ ] 6. Túbulo contorcido distal
- [ ] 7. Ducto coletor (DC)

GABARITO

A. Os capilares glomerulares e a cápsula de Bowman

B. Néfrons corticais (superficiais) e justamedulares (profundos), os néfrons justamedulares

C. No córtex renal

D. Filtração, reabsorção, secreção e excreção

Prancha 5.2

Netter Fisiologia para Colorir

Néfron: Estrutura e Funções Básicas

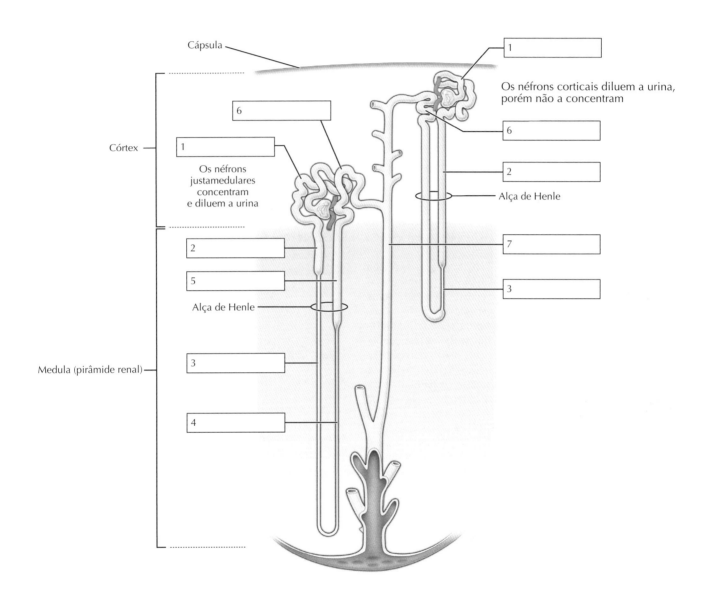

QUESTÕES DE REVISÃO

A. Que estruturas compõem o corpúsculo renal?

B. Que nomes são dados às duas populações de néfrons, e qual delas contribui para a concentração da urina?

C. Onde estão localizados os corpúsculos renais?

D. Quais são as quatro principais funções dos néfrons?

Capítulo 5 Fisiologia Renal   **Prancha 5.2**

5 Glomérulo e Aparelho Justaglomerular

O glomérulo é um sistema de capilares que filtra o sangue para formar o **ultrafiltrado** de plasma, que flui para dentro do espaço de Bowman (na cápsula de Bowman). O capilar glomerular apresenta um **endotélio fenestrado** que possibilita a filtração mas mantém as células sanguíneas, as proteínas e a maioria das macromoléculas fora do ultrafiltrado glomerular. Os **capilares glomerulares** são circundados por uma única camada de células epiteliais **(podócitos)**. Essa camada de podócitos contribui para a barreira de filtração. A filtração pelo glomérulo ocorre de acordo com o tamanho e a carga elétrica. Como a membrana basal e os podócitos apresentam carga negativa, a maioria das proteínas (que também têm carga negativa) não pode ser filtrada. Existem também as **células mesangiais**, que sustentam o glomérulo mas que também podem se contrair, diminuindo, assim, a área de superfície para a filtração.

Os capilares glomerulares surgem das **arteríolas aferentes**, e o plasma e os elementos figurados do sangue que não são filtrados deixam os capilares por meio das **arteríolas eferentes**. Esses vasos contribuem para o controle local da taxa de filtração glomerular (TFG, o fluxo dos capilares para dentro do espaço de Bowman para os túbulos). A TFG é discutida na Prancha 5.4.

Outro elemento estrutural e funcional importante é o **aparelho justaglomerular**, que é a área onde o **túbulo contorcido distal** retorna e passa adjacente a seu glomérulo "parental". Nesse local, as **células da mácula densa** especializadas no túbulo contorcido distal estão em contato com as **células justaglomerulares (JG)** da arteríola aferente, formando então o aparelho justaglomerular. As células da mácula densa do aparelho justaglomerular são importantes na detecção do fluxo de líquido tubular e no fornecimento de sódio ao **néfron distal** (porção do néfron que se estende da parte espessa ascendente da alça de Henle até os ductos coletores), e, em decorrência de sua proximidade com a arteríola aferente, as células da mácula densa podem regular o fluxo plasmático renal e a TFG. Elas também participam da regulação da liberação da enzima renina pelas células JG adjacentes às arteríolas aferentes. A secreção de renina ajuda na homeostase hidreletrolítica por meio do sistema renina-angiotensina-aldosterona (SRAA, ver Pranchas 5.15 e 5.16). As células da mácula densa também recebem impulsos dos nervos adrenérgicos por meio dos receptores β_1.

COLORIR e IDENTIFICAR as estruturas associadas ao glomérulo

- [ ] 1. Arteríola aferente (passa adjacente às células justaglomerulares)
- [ ] 2. Células justaglomerulares (parte do aparelho justaglomerular)
- [ ] 3. Células da mácula densa (parte do aparelho justaglomerular)
- [ ] 4. Túbulo contorcido distal
- [ ] 5. Capilares glomerulares
- [ ] 6. Arteríola eferente
- [ ] 7. Túbulo contorcido proximal

COLORIR e IDENTIFICAR os componentes da membrana capilar glomerular (a partir do lúmen do capilar para o espaço de Bowman)

- [ ] 8. Endotélio fenestrado
- [ ] 9. Membrana basal capilar
- [ ] 10. Podócitos

Nota clínica

A **inflamação glomerular** crônica (p. ex., associada ao diabetes melito) pode resultar em espessamento das membranas basais, intumescimento das células epiteliais e estreitamento do lúmen capilar. Esse dano compromete permanentemente a barreira de filtração, com diminuição da TFG e aumento dos solutos e do líquido no sangue; esse comprometimento também pode permitir a passagem de eritrócitos e de substâncias normalmente não filtradas, tais como proteínas, que então aparecem na urina. A **glomerulonefrite crônica** pode levar à insuficiência renal.

GABARITO

- **A.** Glomérulos
- **B.** Grandes elementos (p. ex., eritrócitos) e substâncias com carga negativa (p. ex., proteínas em condições normais)
- **C.** A taxa de fluxo, a concentração de sódio
- **D.** Arteríola aferente, arteríola eferente
- **E.** São células epiteliais na membrana basal glomerular que contribuem para a barreira de filtração

Prancha 5.3   **Netter Fisiologia para Colorir**

Glomérulo e Aparelho Justaglomerular 5

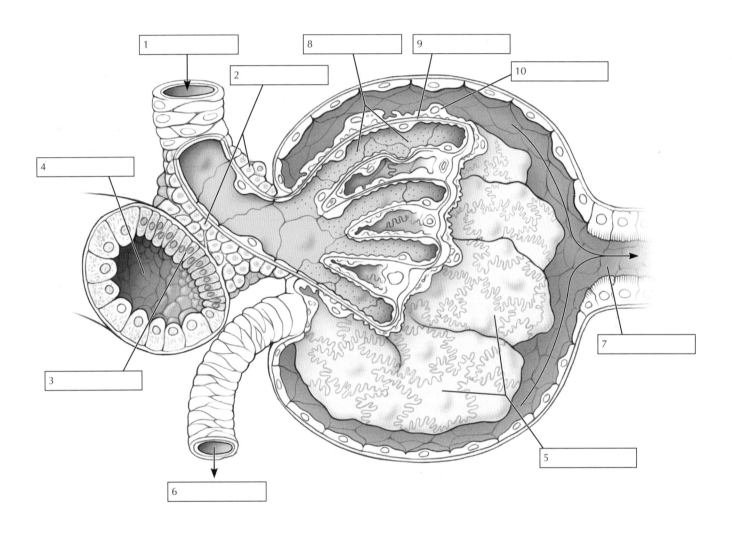

QUESTÕES DE REVISÃO

A. Que estruturas filtram o sangue?

B. Quais são os exemplos de elementos do sangue que não são filtrados?

C. As células da mácula densa no túbulo contorcido distal detectam o(a) _____ e o(a) _____ do líquido tubular.

D. O sangue entra no glomérulo a partir do(a) _____ e sai do glomérulo pelo(a) _____.

E. O que são podócitos?

Capítulo 5 Fisiologia Renal Prancha 5.3

5 Filtração Glomerular I: Fatores Físicos e Forças de Starling

A **TFG** é determinada pelas **forças de Starling** e pela permeabilidade da **membrana capilar glomerular** aos solutos no plasma. Conforme assinalado anteriormente, com exceção da maioria das proteínas, das substâncias ligadas às proteínas e dos elementos figurados do sangue, o plasma é livremente filtrado nos capilares glomerulares. Como as moléculas precisam passar por várias barreiras para se moverem do lúmen capilar para o espaço de Bowman, existem limitações quanto ao seu tamanho. As pequenas moléculas, como a água, a glicose, a creatinina e a ureia, são filtradas livremente. À medida que o tamanho ou a carga negativa efetiva da molécula aumentam, a filtração torna-se cada vez mais restrita.

As forças de Starling (descritas na Prancha 1.13) determinam o movimento de líquido para dentro ou para fora dos capilares. As pressões que determinam a filtração glomerular são a **pressão hidrostática no capilar glomerular (HP$_{GC}$)**, que favorece a filtração de líquido do capilar, a **pressão oncótica no capilar glomerular (π_{GC})**, que atrai o líquido para dentro do capilar glomerular, a **pressão hidrostática no espaço de Bowman (HP$_{BS}$)**, que se opõe à HP$_{GC}$, e a **pressão oncótica no espaço de Bowman (π_{BS})**, que atrai o líquido para dentro do espaço de Bowman (tipicamente insignificante, visto que as proteínas normalmente não são filtradas). Partindo do pressuposto de que π_{BS} seja zero,

$$\text{Pressão de filtração efetiva} = HP_{GC} = (HP_{BS} + \pi_{GC})$$

Os capilares glomerulares são diferentes de outros capilares (que apresentam uma redução significativa da pressão na extremidade distal do capilar), visto que a **arteríola eferente** pode se contrair e manter a pressão no capilar glomerular. Por conseguinte, ocorre uma redução muito pequena da HP$_{GC}$ através do capilar, e a filtração pode ser mantida ao longo de todo o seu comprimento. A **resistência da arteríola aferente e da arteríola eferente** pode ser controlada por **nervos simpáticos**, por hormônios circulantes (p. ex., **angiotensina II**), por meio de **regulação miogênica** e por **sinais de retroalimentação (*feedback*) tubuloglomerulares**, que possibilitam a regulação da filtração glomerular por mecanismos tanto intrarrenais quanto extrarrenais.

A TFG é uma medida importante da função renal. É o volume de plasma filtrado através de todos os glomérulos dos rins por unidade de tempo. Em um adulto saudável, a TFG é de aproximadamente 100 a 125 mℓ/min, porém os homens apresentam uma TFG mais alta que as mulheres. Muitos fatores ajudam a manter a TFG constante ao longo de uma ampla faixa de pressão arterial média (PAM entre 80 e 180 mmHg). A TFG é determinada pela pressão de filtração efetiva (ver equação anterior) e pelo coeficiente de permeabilidade K$_f$ (mℓ/min × mmHg; uma função da permeabilidade da membrana capilar glomerular à água e de sua área de superfície total, que reflete o número e o tamanho dos néfrons). A equação é a seguinte:

$$TFG = K_f [HP_{GC} - (HP_{BS} + \pi_{GC})]$$

A ocorrência de uma alteração significativa de qualquer um dos parâmetros na equação acima pode afetar a TFG e, portanto, a homeostase hidreletrolítica.

IDENTIFICAR as forças envolvidas na filtração glomerular e **TRAÇAR** as setas mostrando a direção da força:

- [ ] 1. HP$_{GC}$ (pressão hidrostática no capilar glomerular)
- [ ] 2. HP$_{BS}$ (pressão hidrostática no espaço de Bowman)
- [ ] 3. π_{GC} (pressão oncótica capilar)

IDENTIFICAR o local associado ao K$_f$ (coeficiente de filtração)

- [ ] 4. Membrana capilar glomerular

Nota clínica

A TFG é uma ferramenta diagnóstica comum que é útil para determinar a ocorrência de reduções da função renal que podem surgir de distúrbios agudos ou crônicos. Por exemplo, uma hemorragia que reduza a PAM para abaixo de 80 mmHg pode diminuir a HP$_{GC}$ o suficiente para reduzir drasticamente ou interromper a filtração, o que resulta em insuficiência renal aguda. Uma diminuição da TFG também pode resultar de cálculos renais que bloqueiam o fluxo e aumentam a HP$_{BS}$ ou de uma redução no K_f, que ocorre na **glomerulosclerose**.

GABARITO

A. Forças de Starling, a permeabilidade dos capilares aos solutos no plasma

B. Falso; existem mecanismos intrarrenais e extrarrenais para regular a filtração glomerular

C. Taxa de filtração glomerular (TFG)

D. Diminuiria

E. Não, a TFG normal é mantida ao longo de uma ampla faixa de pressões arteriais médias

---

Prancha 5.4   **Netter Fisiologia para Colorir**

Filtração Glomerular I: Fatores Físicos e Forças de Starling

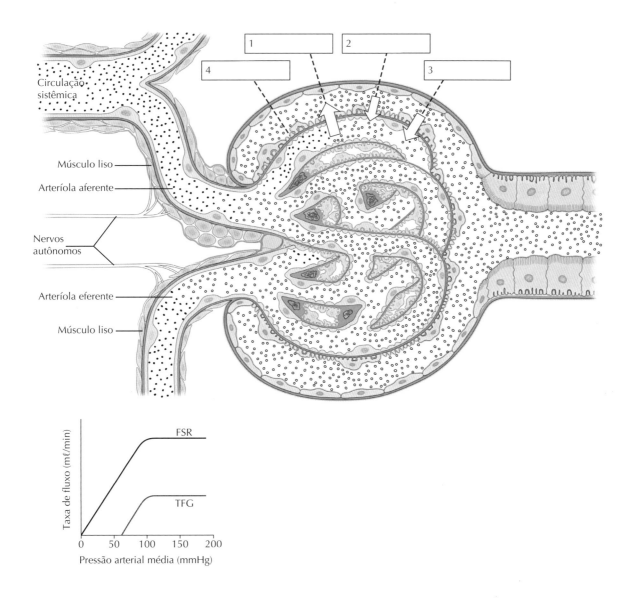

QUESTÕES DE REVISÃO

A. A taxa de filtração glomerular é determinada pelos(as) _____ e pelo(a) _____.

B. Verdadeiro/Falso: a filtração glomerular é controlada apenas por mecanismos extrarrenais.

C. O volume de plasma filtrado através de todos os glomérulos nos rins por unidade de tempo é denominado _____.

D. Um aumento apenas na pressão oncótica no capilar glomerular (π_{GC}) _____ a pressão de filtração efetiva.

E. As mudanças da PAM (dentro de aproximadamente 80 a 180 mmHg) exercem normalmente algum efeito sobre a TFG?

Capítulo 5 Fisiologia Renal **Prancha 5.4**

5 Filtração Glomerular II: Regulação da Hemodinâmica Renal

A TFG é regulada por **sistemas de retroalimentação (*feedback*) intrínsecos**, por **hormônios**, por **substâncias vasoativas** e por **nervos simpáticos renais** por meio de efeitos sobre a **hemodinâmica renal** (fluxo, resistência e pressão). Os sistemas intrínsecos incluem o **mecanismo miogênico** e a **retroalimentação (*feedback*) tubuloglomerular (FTG)**. Utilizando o mecanismo miogênico, as artérias e as arteríolas renais respondem diretamente a aumentos da pressão hidrostática local (refletindo mudanças na pressão arterial sistêmica) por meio de constrição, mantendo, assim, uma pressão de filtração constante nos capilares glomerulares. A FTG é um mecanismo regulador que envolve as células da mácula densa do aparelho justaglomerular. O rim é um órgão único, visto que os capilares glomerulares têm arteríolas (vasos de resistência) em *ambas as extremidades* da rede capilar. A constrição das arteríolas aferente ou eferente pode produzir efeitos imediatos sobre a HP_{GC}, controlando então a TFG. Como o aparelho justaglomerular acopla funcionalmente o TD à **arteríola aferente**, a concentração de NaCl que passa pela mácula densa nos TDs pode controlar a resistência arteriolar aferente. A ocorrência de reduções na concentração de NaCl no TD provoca diminuição da resistência arteriolar aferente e aumento da TFG no néfron em questão; por outro lado, se a concentração tubular distal de NaCl estiver elevada, a TFG aumentará a resistência arteriolar aferente, com diminuição da TFG. Uma redução na concentração de NaCl que passa pela mácula densa também estimulará a liberação de renina pelas células justaglomerulares.

Os principais fatores que regulam a hemodinâmica renal incluem os seguintes:

1. **SRAA** (ver Prancha 3.23): em resposta a um baixo fluxo sanguíneo renal (FSR), o estiramento reduzido dos barorreceptores vasculares renais estimula a secreção de **renina** pelas **células justaglomerulares**. A renina ativa o SRAA e, em última análise, a produção de angiotensina II.
2. **Angiotensina II:** a angiotensina II gera efeitos diretos e indiretos sobre a TFG. Ela provoca constrição das artérias e arteríolas renais (com maior efeito na arteríola eferente), e a constrição das células mesangiais, diminuindo então o K_f. Esses efeitos contribuem para a complexa regulação da TFG, favorecendo, em geral, a manutenção ou uma redução da TFG.

3. **Peptídio natriurético atrial (PNA):** o PNA é secretado pelos átrios cardíacos em resposta ao estiramento em decorrência do aumento do volume atrial. O PNA atua sobre os rins ao provocar dilatação das arteríolas aferentes e constrição das arteríolas eferentes, aumentando então a HP_{GC} e, portanto, a TFG. Isso resulta em diurese (aumento da excreção de urina) e em natriurese (aumento da excreção de sódio), o que reduz o volume de líquido.
4. **Nervos simpáticos e secreção de catecolaminas** (epinefrina e norepinefrina): a parte simpática do sistema nervoso (SNAS) é estimulada em resposta a uma diminuição da pressão arterial sistêmica e causa constrição da artéria e das arteríolas renais, reduzindo então a TFG.
5. **Prostaglandinas intrarrenais:** a PGE_2 e a prostaciclina são vasodilatadores que atuam no nível das arteríolas e das células mesangiais glomerulares para neutralizar os efeitos de vasoconstrição da angiotensina II, o que ajuda a evitar a perda de filtração durante a constrição extrema dos rins.

COLORIR e IDENTIFICAR na Parte A da ilustração:

- [ ] 1. A arteríola aferente
- [ ] 2. As células justaglomerulares

COLORIR na Parte B da ilustração:

- [ ] 3. As setas, no lado esquerdo, mostrando a estimulação do sistema renina-angiotensina (começando com um aumento da renina) levando a um aumento da vasoconstrição na vascularização renal
- [ ] 4. As setas, no lado direito, mostrando a inibição do sistema renina-angiotensina levando a uma diminuição da vasoconstrição na vascularização renal

---

GABARITO

A. Mecanismo miogênico, retroalimentação (*feedback*) tubuloglomerular

B. Mácula densa, tubuloglomerular

C. O PNA é liberado pelos átrios cardíacos em resposta a uma elevação do volume. Provoca dilatação das arteríolas aferentes e constrição das arteríolas eferentes

---

Prancha 5.5

Netter Fisiologia para Colorir

Filtração Glomerular II: Regulação da Hemodinâmica Renal

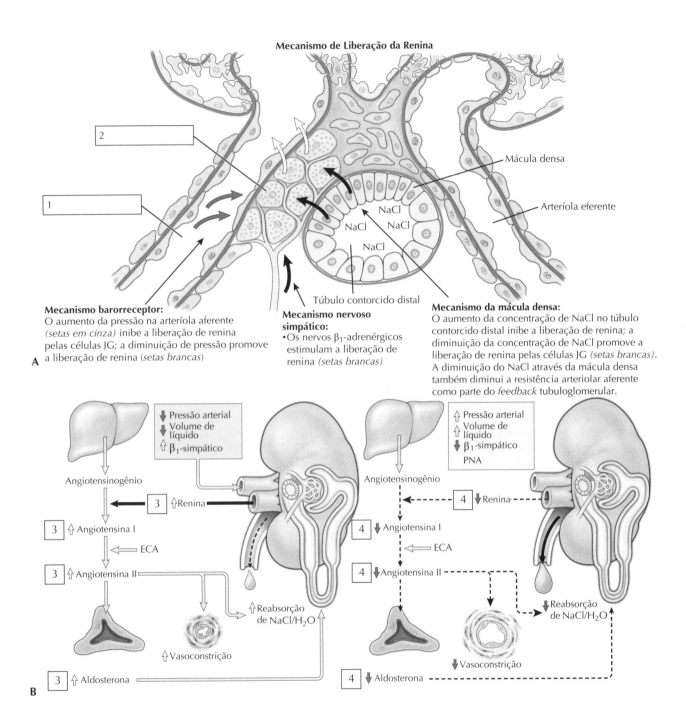

QUESTÕES DE REVISÃO

A. A regulação intrínseca da hemodinâmica renal ocorre por meio do(a) _____ e do(a) _____.

B. As mudanças na concentração de NaCl no túbulo contorcido distal podem ser detectadas pelas células do(a) _____ e causam alterações na filtração glomerular; esse mecanismo é denominado *feedback* _____.

C. Quando o PNA é liberado dos miócitos cardíacos e que efeito esse peptídio exerce sobre as arteríolas renais aferentes e eferentes?

Capítulo 5 Fisiologia Renal   **Prancha 5.5**

5 Princípio de Depuração Renal e Medição da TFG

A TFG é uma importante medida de saúde renal e ela pode ser avaliada utilizando-se o princípio de **depuração** (*clearance*) **renal** (ver Nota Clínica). A depuração renal (C_x) é o **volume de plasma depurado de uma substância (X) por unidade de tempo**. A equação da depuração incorpora as concentrações urinária e plasmática de uma substância juntamente com a taxa de fluxo urinário, e é habitualmente expressa em mℓ/min ou em ℓ/dia.

$$C_x = (U_x \times \dot{V})/P_x$$

Essa equação pode ser utilizada para determinar a depuração de qualquer substância (X) filtrada, e o princípio também pode ser usado para determinar a TFG. Se uma substância é **filtrada livremente, porém não é reabsorvida nem secretada**, a sua depuração pode ser equiparada à TFG; neste caso, a quantidade da substância filtrada será igual à quantidade **excretada** (F = E) e, portanto, C_x = TFG. A substância exógena inulina (que pode ser infundida por via intravenosa) preenche esses requisitos, porém não é rotineiramente utilizada nos pacientes. Embora nenhuma substância endógena preencha exatamente essas exigências (livremente filtrada, porém não reabsorvida nem secretada), a **creatinina** (um subproduto do metabolismo muscular) é filtrada livremente e não é reabsorvida, embora 10% sejam secretados no túbulo renal. Por conseguinte, a depuração da creatinina superestima a TFG em aproximadamente 10% (ver Nota Clínica).

A depuração renal de qualquer substância encontrada no sangue pode ser determinada pela coleta de uma amostra cronometrada de urina (para determinar a taxa de fluxo urinário, $\dot{V}$), pela obtenção de uma amostra de sangue, pela medição das concentrações plasmáticas e urinárias da substância, e pela aplicação da equação de depuração. O **processamento efetivo de substâncias** pelos rins pode ser estimado comparando a depuração de qualquer substância (X) filtrada livremente com a TFG; se a depuração de X for maior do que a TFG, ocorre uma secreção efetiva de X e, inversamente, se a depuração de X for menor do que a TFG, há uma reabsorção efetiva de X.

COLORIR e IDENTIFICAR no diagrama do néfron simplificado as setas que representam os quatro processos principais para o processamento renal de solutos e indicar se os processos são relevantes para a inulina, a creatinina, ambas ou nenhuma:

- [ ] 1. Filtração/ambas
- [ ] 2. Reabsorção/nenhuma
- [ ] 3. Secreção/creatinina
- [ ] 4. Excreção/ambas

Nota clínica

A creatinina plasmática (P_{Cr}) é utilizada clinicamente para estimar a TFG. Na maioria dos casos, o corpo produz creatinina em uma taxa constante e, portanto, a taxa de excreção também é constante. A TFG é aproximadamente igual à depuração (*clearance*) da creatinina [TFG = ($U_{Cr} \times \dot{V})/P_{Cr}$]; por conseguinte, se a TFG diminuir, a depuração da Cr diminui e a creatinina plasmática aumenta. Portanto, a **TFG é proporcional a 1/P_{Cr}**. Como aplicação clínica, isso possibilita uma rápida aproximação da TFG por meio de uma simples análise da P_{Cr}. A P_{Cr} é normalmente de cerca de 1 mg%, de modo que a TFG é de aproximadamente 1/1 (normal: 100%). Se a P_{Cr} aumentar para 2, a TFG será de ½ ou 50% do normal, e assim por diante.

GABARITO

- **A.** Plasma
- **B.** Livremente filtrada e não reabsorvida ou secretada, de modo que F = E
- **C.** Creatinina
- **D.** A TFG é proporcional a 1/P_{Cr}

Prancha 5.6

Netter Fisiologia para Colorir

Princípio de Depuração Renal e Medição da TFG 5

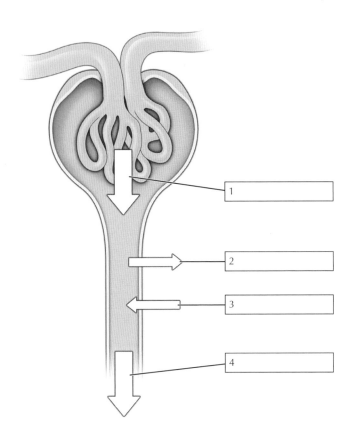

QUESTÕES DE REVISÃO

A. A depuração (*clearance*) renal de uma substância é o volume de _____ depurado da substância por unidade de tempo.

B. A depuração da substância exógena inulina pode ser equiparada à TFG, visto que a inulina é _____.

C. A substância endógena que pode ser utilizada para estimar a TFG é o(a) _____.

D. Uma amostra de creatinina plasmática pode ser utilizada para determinar a função renal, visto que _____.

Capítulo 5 Fisiologia Renal   **Prancha 5.6**

5 | Medidas da Função Renal

Os néfrons estão associados à **filtração**, **à reabsorção**, **à secreção** e à **excreção**. As seguintes definições e relações são válidas para as substâncias filtradas livremente e ajudarão a sua compreensão de como o rim funciona:

- Para todas as substâncias filtradas, a taxa de filtração (F_x) é igual à soma da taxa de reabsorção (R_x) com a taxa de excreção (E_x) menos a taxa de secreção (S_x):

$$F_x = (R_x + E_x) - S_x$$

- A **carga filtrada (FL$_x$)** de uma substância (*i. e.*, a quantidade de uma substância específica filtrada por unidade de tempo) é o produto da concentração plasmática da substância (P_x) vezes a TFG:

$$FL_x = P_x \times TFG$$

- A **taxa de excreção urinária (E$_x$)** de uma substância é a concentração da substância (U_x) na urina vezes o volume de urina produzido por unidade de tempo ($\dot{V}$):

$$E_x = U_x \times \dot{V}$$

- A **taxa de reabsorção** de uma substância (**R$_x$**) é igual à FL da substância menos a taxa de excreção urinária da substância:

$$R_x = FL_x - E_x$$

- Certas substâncias são secretadas (p. ex., creatinina, PAH, K^+), e a **taxa de secreção (S$_x$)** é igual à taxa de excreção menos a FL da substância:

$$S_x = E_x - FL_x$$

O néfron estilizado ilustrado pode ser utilizado para visualizar os conceitos básicos anteriormente apresentados.

COLORIR as setas para:

- [ ] 1. Filtração
- [ ] 2. Reabsorção
- [ ] 3. Secreção
- [ ] 4. Excreção

COMPLETAR as equações para:

- [ ] 5. Carga filtrada ($FL_x = P_x \times TFG$)
- [ ] 6. Taxa de reabsorção ($R_x = FL_x - E_x$)
- [ ] 7. Taxa de secreção ($S_x = E_x - FL_x$)
- [ ] 8. Taxa de excreção urinária ($E_x = U_x \times \dot{V}$)

GABARITO

A. S_x
B. E_x
C. Reabsorvida

Prancha 5.7

Netter Fisiologia para Colorir

Medidas da Função Renal 5

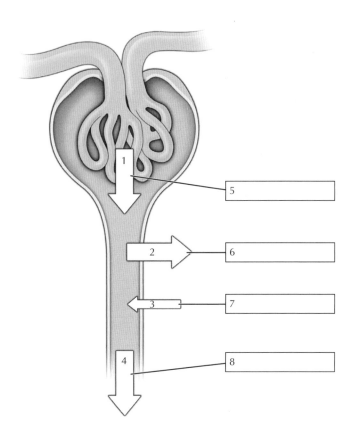

QUESTÕES DE REVISÃO

A. $FL_x = (R_x + E_x) - $ _____ ?

B. $U_x \times \dot{V} = $ _____ ?

C. Uma substância X é filtrada livremente, porém a sua taxa de excreção é menor do que a FL_x. Isso implica que parte de X é _____ .

Capítulo 5 Fisiologia Renal   **Prancha 5.7**

5 Transporte Impulsionado pelo Sódio através do Néfron

Quando o plasma filtrado no espaço de Bowman entra no **túbulo contorcido proximal (TP)**, começa o processo de reabsorção. Em geral, os néfrons reabsorvem a maior parte do líquido e dos solutos que passam por eles; nesse processo, o TP é que apresenta a maior capacidade de reabsorção, enquanto os locais distais modulam o processo. Além disso, certas substâncias (creatinina, PAH e penicilina) são secretadas em vários segmentos do túbulo renal.

Cada segmento do néfron desempenha funções básicas importantes. O TP tem uma membrana com borda em escova que aumenta a área de superfície para absorção, facilitando, assim, a reabsorção em massa de líquido e de solutos. O **ramo descendente delgado da alça de Henle** é permeável à água, porém impermeável a solutos, o que possibilita a concentração do líquido tubular (ver Prancha 5.13). A **parte espessa ascendente da alça de Henle** é permeável ao sódio e a outros solutos, porém impermeável à água, o que possibilita a diluição do líquido tubular (a alça de Henle é parte integrante no estabelecimento de um gradiente de concentração intersticial medular que é necessário para a concentração da urina; ver Prancha 5.13). O **túbulo contorcido distal (TD)** e a **parte inicial do ducto coletor** constituem os últimos locais de reabsorção de sódio, enquanto o **ducto coletor (DC)** é o local de secreção e excreção de H^+ e de concentração da urina.

A concentração de íons **sódio** é uma importante força motriz para a reabsorção renal de líquido, de eletrólitos e de uma variedade de outros solutos. A FL do Na^+ através dos glomérulos é alta (cerca de 25.000 miliequivalentes [mEq]/dia) e, para manter a homeostase dos líquidos corporais, é preciso que mais de 99% da FL_{Na} sejam reabsorvidos de volta ao sangue. Essa reabsorção é realizada pelo transporte ativo secundário luminal (apical) de sódio ao longo de um gradiente de concentração estabelecido pelas bombas de **Na^+/K^+ATPase** basolaterais. À medida que os transportadores de sódio reabsorvem o sódio (e outros solutos), eles geram a força motriz para a **reabsorção de água**. Quando a água sai do túbulo, a concentração de eletrólitos e de solutos remanescentes no líquido tubular aumenta, proporcionando então gradientes mais elevados para a sua difusão para dentro da célula. Cerca de **65 a 70%** da água no líquido tubular são reabsorvidos a partir do TP para dentro dos capilares peritubulares, impulsionados principalmente pela reabsorção de sódio. A tabela apresentada na Prancha 5.8 indica a quantidade de FL de sódio (e, portanto, de água) que é reabsorvida nos segmentos. A Prancha 5.8 ilustra os principais locais e transportadores para a reabsorção de sódio ao longo dos diferentes segmentos do néfron.

COLORIR os diferentes segmentos do néfron no centro do diagrama e os transportadores e canais correspondentes para a reabsorção de sódio nesses locais:

Túbulo contorcido proximal (TP):

☐ 1. Cotransportador (simportador) com Na^+ (*i. e.*, glicose, aminoácidos, ácidos orgânicos, fosfato)

☐ 2. Contratransportador de Na^+/H^+ (trocador)

Parte espessa ascendente da alça de Henle:

☐ 3. Cotransportador de Na^+/K^+-$2Cl^-$ (NKCC-2)

☐ 4. Contratransportador de Na^+/H^+

Túbulo contorcido distal (TD):

☐ 5. Cotransportador de Na^+-Cl^- (sensível aos tiazídicos)

☐ 6. Canais epiteliais de sódio (ENaC)

Ducto coletor (DC)

☐ 7. Canais epiteliais de sódio (ENaC)

COLORIR

☐ 8. A Na^+/K^+ ATPase (bomba de sódio) basolateral em cada tipo de célula (em verde), reforçando que a bomba ativa de sódio configura o gradiente para a entrada do sódio luminal dentro das células a favor de seu gradiente de concentração

Nota clínica

Para ajudar a controlar o volume extracelular nos pacientes com hipertensão arterial ou insuficiência cardíaca congestiva, podem ser utilizados fármacos que têm como alvo os transportadores renais de sódio de modo a aumentar a excreção de sódio e de água. Os **diuréticos de alça**, como a furosemida e a bumetanida, inibem os transportadores NKCC-2 na parte espessa ascendente da alça de Henle, enquanto os diuréticos tiazídicos atuam sobre o transporte de Na^+/Cl^- no TD. O uso extenso desses diuréticos pode resultar em perda urinária de potássio, e é necessário monitorar o nível plasmático de potássio quando esses fármacos são utilizados. A amilorida é um **diurético poupador de potássio**, cujo alvo é o ENaC na parte final do TD e nos DCs.

GABARITO

A. Túbulo contorcido proximal

B. 30 a 35

C. Túbulo contorcido proximal e parte espessa ascendente da alça de Henle

D. Parte espessa ascendente da alça de Henle

E. Secundários

Prancha 5.8

Transporte Impulsionado pelo Sódio através do Néfron 5

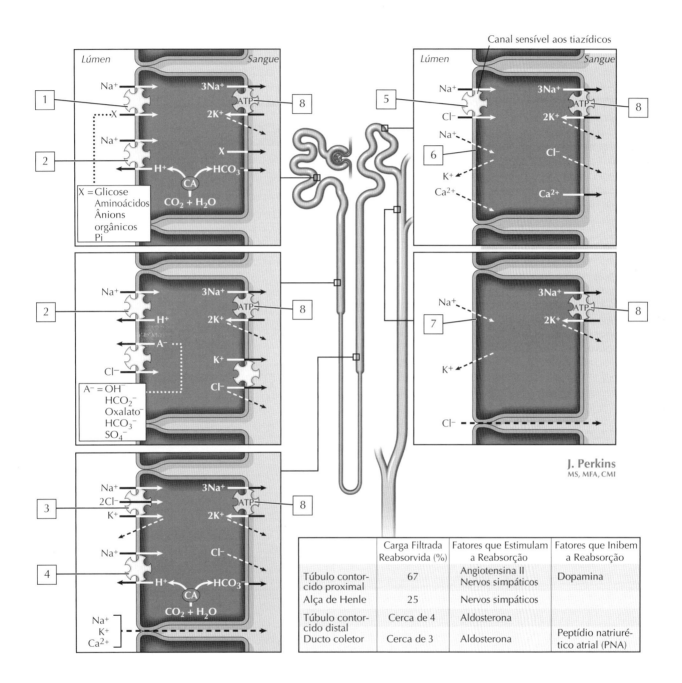

QUESTÕES DE REVISÃO

A. Qual é a parte do túbulo renal que reabsorve a maior parte do sódio?

B. A quantidade de água que entra no ramo descendente delgado da alça de Henle corresponde a aproximadamente _____ % da quantidade filtrada no glomérulo.

C. Onde os trocadores de Na^+/H^+ são encontrados no túbulo renal?

D. Onde os transportadores NKCC-2 são encontrados no túbulo renal?

E. Os transportadores luminais de sódio são transportadores ativos primários ou secundários?

Capítulo 5 Fisiologia Renal   **Prancha 5.8**

5 Reabsorção de Glicose e Função do Transporte Máximo

A glicose é livremente filtrada nos glomérulos, é reabsorvida nos **túbulos contorcidos proximais** por meio de transportadores de sódio-glicose (SGLTs) **independentes de insulina** e sai das membranas basolaterais para os capilares peritubulares por meio de transportadores facilitados GLUT-2.

Em virtude da grande FL do sódio, a sua reabsorção não é uma etapa limitadora de velocidade na absorção de glicose e de outros solutos cotransportados. Para muitos solutos, incluindo a glicose, a **etapa limitadora de velocidade** é o número de transportadores específicos disponíveis para o soluto. Os SGLTs renais apresentam um **transporte máximo (TM)**, que é muito maior do que o necessário. Em condições normais, a FL da glicose é baixa o suficiente para que os transportadores possam transportar todo o soluto de volta para o sangue de modo que nenhum permaneça no líquido tubular e na urina (Parte A da ilustração). Por conseguinte, a depuração renal de glicose normalmente é **zero**.

Entretanto, se o nível plasmático de glicose estiver elevado (como nos indivíduos com diabetes melito), a FL da glicose aumentará, e a glicose presente no líquido tubular poderá saturar os carreadores. O **limiar renal** para a glicose é a concentração plasmática em que a glicose alcança o seu TM e acima da qual o excesso de glicose será excretado na urina **(glicosúria)**. Por conseguinte, quando o nível plasmático de glicose (e, portanto, a FL da glicose) está abaixo do limiar renal para reabsorção, toda a glicose no líquido tubular será reabsorvida (Partes A e B da ilustração). Entretanto, se a FL aumentar e *ultrapassar* o limiar, os transportadores podem se tornar saturados (TM, Parte B da ilustração), e o excesso de glicose continua depois do TP e é excretado na urina, resultando então em glicosúria (Parte C da ilustração). O gráfico ilustra a relação entre a **glicose filtrada**, **reabsorvida** e **excretada**. O ponto em que a reabsorção de glicose alcança um platô e a excreção aumenta é o TM.

COLORIR

- [ ] 1. Moléculas de glicose filtradas
- [ ] 2. Moléculas de glicose reabsorvidas
- [ ] 3. Moléculas de glicose não absorvidas (observando que a glicose acaba passando para a urina)

TRAÇAR e IDENTIFICAR as seguintes linhas

- [ ] 4. Glicose filtrada (linha tracejada)
- [ ] 5. Glicose reabsorvida (linha pontilhada)
- [ ] 6. Glicose excretada (linha contínua)
- [ ] 7. Transporte máximo (TM, setas)

GABARITO

- **A.** Túbulo contorcido proximal (TP), SGLT
- **B.** Independente de
- **C.** Limitadora de velocidade
- **D.** Limiar renal

Prancha 5.9

Netter Fisiologia para Colorir

Reabsorção de Glicose e Função do Transporte Máximo 5

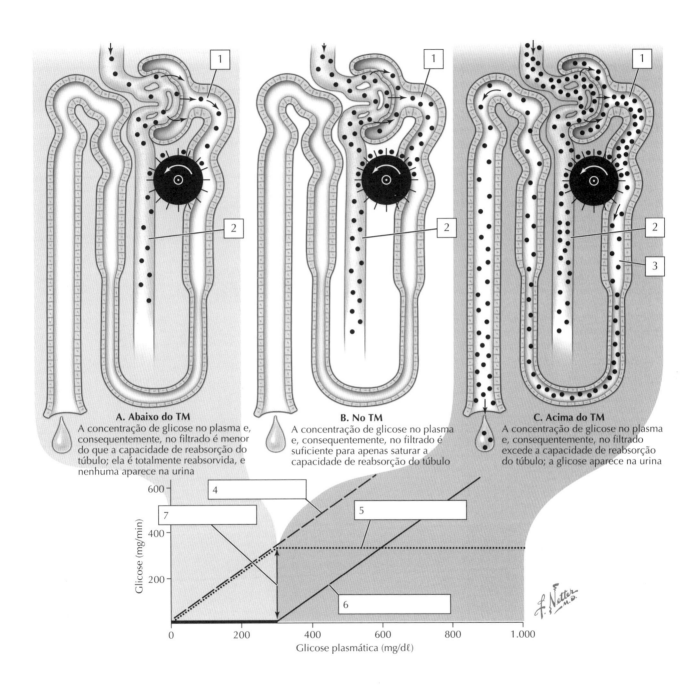

A. Abaixo do TM
A concentração de glicose no plasma e, consequentemente, no filtrado é menor do que a capacidade de reabsorção do túbulo; ela é totalmente reabsorvida, e nenhuma aparece na urina

B. No TM
A concentração de glicose no plasma e, consequentemente, no filtrado é suficiente para apenas saturar a capacidade de reabsorção do túbulo

C. Acima do TM
A concentração de glicose no plasma e, consequentemente, no filtrado excede a capacidade de reabsorção do túbulo; a glicose aparece na urina

QUESTÕES DE REVISÃO

A. Em condições normais, 100% da glicose filtrada são reabsorvidos no(a) _____ por meio de transportadores _____.

B. O transporte de glicose nos rins é _____ insulina.

C. O número de transportadores luminais da glicose é a etapa _____ na reabsorção de glicose.

D. A concentração na qual a glicose alcança o seu TM e acima da qual ela começa a aparecer na urina é denominada _____.

Capítulo 5 Fisiologia Renal **Prancha 5.9**

5 Reabsorção Renal de Bicarbonato

É necessário um nível plasmático adequado de bicarbonato para a manutenção do equilíbrio ácido-básico (ver Prancha 5.17), e, para isso, os rins **reabsorvem 100%** do bicarbonato filtrado (HCO_3^-). Entretanto, essa reabsorção ocorre **indiretamente** e envolve a secreção de H^+ (por meio de **trocadores de Na^+/H^+** e **bombas de H^+** ativas) em diversos segmentos do néfron.

No lúmen tubular, o HCO_3^- filtrado e o H^+ secretado formam CO_2 e H_2O (uma reação catalisada pela **anidrase carbônica [CA]** da borda em escova), que se difundem nas células tubulares. No interior da célula, o CO_2 e a H_2O são convertidos de volta em ácido carbônico (pela CA intracelular), que se dissocia em HCO_3^- e H^+; o HCO_3^- é transportado para fora da célula por meio de **trocadores de HCO_3^-/Cl^- basolaterais** ou por meio de **cotransportadores de Na^+-HCO_3^-**, dependendo dos segmentos do néfron. O H^+ gerado a partir desse processo é secretado de volta ao lúmen tubular por meio dos trocadores de Na^+/H^+ ou das bombas de H^+ ativas (dependendo dos segmentos do néfron) e pode ser utilizado para reabsorver mais HCO_3^-. Nos **DCs**, o H^+ pode ser tamponado e excretado (ver Prancha 5.18). Esse mecanismo é encontrado em três segmentos do néfron, facilitando a reabsorção do bicarbonato filtrado no **TP** (80% da FL), na **parte espessa ascendente da alça de Henle** (15%) e no **DC** (5%).

Em condições normais, a depuração renal de HCO_3^- é **zero**, o que significa que não há HCO_3^- na urina. A regulação do processamento do bicarbonato constitui uma parte integrante do equilíbrio ácido-básico e será discutida na Prancha 5.19.

COLORIR os seguintes transportadores das células no TP, na parte espessa ascendente da alça de Henle e no DC

- ☐ 1. Trocadores de Na^+/H^+
- ☐ 2. Bombas de H^+

COLORIR os locais de reabsorção de HCO_3^-

- ☐ 3. TP
- ☐ 4. Parte espessa ascendente da alça de Henle
- ☐ 5. DC

GABARITO

A. Falso; o HCO_3^- é reabsorvido indiretamente

B. No TP, na parte espessa ascendente da alça de Henle e no DC

C. H^+

D. O bicarbonato é importante na manutenção do equilíbrio ácido-básico o, visto que ele é o principal tampão ácido extracelular

---

Prancha 5.10   **Netter Fisiologia para Colorir**

Reabsorção Renal de Bicarbonato 5

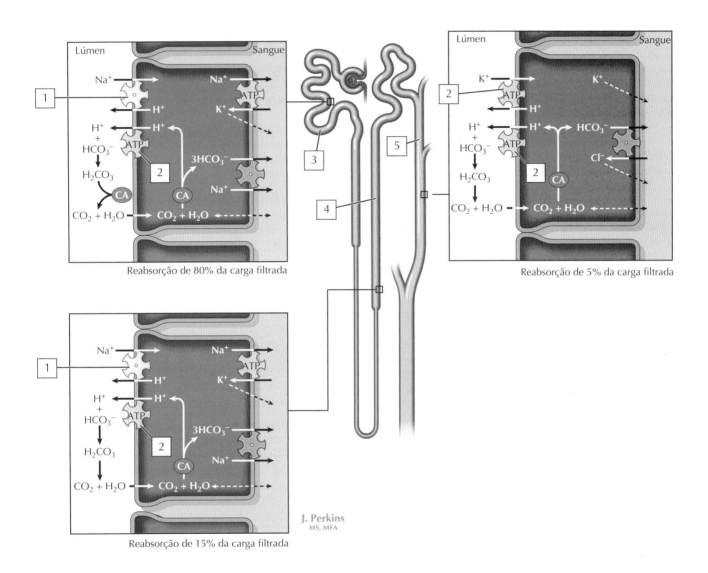

Reabsorção de 80% da carga filtrada
Reabsorção de 5% da carga filtrada
Reabsorção de 15% da carga filtrada

QUESTÕES DE REVISÃO

A. Verdadeiro/Falso: o HCO_3^- é reabsorvido diretamente nas células tubulares.

B. Em que segmentos do néfron o bicarbonato é reabsorvido?

C. Quando o bicarbonato é transportado para fora das células tubulares e para dentro do sangue, o(a) _____ é secretado(a) no lúmen tubular.

D. Por que a reabsorção de bicarbonato é importante?

Capítulo 5 Fisiologia Renal **Prancha 5.10**

5 Processamento Renal do Potássio

O potássio é outro eletrólito importante para a homeostase geral. Nos adultos, a ingestão alimentar precisa estar equilibrada pela excreção urinária e fecal. Conforme discutido na Prancha 1.5, a concentração plasmática de K^+ precisa ser mantida em níveis relativamente baixos (3,5 a 5 mEq/ℓ), e os rins regulam a reabsorção e a secreção K^+ para manter a homeostase. A Prancha 5.11 ilustra o processamento dos íons potássio pelo néfron e os efeitos da ingestão dietética de K^+.

Em geral, a reabsorção de potássio no TP (cerca de 67% da FL) e na parte espessa ascendente da alça de Henle (20% da FL) é bastante constante, e a resposta a dietas com baixo ou com alto teor de K^+ (aumento da reabsorção ou aumento da secreção, respectivamente) ocorre nos segmentos distais (TD e DC).

- **Túbulo contorcido proximal (TP):** a reabsorção de K^+ ocorre por movimento **paracelular** (entre as células). Essa reabsorção é impulsionada por meio de "dragagem do solvente": como o TP reabsorve ativamente grande parte do Na^+ filtrado, a água acompanha criando um gradiente de concentração para a difusão do K^+
- **Parte espessa ascendente da alça de Henle:** os transportadores NKCC-2 reabsorvem íons Na^+, K^+ e 2 Cl^- nas células
- **Parte final dos túbulos contorcidos distais (TD):** em resposta a uma **elevação** da concentração plasmática de K^+, a aldosterona é secretada pelo córtex da glândula suprarrenal e atua nas células principais da parte final do TD para aumentar as **Na^+/K^+ ATPases** basolaterais, bem como os **canais de K^+** (e de Na^+) **luminais**. Por meio desse processo, o K^+ é ativamente transportado para dentro da célula tubular e, em seguida, sofre uma difusão passiva através dos canais de K^+ para dentro do lúmen tubular
- **Ductos coletores (DCs):** à semelhança da parte final do TD, o K^+ é secretado no DC pelas células principais através dos **canais de K^+** sensíveis à aldosterona (conforme descrito para o TD). Além disso, nas **células α intercaladas** do DC, uma **H^+/K^+ ATPase** luminal reabsorve o K^+ em troca do H^+ secretado no líquido tubular.

O processamento renal do potássio é influenciado pelos seguintes fatores:

- **Ingestão dietética de K^+:** uma ingestão elevada de K^+ estimula a secreção de aldosterona, o que aumenta as Na^+/K^+ ATPases nas células principais na parte final do TD e no DC, causando então a secreção de K^+ no túbulo e sua excreção na urina. Uma baixa ingestão de K^+ diminui a secreção a partir da parte final do TD e dos DCs, e predomina a reabsorção de K^+ pelas células α intercaladas dos DCs
- **Volume plasmático:** a diminuição do volume plasmático ativa o SRAA, elevando então a aldosterona e, portanto, facilitando a secreção de K^+ pelas células principais na parte final do TD e nos DCs
- **Taxa de fluxo de líquido tubular:** quando a taxa de fluxo tubular está elevada (como a que ocorre durante a expansão de volume), o gradiente de concentração para o K^+ das células para o lúmen fica elevado, e a secreção de K^+ aumenta no TD e no DC
- **Estado ácido-básico:** para manter o equilíbrio ácido-básico normal, o excesso de ácido precisa ser tamponado e excretado na urina (ver Pranchas 5.17 e 5.18). Para facilitar a excreção de ácido, as H^+/K^+ ATPases nas células α intercaladas dos DCs secretam H^+ no líquido tubular enquanto reabsorvem o K^+ (o K^+ deixa as células por meio de simportadores de K^+-Cl^-).

> **COLORIR** as setas que ilustram a reabsorção ou a secreção de K^+ com dietas normais e com alto teor de K^+ (Parte A da ilustração) e dietas com baixo teor de K^+ (Parte B da ilustração), e os segmentos do néfron envolvidos

- [ ] 1. Túbulo contorcido proximal (TP)
- [ ] 2. Parte espessa ascendente da alça de Henle
- [ ] 3. Parte final dos túbulos contorcidos distais (TDs)
- [ ] 4. Ductos coletores (DCs)

GABARITO

A. Urinárias e fecais

B. Parte final do TD e no DC pelas células principais

C. Aldosterona, secreção (ou excreção)

D. K^+ dietético, volume plasmático, taxa de fluxo de líquido tubular, SRAA e estado ácido-básico

E. Canais de K^+, canais epiteliais de sódio (ENaC no TD), e Na^+/K^+ ATPases nas células principais da parte final do TD e nos DCs

---

Prancha 5.11 Netter Fisiologia para Colorir

Processamento Renal do Potássio 5

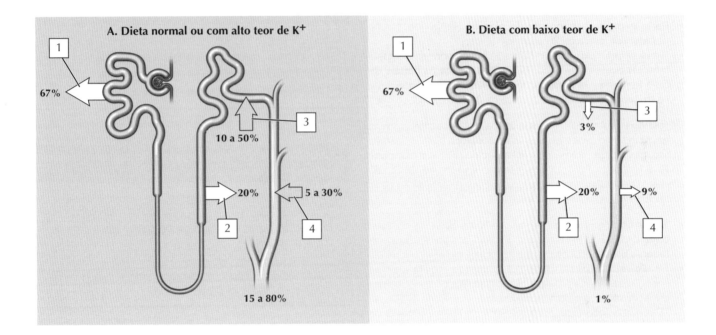

A. Dieta normal ou com alto teor de K+

B. Dieta com baixo teor de K+

QUESTÕES DE REVISÃO

A. Em condições normais, a ingestão dietética de K+ corresponde às perdas _____ de K+.
B. Em quais segmentos do néfron pode ocorrer secreção de K+?
C. Quando o K+ dietético aumenta, o hormônio _____ é secretado pelo córtex da glândula suprarrenal e aumenta o(a) _____ de K+.
D. Cite os fatores passíveis de alterar o processamento renal de K+.
E. Que transportadores ou canais são afetados pela aldosterona?

Capítulo 5 Fisiologia Renal **Prancha 5.11**

5 Processamento Renal do Cálcio e do Fosfato

O **cálcio (Ca^{2+})** e o **fosfato inorgânico (Pi)** plasmáticos são de importância fundamental para o desenvolvimento e a saúde dos ossos. O Ca^{2+} e o Pi são encontrados, em sua maior parte, na matriz óssea, e a remodelação contínua do osso é facilitada pela vitamina D_3 ativa e pelo **paratormônio (PTH)**.

Cerca de 40% do Ca^{2+} plasmático estão ligados às proteínas, de modo que **60%** permanecem **livres** para filtração nos glomérulos. Os rins reabsorvem cerca de 99% do Ca^{2+} filtrado nos seguintes locais (Parte A da ilustração):

- **Túbulo contorcido proximal (TP):** como o TP reabsorve ativamente o Na^+ filtrado, a dragagem do solvente associada é responsável por cerca de 70% da reabsorção de Ca^{2+} (através do espaço **paracelular**)
- **Parte espessa ascendente da alça de Henle:** reabsorção **paracelular** (cerca de 20% da reabsorção)
- **Túbulo contorcido distal (TD):** o **PTH** (liberado em resposta a baixos níveis plasmáticos de Ca^{2+}) aumenta os **canais de Ca^{2+} luminais**, as **bombas de Ca^{2+} ATPase basolaterais** e os **trocadores de Na^+/Ca^{2+}** (cerca de 8 a 9% da reabsorção).

Os **fosfatos** também são necessários para a formação da matriz óssea, bem como para a respiração intracelular e os mecanismos de alta energia (*i. e.*, formação e utilização de ATP). A maior parte do Pi é filtrada (> 90%), e a reabsorção e excreção de Pi são altamente dependentes da ingestão dietética. A reabsorção de Pi pode ocorrer nos seguintes locais:

- **Túbulo contorcido proximal:** em condições dietéticas normais, cerca de 75% do Pi filtrado são reabsorvidos por **cotransportadores de Na^+-Pi** luminais, e o restante é excretado na urina
- **Túbulo reto proximal (TRP)** e **TD:** quando a dieta é pobre em Pi, resultando em baixos níveis plasmáticos de Pi, ocorre um aumento dos cotransportadores de Na^+-Pi no TRP e no TD, contribuindo então com até 90% da FL (ver Parte B da ilustração).

O controle da reabsorção renal de Pi ocorre principalmente em resposta à concentração plasmática de Pi e ao **PTH**, os quais afetam o número de transportadores de Na^+-Pi nas membranas luminais.

- As dietas ricas em Pi elevam os níveis plasmáticos de Pi e reduzem os cotransportadores de Na^+-Pi no TP, aumentando então a excreção de Pi; em contrapartida, as dietas pobres em Pi aumentam os cotransportadores de Na^+-Pi no TRP e no TD
- Além de responder aos baixos níveis plasmáticos de Ca^{2+}, o **PTH** é secretado em resposta a uma **concentração plasmática elevada de Pi**, o que diminui os cotransportadores luminais de Na^+-Pi e reduz a reabsorção de Pi.

A regulação plasmática de Ca^{2+} e de Pi estão interligadas devido à remodelação óssea constante envolvendo a reabsorção e a deposição de matriz. Em resposta a um baixo nível plasmático de Ca^{2+}, a vitamina D_3 aumenta a absorção intestinal de Ca^{2+} e de Pi, e o PTH estimula a reabsorção óssea; ambas as ações aumentam o Ca^{2+} e o Pi no LEC. Nos rins, o PTH aumenta a reabsorção de Ca^{2+}, porém compensa o excesso de Pi do LEC ao diminuir a reabsorção de Pi, aumentando, portanto, a excreção de Pi para manter a homeostase do Ca^{2+}-Pi.

COLORIR na Parte A da ilustração o processamento renal do Ca^{2+} ilustrando os locais de reabsorção de Ca^{2+}, e observe que cerca de 99% do Ca^{2+} filtrado são reabsorvidos

- [ ] 1. Túbulo contorcido proximal (TP)
- [ ] 2. Parte espessa ascendente da alça de Henle
- [ ] 3. Túbulo contorcido distal (TD)
- [ ] 4. Ductos coletores (DCs)

COLORIR na Parte B da ilustração o processamento renal de Pi ilustrando os locais de reabsorção de Pi

- [ ] 5. Túbulo contorcido proximal
- [ ] 6. Túbulo reto proximal (em verde e indicando a reabsorção apenas quando a concentração plasmática de Pi está baixa)
- [ ] 7. Túbulo contorcido distal (TD, em verde e indicando a reabsorção apenas quando a concentração plasmática de Pi estiver baixa)

Nota clínica

Pode ocorrer a formação de agregados sólidos de minerais nos rins (**nefrolitíase**) ou nos ureteres (**urolitíase**). Esses cálculos renais podem provocar obstrução do fluxo e, se crescerem o suficiente (2 a 3 mm), podem bloquear o ureter e causar dor intensa e vômitos. Os cálculos mais comuns são de **oxalato de cálcio**. O tratamento depende do tamanho do(s) cálculo(s): os cálculos pequenos podem ser eliminados sem qualquer intervenção, enquanto os cálculos maiores podem exigir tratamento com *laser* ou ultrassom para fragmentá-los.

GABARITO

A. Osso

B. Ca^{2+}, Pi

C. Túbulo contorcido distal (TD)

D. Túbulo contorcido proximal

E. Túbulos retos proximais e túbulos contorcidos distais (TDs)

Prancha 5.12　　　　　　　　　　　　　　　**Netter Fisiologia para Colorir**

Processamento Renal do Cálcio e do Fosfato 5

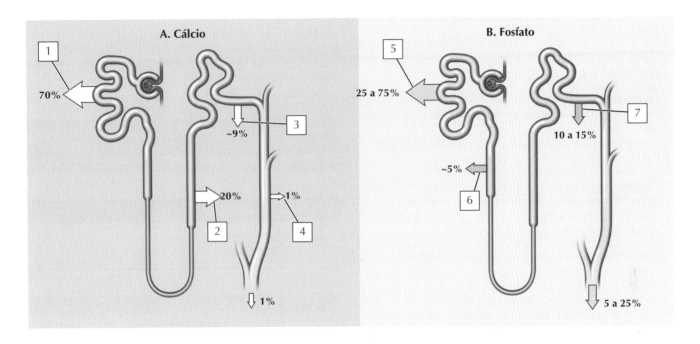

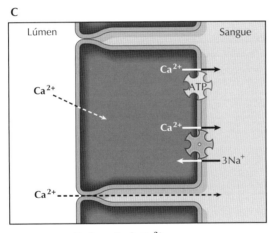

Reabsorção de Ca²⁺

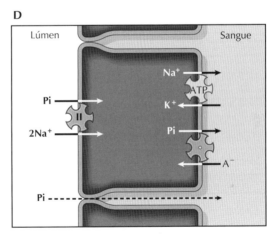

Reabsorção de Pi

QUESTÕES DE REVISÃO

A. O cálcio e o fósforo plasmáticos são importantes na reabsorção e na remodelação do(a) _____.

B. O PTH aumenta em resposta a baixos níveis plasmáticos de _____ ou a níveis plasmáticos elevados de _____.

C. O PTH atua no(a) _____ para aumentar a reabsorção de Ca²⁺.

D. O PTH atua no(a) _____ para diminuir a reabsorção de Pi.

E. Que locais do néfron apresentarão um aumento dos cotransportadores de Na⁺-Pi em resposta a uma dieta com baixo teor de Pi?

Capítulo 5 Fisiologia Renal   **Prancha 5.12**

5 | Mecanismos de Concentração e de Diluição da Urina

Os rins mantêm a osmolaridade extracelular e a homeostase do volume por meio da regulação da concentração e da diluição da urina. Essa regulação torna-se possível devido às alças de Henle dos néfrons justamedulares e às **arteríolas retas**, que possibilitam a formação de um gradiente de concentração osmótica intersticial medular, que facilita a reabsorção de água sem solutos quando necessário.

Os ramos descendente e ascendente das alças de Henle têm características de permeabilidade específicas:

- Os ramos descendentes delgados da alça de Henle *concentram* o líquido tubular, visto que são permeáveis à **água**, mas não aos solutos
- A parte espessa ascendente da alça de Henle *dilui* o líquido tubular, visto que ela é permeável aos solutos, mas não à água. Os **cotransportadores NKCC-2** e de **Na⁺-Cl⁻** reabsorvem os eletrólitos, diluindo então o líquido tubular antes de sua entrada no TD. Além disso, a **ureia** pode se difundir para a parte espessa ascendente da alça de Henle a partir do interstício medular (parte da reciclagem da ureia [ver Prancha 5.14]).

Por meio desse mecanismo, o líquido tubular que entra no TD apresenta uma osmolaridade de cerca de 100 mOsm/ℓ. Depois desse ponto, a diluição ou a concentração da urina dependerão de mecanismos dentro dos **ductos coletores (DCs)**. Se o volume de LEC estiver expandido e a osmolaridade for reduzida, o líquido tubular diluído continuará através dos DCs e será excretado como urina diluída, com retorno da homeostase do LEC. Entretanto, se a **osmolaridade do LEC estiver alta**, ou se o volume do LEC estiver baixo, é secretado o **hormônio antidiurético (ADH)** pela neuro-hipófise no sangue, estimulando então a inserção de **canais de água de aquaporina (AQP)-2** nas membranas luminais das células do DC (o ADH também estimula a reabsorção de ureia dos DCs, o que contribui para a osmolaridade intersticial medular). Essa ação possibilita a **reabsorção de água sem solutos** e produz uma urina concentrada. Todavia, isso só pode ocorrer se existir um gradiente osmótico intersticial para retirar a água do lúmen tubular para o espaço intersticial. A **AQP-1** está sempre presente no ramo descendente delgado da alça de Henle e nas membranas basolaterais dos DCs; a **AQP-2** é inserida nos DCs quando o ADH está elevado.

A Prancha 5.13 ilustra o gradiente de concentração do interstício medular. Nesse gradiente intersticial generalizado, a osmolaridade é de cerca de 300 mOsm/ℓ na margem corticomedular e aumenta para cerca de 1.200 mOsm/ℓ na parte mais profunda do interstício medular pela parte inferior da alça de Henle e parte mais baixa dos DCs (explicado na Prancha 5.14). Com esse gradiente em ação, se houver canais de água de AQP-2 nas membranas luminais, a água do líquido tubular difunde-se prontamente para o interstício hiperosmótico e, em seguida, para a **rede de capilares das arteríolas retas** e para a circulação sistêmica.

TRAÇAR os números que representam o gradiente osmolar intersticial (285 a 1.200 mOsm/ℓ) a partir do córtex até a medula assinalando o grande gradiente na medula

---

COLORIR

☐ 1. As arteríolas retas
☐ 2. O ducto coletor, o local de ação do ADH

Nota clínica

O conceito de **depuração de água livre** é útil para quantificar a excreção de água durante a diurese. É definida como a excreção de água além da água necessária para a excreção isosmótica dos solutos presentes na urina. A depuração de água livre é determinada subtraindo-se a depuração osmolar da taxa de fluxo de urina: $C_{H_2O} = \dot{V} - [(U_{osm}/P_{osm}) \times \dot{V}]$. Assim, uma urina diluída terá uma C_{H_2O} positiva, enquanto uma urina concentrada terá uma C_{H_2O} negativa, e a urina isosmótica terá uma C_{H_2O} igual a zero.

GABARITO

A. Água, concentra
B. Solutos, dilui
C. Osmolaridade, volume
D. Nas partes inferiores da alça de Henle e dos DCs

Prancha 5.13

Mecanismos de Concentração e de Diluição da Urina 5

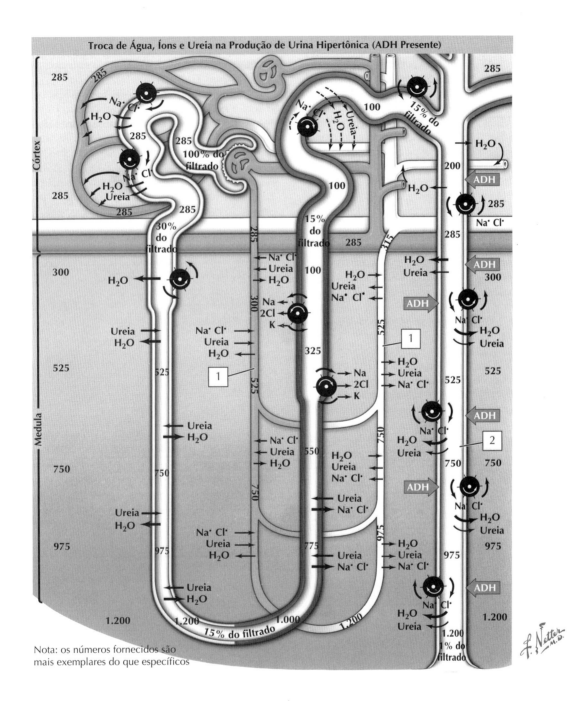

Nota: os números fornecidos são mais exemplares do que específicos

QUESTÕES DE REVISÃO

A. O ramo descendente delgado da alça de Henle é impermeável aos solutos, porém permeável ao(à) _____. Como resultado, ele _____ o líquido tubular.

B. A parte espessa ascendente da alça de Henle é impermeável à água, porém permeável ao(à)(s) _____. Como resultado, ela _____ o líquido tubular.

C. O ADH é liberado pela neuro-hipófise em resposta a um aumento do(a) _____ plasmático(a) ou a uma diminuição do(a) _____ plasmático(a).

D. A concentração osmolar no interstício medular é mais alta próximo a que estrutura(s)?

Capítulo 5 Fisiologia Renal   **Prancha 5.13**

5 Mecanismos de Concentração e de Diluição da Urina: Sistema Multiplicador de Contracorrente Medular

O **sistema multiplicador de contracorrente** estabelece um **gradiente osmolar intersticial** do córtex para a medula. Depende dos efeitos coordenados dos ramos ascendentes e descendentes das alças de Henle e de sua permeabilidade seletiva aos solutos e à água (ver Prancha 5.13). A Prancha 5.14 ilustra o ciclo repetido em que os solutos são transportados para fora da parte espessa ascendente da alça de Henle, o que aumenta a concentração osmolar do líquido intersticial e fornece um gradiente para que a água seja reabsorvida a partir do ramo descendente delgado. Esse ciclo se repete até que seja estabelecido o gradiente intersticial completo (de 300 mOsm/ℓ no córtex para 1.200 mOsm/ℓ na região profunda da medula).

A criação do gradiente ocorre pelos seguintes processos:

- Os **transportadores NKCC-2 na parte espessa ascendente da alça de Henle** transportam solutos para dentro do interstício. Esse processo pode produzir um gradiente de 200 mOsm/ℓ entre o líquido tubular e o líquido intersticial (Etapa 2 na Prancha 5.14)
- O **aumento da osmolaridade intersticial promove a reabsorção de água livre** (por meio da AQP-1) para fora do ramo descendente da alça de Henle até que seja alcançado o equilíbrio osmolar entre o líquido tubular no ramo descendente e essa área do interstício (Etapa 3). A reabsorção de água no ramo descendente aumenta continuamente a osmolaridade do líquido tubular à medida que ele se move para dentro do ramo ascendente. O gradiente de 200 mOsm/ℓ entre o interstício e o ramo ascendente é mantido pelo transporte contínuo de solutos para fora do ramo ascendente
- À medida que o líquido tubular avança, **um líquido tubular mais concentrado flui** agora do ramo descendente para o ramo ascendente (Etapa 4). Com a entrada de maior concentração de solutos no ramo ascendente, maior quantidade de solutos pode ser transportada para o interstício, aumentando ainda mais a osmolaridade do líquido intersticial (Etapa 5), que retira mais água do ramo descendente para o interstício (Etapa 6). Isso concentra ainda mais o líquido tubular que entra no ramo ascendente espesso. Esse ciclo se

repete até que o gradiente intersticial completo seja estabelecido (daí a designação "multiplicador de contracorrente"). A concentração osmolar final depende do comprimento das alças de Henle, e, nos seres humanos, a concentração na parte inferior das alças de Henle medulares pode alcançar **1.200 mOsm/ℓ**

- Por fim, a **reciclagem da ureia** contribui para o desenvolvimento e a manutenção do gradiente osmolar intersticial, visto que o ADH aumenta a **reabsorção tanto de água quanto de ureia** nos DCs medulares (não corticais). Por conseguinte, parte da ureia é reabsorvida no interstício medular. Uma certa quantidade de ureia difunde-se de volta para os ramos delgados da alça de Henle e pode ser novamente absorvida nos DCs. Esse ciclo continua e "captura" efetivamente a ureia no interstício medular, contribuindo, assim, para o gradiente de concentração intersticial.

COLORIR

- [ ] 1. Os transportadores NKCC-2 no ramo ascendente na Etapa 2 observando a diferença de 200 mOsm/ℓ entre o líquido tubular e o líquido intersticial
- [ ] 2. As setas tracejadas que indicam o movimento de água livre de solutos do ramo descendente para o interstício na Etapa 3
- [ ] 3. A concentração de líquido tubular de 400 mOsm/ℓ que se move do ramo descendente para o ramo ascendente na Etapa 4
- [ ] 4. Os transportadores NKCC-2 no ramo ascendente na Etapa 5, ilustrando o movimento adicional de solutos para dentro do interstício, enquanto mantêm a diferença de 200 mOsm/ℓ entre o líquido tubular e o líquido intersticial
- [ ] 5. As setas que indicam o movimento de mais água livre de solutos do ramo descendente para o interstício na Etapa 6

GABARITO

- **A.** Descendente, ascendente
- **B.** NKCC-2
- **C.** 200
- **D.** Água
- **E.** Na presença de ADH nos DCs, a ureia é reabsorvida no interstício e contribui para a concentração osmolar

Prancha 5.14   **Netter Fisiologia para Colorir**

Mecanismos de Concentração e de Diluição da Urina: Sistema Multiplicador de Contracorrente Medular

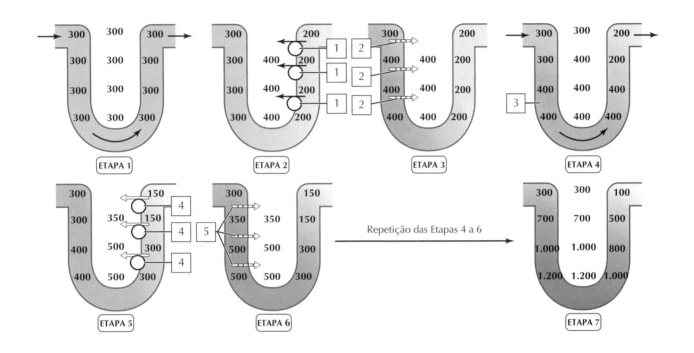

QUESTÕES DE REVISÃO

A. O sistema multiplicador de contracorrente depende da permeabilidade seletiva dos ramos _____ e _____ da alça de Henle.

B. Os transportadores _____ no ramo ascendente da alça de Henle transportam os solutos para dentro do interstício.

C. Existe um gradiente de _____ mOsm/ℓ do líquido tubular para o líquido intersticial, que é produzido pelo transporte de solutos para fora do ramo ascendente da alça de Henle.

D. A osmolaridade intersticial elevada possibilita a reabsorção de _____ a partir do ramo descendente da alça de Henle.

E. De que maneira a reciclagem da ureia contribui para o gradiente de concentração intersticial medular?

Capítulo 5 Fisiologia Renal   **Prancha 5.14**

5 Regulação da Reabsorção de Sódio e de Água: Mecanismos Locais e Neuro-Humorais

O processamento renal de sódio é estreitamente regulado em virtude de sua importância na homeostase do LEC. Diversos fatores intrarrenais podem alterar a reabsorção de sódio (e, portanto, de líquido) em resposta a mudanças do LEC. Vários desses mecanismos foram discutidos na Prancha 5.5 em relação à hemodinâmica renal.

- **TFG:** a excreção de Na^+ tende a refletir as mudanças na TFG. Assim, uma elevação da TFG aumenta a FL de Na^+, e o túbulo reabsorve o Na^+ de modo menos efetivo aumentando a excreção de Na^+. Em contrapartida, uma diminuição da TFG reduz a FL de Na^+, e os túbulos reabsorvem mais completamente a carga de Na^+, o que reduz a excreção de Na^+
- **Barorreceptores:** quando a pressão arterial diminui, os barorreceptores nas paredes das arteríolas aferentes estimulam as células justaglomerulares (JG) a liberar **renina** nas arteríolas aferentes (ver adiante SRAA)
- **Fluxo sanguíneo medular:** se o fluxo sanguíneo das arteríolas retas aumentar, o gradiente de concentração medular não será mantido, reduzindo então a reabsorção de sódio no ramo ascendente espesso e limitando a reabsorção de água nos DCs. Isso resultará em natriurese e diurese.

Além dos controles intrarrenais listados anteriormente, existem também mecanismos neurais e hormonais que afetam a reabsorção de sódio e de água (Prancha 5.15):

- Os **nervos simpáticos** inervam as arteríolas aferentes e eferentes (por meio dos receptores alfa-adrenérgicos). Durante a estimulação simpática, as arteríolas se contraem, com diminuição da TFG. Além disso, o SNAS estimula diretamente a reabsorção de Na^+ em vários locais do néfron e estimula a secreção de renina
- **SRAA:** em resposta a uma baixa concentração de sódio no líquido tubular ou a uma baixa taxa de fluxo de líquido tubular, as células JG produzem a enzima proteolítica renina e a secretam na circulação (Prancha 5.5). A renina hidrolisa o angiotensinogênio (uma proteína plasmática produzida pelo fígado) a **angiotensina (Ang) I**, que é convertida em Ang II pela **enzima conversora de angiotensina (ECA)** nos pulmões (e em outros tecidos). A Ang II estimula a liberação do mineralocorticoide **aldosterona** pelo córtex da glândula suprarrenal. Nos rins, a Ang II estimula diretamente os **contratransportadores de Na^+/H^+** luminais no túbulo contorcido proximal (com aumento da reabsorção de sódio e de água) e exerce efeitos **vasoconstritores** sobre as arteríolas aferentes e eferentes, reduzindo então a TFG e aumentando a retenção de sódio e de água
- A **aldosterona** estimula a reabsorção de Na^+ e de água (e a secreção de K^+) pelas células principais dos TDs e dos DCs

por meio de efeitos sobre a Na^+/K^+ ATPase e os canais de Na^+ epiteliais (ENaC)

- O PNA é discutido nas Pranchas 3.22 e 5.5. O PNA opõe-se às ações da angiotensina II, visto que aumenta a TFG (por meio de dilatação da arteríola aferente e constrição da arteríola eferente) e inibe o cotransporte de Na^+-Cl^- no TD, causando, assim, natriurese e diurese
- A **urodilatina** é um **peptídio natriurético intrarrenal**, que é produzido nas células medulares do TD e do DC em resposta a uma elevação do volume sanguíneo ou da pressão arterial.

COLORIR na Parte A da ilustração, que mostra a estimulação dos mecanismos de retenção de sódio e de água, as setas que indicam os fatores **ESTIMULADORES** do SRAA

- ☐ 1. Diminuição da pressão arterial, seta para baixo
- ☐ 2. Diminuição do volume de líquidos, seta para baixo
- ☐ 3. Aumento da ativação dos receptores β_1-adrenérgicos por meio do SNAS, seta para cima

---

COLORIR e **IDENTIFICAR** na Parte A da ilustração as setas que ilustram a via de ativação do SRAA

- ☐ 4. Renina (dos rins), seta para cima
- ☐ 5. Angiotensinogênio (colorir a seta que se origina do fígado)
- ☐ 6. Angiotensina I, seta para cima
- ☐ 7. Angiotensina II, seta para cima
- ☐ 8. Aldosterona, seta para cima

COLORIR na Parte B da ilustração, que mostra a inibição dos mecanismos de retenção de sódio e de água, as setas que indicam os fatores **INIBIDORES** do SRAA

- ☐ 9. Aumento da pressão arterial, seta para cima
- ☐ 10. Aumento do volume de líquido, seta para cima
- ☐ 11. Diminuição da ativação dos receptores β_1-adrenérgicos por meio do SNAS, seta para baixo

---

GABARITO

- **A.** Aumentará
- **B.** Estimulação
- **C.** Aldosterona
- **D.** PNA e urodilatina; a urodilatina é produzida pelos rins

Prancha 5.15 **Netter Fisiologia para Colorir**

Regulação da Reabsorção de Sódio e de Água: Mecanismos Locais e Neuro-Humorais

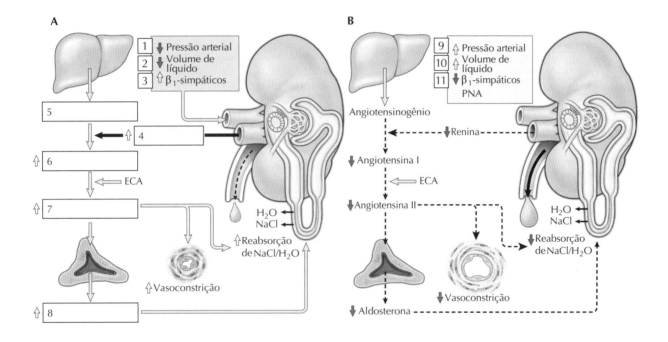

QUESTÕES DE REVISÃO

A. Um aumento na taxa de fluxo de líquido tubular _____ a excreção de sódio e de água na urina.

B. Os barorreceptores na arteríola aferente respondem a uma redução da pressão pelo(a) _____ da liberação de renina.

C. A atividade da Na$^+$/K$^+$ ATPase basolateral e dos ENaC luminais (canais de Na$^+$ epiteliais) nas células principais do TD e do DC é aumentada pelo(a) _____.

D. Quais são os dois peptídios que causam natriurese e diurese? Que peptídio é secretado pelo TD e pelo DC nos rins?

Capítulo 5 Fisiologia Renal **Prancha 5.15**

5 | Resposta Renal à Contração e à Expansão de Volume

O controle do LEC é um processo contínuo com mudanças na osmolaridade e no volume plasmático sinalizando múltiplos sistemas neurais e humorais para regular a concentração e a diluição renais da urina. A integração desses sistemas em resposta à contração e à expansão do volume de LEC está ilustrada na Prancha 5.16.

Quando ocorre **contração do volume plasmático**, os sistemas de **conservação** de líquido e de sódio são ativados. Os rins respondem aos seguintes mecanismos:

- Um aumento na **atividade da parte simpática do sistema nervoso autônomo** (1) aumenta a resistência vascular renal e diminui a TFG; (2) estimula diretamente a reabsorção de sódio em vários segmentos do túbulo renal; e (3) estimula a secreção de **renina**
- O **SRAA** é ativado e aumenta a **angiotensina II** e a **aldosterona**, incrementando a reabsorção de sódio (e de água) nos túbulos contorcidos proximais (por meio da angiotensina II) e nos TDs e DCs (por meio da aldosterona)
- O **ADH** é liberado, estimulando então a inserção dos canais de água de **AQP-2** nas membranas luminais das células principais dos DCs, o que aumenta a reabsorção de água livre de solutos.

Esses sistemas limitam a contração adicional de volume ao reduzir as perdas urinárias de líquido e de sódio (Parte A da ilustração).

Quando **ocorre expansão do volume plasmático**, os mecanismos anteriormente descritos são revertidos, resultando então na eliminação de líquido e na redução do volume plasmático e do LEC (Parte B da ilustração). Além disso, o PNA (secretado pelo átrio direito em resposta ao estiramento) desempenha um papel fundamental na produção de **natriurese** e **de diurese** pelos seguintes mecanismos:

- Diminuição da secreção de ADH
- Inibição da síntese de aldosterona
- Aumento da TFG
- Diminuição da reabsorção de sódio (e de água) pelos DCs ao reduzir os canais de Na^+ (ENaC) sensíveis à aldosterona.

COLORIR e IDENTIFICAR na Parte A da ilustração, que mostra a resposta à contração de volume, os órgãos e, em seguida, as setas que indicam o papel de cada fator na elevação dos mecanismos/vias de conservação de sódio e de líquido

- ☐ 1. Atividade simpática
- ☐ 2. Renina
- ☐ 3. Angiotensina I
- ☐ 4. Angiotensina II
- ☐ 5. Aldosterona
- ☐ 6. ADH

COLORIR na Parte B da ilustração, que mostra a resposta à expansão de volume, os órgãos e, em seguida, as setas que indicam a elevação dos peptídios natriurético/diurético

- ☐ 7. PNA
- ☐ 8. Urodilatina

GABARITO

- **A.** Ativado
- **B.** Liberado (pelos miócitos atriais)
- **C.** Contração de volume, AQP-2 (ou canais de água)

Prancha 5.16   **Netter Fisiologia para Colorir**

Resposta Renal à Contração e à Expansão de Volume

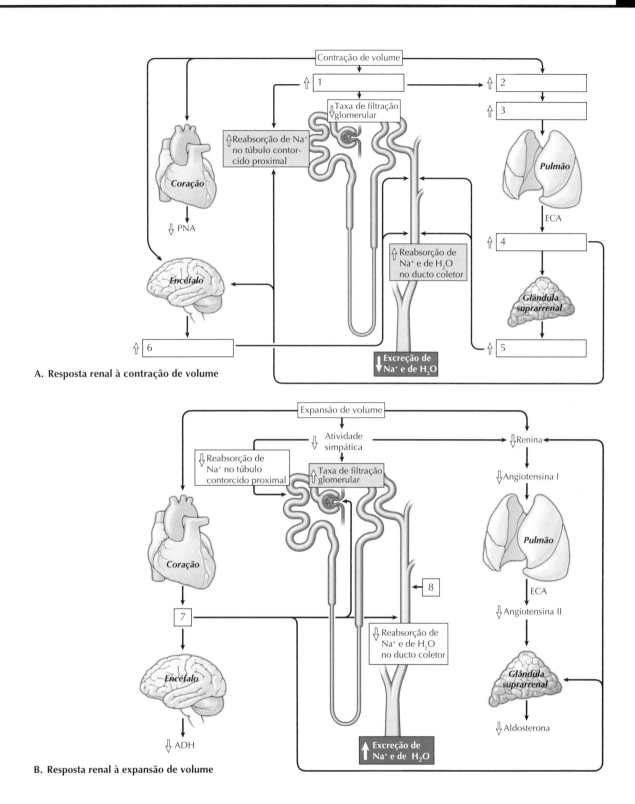

A. Resposta renal à contração de volume

B. Resposta renal à expansão de volume

QUESTÕES DE REVISÃO

A. Em resposta à contração de volume, o SRAA é _____.

B. Em resposta à expansão de volume, o PNA é _____.

C. O ADH é elevado durante o(a) _____ e insere o(a) _____ nas membranas luminais dos DCs.

Capítulo 5 Fisiologia Renal **Prancha 5.16**

5 Regulação Renal do Equilíbrio Ácido-básico: Considerações Gerais

A importância da manutenção do pH extracelular dentro de uma estreita faixa fisiológica (7,35 a 7,45) foi discutida anteriormente (Prancha 4.18) com foco em como os **pulmões** processam o ácido volátil (ácido carbônico) no sangue. Agora, concluiremos a discussão e descreveremos como os **rins** excretam o excesso de carga de ácidos não voláteis.

Em média, ingerimos e produzimos cerca de 40 a 80 milimoles de ácido por dia. Isso representa uma enorme quantidade no contexto da concentração de cerca de 40 *nanomolares* (em pH de 7,4) que é mantida no LEC. O excesso de ácido precisa ser:

- **Tamponado** no LEC (e nas células) de modo a evitar uma queda do pH para valores abaixo dos níveis fisiológicos (*i. e.*, abaixo de 7,35)
- **Secretado** nos túbulos renais, tamponado no líquido tubular e excretado na urina (Prancha 5.18).

O corpo processa o excesso de ácido com o uso de tampões extracelulares e intracelulares em uma "dança" reguladora contínua acompanhando o ácido para dentro e para fora das células e através do sangue até os rins para a sua excreção.

O principal tampão do LEC é o **bicarbonato** (HCO_3^-), que existe em uma concentração relativamente alta no LEC (24 mM) e que, portanto, está disponível para consumir o H^+ por meio da seguinte reação:

$$HCO_3^- + H^+ \rightleftarrows H_2CO_3 \overset{CA}{\rightleftarrows} CO_2 + H_2O$$

O ácido carbônico (H_2CO_3) pode ser convertido em CO_2 e H_2O na presença da CA, uma reação que ocorre nos tecidos e no LEC. O CO_2 pode ser expirado pelos pulmões.

O **tamponamento intracelular** também é importante. O H^+ entra e sai das células por meio de trocadores de H^+/K^+ e de Na^+/H^+, respectivamente, e é tamponado por **fosfatos intracelulares** (e, em menor grau, proteínas).

Além disso, os rins geram HCO_3^- novo para reabastecer o HCO_3^- do LEC. Lembre-se de que existe uma relação de 1:1 entre o bicarbonato reabsorvido ou excretado e o H^+ transportado na reação oposta, e, portanto, quando um H^+ é excretado, ocorre retenção de um HCO_3^-.

COLORIR

- [ ] 1. Os pulmões
- [ ] 2. O rim

TRAÇAR as seguintes vias:

- [ ] 3. Via dos ácidos não voláteis para os rins
- [ ] 4. Via de HCO_3^- novo do rim de volta ao LEC

GABARITO

A. Rins e pulmões
B. Bicarbonato
C. Fosfato
D. Excretado

Prancha 5.17

Netter Fisiologia para Colorir

Regulação Renal do Equilíbrio Ácido-básico: Considerações Gerais 5

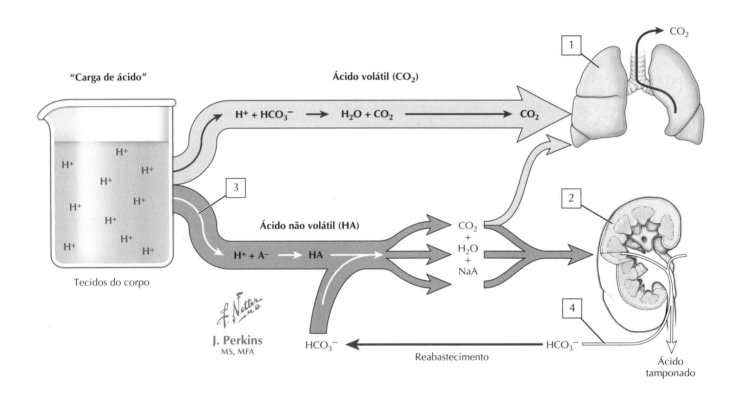

QUESTÕES DE REVISÃO

A. Quais são os dois órgãos que realizam a remoção do ácido do corpo?
B. Qual é o principal tampão do LEC?
C. Qual é o principal tampão do LIC?
D. Quando um íon bicarbonato é retido, um H^+ é _____.

Capítulo 5 Fisiologia Renal   **Prancha 5.17**

5 Mecanismos Renais que Contribuem para a Excreção Efetiva de Ácido

Conforme discutido na Prancha 5.10, a reabsorção de bicarbonato ocorre no TP, na parte espessa ascendente da alça de Henle e no DC, e ela depende da secreção de H^+ no lúmen tubular. Nos DCs, o H^+ é secretado em *maior quantidade* do que o bicarbonato filtrado, com secreção significativa pelas **células α intercaladas** dos DCs (Partes B e C da ilustração). Essas células têm H^+ ATPases e H^+/K^+ ATPases luminais, que secretam ativamente H^+ no líquido tubular. O H^+ no líquido tubular dos DCs é então tamponado pelos seguintes mecanismos:

- **Produção de ácidos tituláveis (AT):** o fosfato básico (HPO_4^{2-}) é um tampão forte e, portanto, o fosfato que entra no DC pode tamponar o H^+ secretado e produzir ácido fosfórico ($H_2PO_4^-$), que é a principal forma de AT na urina. O AT é a principal forma de ácido excretado e, embora a produção de AT possa aumentar para tamponar o ácido adicional secretado, a taxa máxima de formação de AT é limitada pela quantidade de HPO_4^{2-} que entra nos DCs (consulte o processamento do fosfato na Prancha 5.12) (lembre-se de que o bicarbonato não pode ser utilizado para tamponar o H^+ para excreção, visto que ele é totalmente reabsorvido)
- **Amoniogênese:** nas células do TP, a **glutamina**, proveniente do líquido tubular e do sangue capilar peritubular, é metabolizada, gerando então **amônia (NH_3)** e HCO_3^-. Os íons bicarbonato são absorvidos nos capilares peritubulares como um HCO_3^- novo. Nos DCs, a NH_3 tampona o H^+, formando então **amônio (NH_4^+)** para excreção na urina. Diferentemente dos ATs, que são limitados pela quantidade de fosfato básico disponível nos DCs, a amoniogênese pode aumentar rapidamente para permitir a excreção de altas cargas de ácido na forma de NH_4^+.

A **excreção efetiva de ácido (NAE)** descreve a quantidade de ácido que é excretada na urina (ver equação abaixo):

$$NAE = AT + NH_4^+ - HCO_3^-$$

Na maioria das condições, o **HCO_3^- urinário é zero**, visto que todo o HCO_3^- é reabsorvido. Entretanto, quando o HCO_3^- aparece na urina, ele é uma perda de base e é subtraído do ácido excretado para calcular a NAE. A excreção de HCO_3^- reflete a acidose tubular renal ou a resposta renal à alcalose, e, em ambas as condições, há um ganho equimolar de H^+ para o HCO_3^- excretado.

COLORIR na Parte A da ilustração:

- [ ] 1. Os trocadores de Na^+/H^+ e de Na^+/NH_4^+ nas membranas luminais dos túbulos contorcidos proximais reforçando o transporte de H^+ e NH_4^+ no líquido tubular e a reabsorção de HCO_3^-

---

COLORIR nas Partes B e C da ilustração:

- [ ] 2. A H^+ ATPase e a H^+/K^+ ATPase nas membranas luminais das células α intercaladas dos ductos coletores reforçando a secreção de H^+ nesse segmento final, bem como o tamponamento por fosfatos (Parte C da ilustração) e pela amônia (Parte B da ilustração). Observe a difusão paracelular da NH_3 no líquido tubular na Parte B da ilustração

---

GABARITO

- **A.** $NAE = AT + NH_4^+ - HCO_3^-$
- **B.** Trocadores de Na^+/H^+
- **C.** Células α intercaladas
- **D.** Células tubulares proximais

Prancha 5.18

Netter Fisiologia para Colorir

Mecanismos Renais que Contribuem para a Excreção Efetiva de Ácido 5

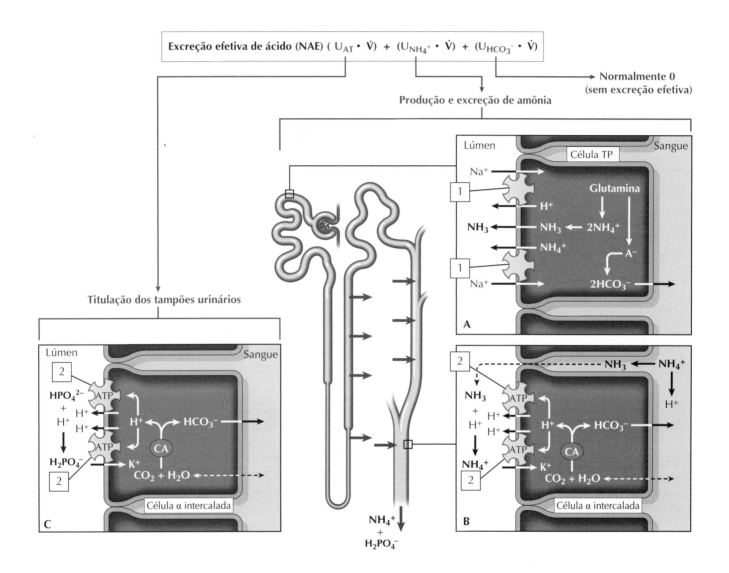

QUESTÕES DE REVISÃO

A. A excreção efetiva de ácido = _____.

B. A secreção de H+ dentro do líquido tubular no túbulo contorcido proximal ocorre por meio de quais transportadores?

C. Que células nos ductos coletores secretam H+ no líquido tubular?

D. Onde ocorre a amoniogênese no néfron?

Capítulo 5 Fisiologia Renal   Prancha 5.18

5 | Resposta Renal à Acidose e à Alcalose

O estado ácido-básico é avaliado com base no exame dos valores plasmáticos de pH, P_{CO_2} e HCO_3^-. Em condições normais, no sangue arterial esses valores serão de aproximadamente:

- pH = 7,4
- P_{CO_2} = 40 mmHg
- $[HCO_3^-]$ = 24 mM

Quando o pH do LEC sai da faixa fisiológica normal, o resultado consiste em acidose (i. e., pH < 7,35) ou alcalose (i. e., pH > 7,45). O distúrbio primário é identificado pelo componente alterado (P_{CO_2} ou HCO_3^-) em direção compatível com a alteração do pH. Por conseguinte, se o **pH estiver diminuído**, o distúrbio é designado das seguinte maneiras:

- **Acidose respiratória**, se a P_{CO_2} estiver aumentada, ou
- **Acidose metabólica**, se o HCO_3^- estiver diminuído.

Se o **pH estiver aumentado**, o distúrbio é designado como:

- **Alcalose respiratória**, se a P_{CO_2} estiver diminuída (ver Prancha 4.18), ou
- **Alcalose metabólica**, se o HCO_3^- estiver aumentado.

A compensação para a acidose ou a alcalose metabólica inclui um ajuste inicial da frequência respiratória (hiperventilação para eliminar o excesso de **CO_2** na acidose, ou hipoventilação para reter o CO_2 na alcalose). Nos distúrbios metabólicos e respiratórios, ocorre uma **compensação renal** no decorrer de várias horas por meio da excreção de ácido (na acidose) ou de bicarbonato (na alcalose), com retorno do pH aos valores normais.

A **acidose** pode resultar do **ganho de ácido** ou da **perda de HCO_3^-**. O ganho efetivo de ácido pode ocorrer em consequência de diminuição da respiração (p. ex., doença pulmonar obstrutiva crônica), que aumenta o CO_2 (acidose respiratória), ou do **acúmulo de ácidos** de fontes metabólica (acidose metabólica), que inclui os seguintes:

- **Cetoácidos**, que são gerados pela β-oxidação de ácidos graxos (na inanição ou no diabetes melito mal controlado)
- **Ácido fosfórico**, que se acumula durante a insuficiência renal
- **Ácido láctico**, que é liberado dos tecidos danificados durante a hipoxia ou a insuficiência cardíaca
- **Substâncias ingeridas**, tais como etilenoglicol (anticongelante) e metanol.

As **perdas de bicarbonato** podem resultar de diarreia, reabsorção insuficiente de HCO_3^- no TP ou de acidose tubular renal proximal (tipo 2).

GABARITO

- **A.** Se o pH baixo for compatível com a P_{CO_2} arterial (elevada), a acidose é respiratória. Se for compatível com o HCO_3^- plasmático (reduzido), a acidose é metabólica
- **B.** pH, P_{CO_2} e HCO_3^- plasmáticos
- **C.** Carga de ácido ou perda de base
- **D.** Vômitos ou superdosagem de bicarbonato
- **E.** Células β intercaladas e trocadores de HCO_3^-/Cl^-

Seja em decorrência da carga de ácido, seja em decorrência da perda de HCO_3^-, o excesso de ácido precisa ser tamponado sistemicamente e, em seguida, excretado pelos rins. O excesso de ácido é secretado nos DCs renais e se combina com HPO_4^{2-} ou com a amônia para formar AT e amônio, respectivamente, para excreção (Prancha 5.18).

A **alcalose** resulta da **perda de ácido ou do ganho de HCO_3^-**. A hiperventilação crônica provoca perda de ácido e resulta em **alcalose respiratória**; isso pode ser aliviado pela inspiração e expiração dentro de um saco (para aumentar o CO_2). A **alcalose metabólica** pode resultar dos seguintes:

- **Vômitos** (perda de H^+ na forma de HCl) e contração de volume
- **Superdosagem de bicarbonato de sódio**
- **Uso crônico de diuréticos** causando hipopotassemia, contração de volume, excesso de aldosterona e depleção de cloreto.

Durante a alcalose, os **trocadores de HCO_3^-/Cl^-** nas **células β intercaladas** dos DCs renais são ativados, havendo, então, secreção de bicarbonato, que é excretado na urina até que o pH normal seja alcançado.

COLORIR o CO_2 e o HCO_3^- em cada diagrama observando seus tamanhos relativos em cada um dos distúrbios ácido-básicos

- ☐ 1. CO_2
- ☐ 2. HCO_3^-

TRAÇAR a linha da viga de equilíbrio em cada diagrama reforçando se o distúrbio primário consiste em acidose ou alcalose

- ☐ 3. Equilíbrio ácido-básico
- ☐ 4. Acidose respiratória
- ☐ 5. Acidose metabólica
- ☐ 6. Alcalose respiratória
- ☐ 7. Alcalose metabólica

Nota clínica

Os exemplos de causas de distúrbios ácido-básicos respiratórios e metabólicos estão listados no lado esquerdo da Prancha 5.19. Em cada caso, quando a causa primária do distúrbio é tratada, o pH deve retornar aos seus valores normais.

Prancha 5.19   **Netter Fisiologia para Colorir**

Resposta Renal à Acidose e à Alcalose

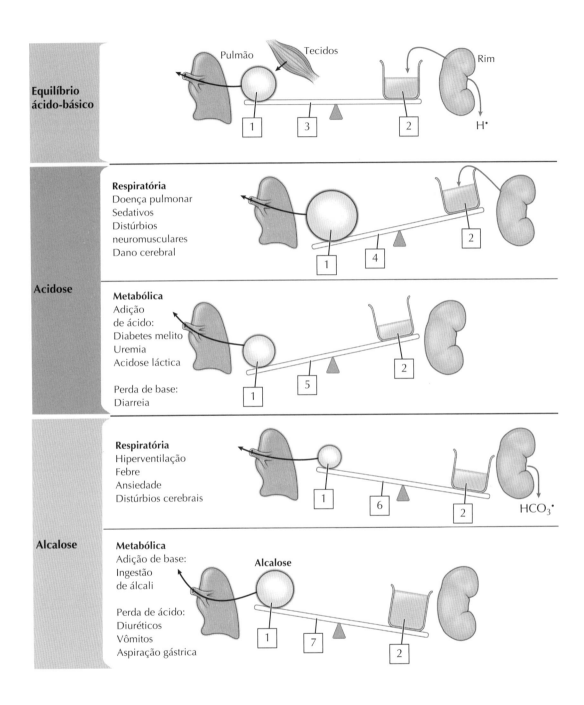

QUESTÕES DE REVISÃO

A. Como você determinaria se um pH de 7,32 consiste em acidose respiratória ou metabólica?
B. Quais são os três valores plasmáticos utilizados para avaliar o estado ácido-básico?
C. A acidose metabólica pode resultar de quais duas alterações no estado ácido-básico?
D. Cite algumas causas de alcalose metabólica.
E. Que tipos de célula e de transportador nos DCs estão envolvidos na resposta renal à alcalose metabólica?

Capítulo 5 Fisiologia Renal   **Prancha 5.19**

5 Hiato Aniônico

A **acidose metabólica** resulta do ganho de ácido ou da perda de base (Prancha 5.19). O **hiato aniônico (*anion gap* [AG])** é uma ferramenta diagnóstica utilizada para diferenciar as duas causas possíveis. Especificamente, o AG é a diferença de concentração entre o principal cátion do plasma, o **Na+**, e os principais ânions plasmáticos, **Cl-** e **HCO$_3$-**. Quando as concentrações de Cl- e de HCO$_3$- são subtraídas da concentração de Na+, o AG é normalmente de cerca de 8 a 12 mEq/ℓ. O AG representa a soma das concentrações de cerca de 10 ânions presentes no plasma e inclui proteínas, lactato, citrato, fosfatos, sulfatos, e assim por diante:

$$AG = Na^+ - (Cl^- + HCO_3^-)$$

A Prancha 5.20 ilustra um AG normal à esquerda e o AG na acidose decorrente de uma carga de ácido (diagrama do meio) ou da perda de bicarbonato (diagrama à direita). Observe que o **ganho de ácido aumenta o AG**, uma consequência da diminuição do HCO$_3$- plasmático (que foi utilizado para tamponar o aumento do ácido).

Em contrapartida, quando ocorre perda de HCO$_3$- do corpo em consequência de diarreia ou de acidose tubular renal, ele é substituído por um aumento de Cl-, e o **AG é normal** (diagrama da extrema direita). Por conseguinte, o AG pode ajudar a determinar se a alcalose metabólica decorre de um ganho de ácido ou da perda de base, porém ainda é preciso determinar a causa específica da carga de ácido ou da perda de base (ver Prancha 5.19).

COLORIR e IDENTIFICAR as áreas que representam:

- ☐ 1. O Na+
- ☐ 2. O Cl-
- ☐ 3. O HCO$_3$-
- ☐ 4. O AG

Observe que o único momento em que ocorre mudança do AG é durante o ganho de ácido.

GABARITO

A. Acidose

B. Diminui, utilização para tamponar o ácido adicional

C. Perda de base, a concentração de Cl- aumenta à medida que ocorre perda de HCO$_3$- (na urina ou nas fezes)

Prancha 5.20

Netter Fisiologia para Colorir

Hiato Aniônico 5

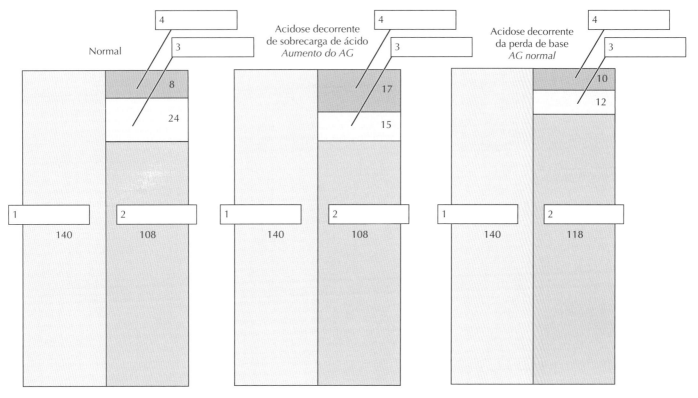

As concentrações de eletrólitos estão em mEq/ℓ

QUESTÕES DE REVISÃO

A. O hiato aniônico é utilizado para determinar a possível causa de _____ metabólica.

B. Quando o hiato aniônico aumenta devido a um excesso de ácido, o HCO_3^- plasmático _____, devido ao(à) _____.

C. O hiato aniônico está normal durante a acidose causada por _____, visto que o(a) _____.

Capítulo 5 Fisiologia Renal **Prancha 5.20**

Capítulo 6 Fisiologia do Sistema Digestório

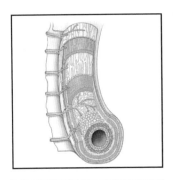
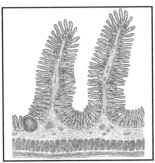
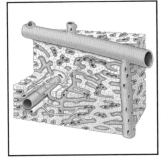
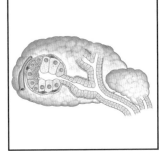

6 Organização e Função do Sistema Digestório

O sistema digestório pode ser considerado como um longo tubo que apresenta uma entrada (boca) e uma saída (ânus), com áreas especializadas para o acesso direto de órgãos associados (*i. e.*, o fígado, a vesícula biliar e o pâncreas) e para a absorção de nutrientes. A Prancha 6.1 ilustra o sistema digestório. As estruturas e suas funções gerais estão listadas na seguinte sequência:

1. **Boca:** decomposição mecânica e mistura do alimento com secreções salivares
2. **Glândulas salivares:** secreção de lubrificantes e de enzimas para iniciar a digestão de **amidos** e **lipídios**
3. **Esôfago:** transporte do alimento da boca para o estômago
4. **Estômago:** degradação química do alimento por ácido e por enzimas, e subsequente produção do **quimo**
5. **Intestino delgado**, composto por três partes:
   - **Duodeno:** cerca de 30 centímetros de comprimento; as secreções provenientes do fígado, da vesícula biliar e do pâncreas exócrino entram no lúmen do duodeno próximo ao estômago
   - **Jejuno:** cerca de 3 metros de comprimento; local de digestão enzimática dos nutrientes e de absorção da maioria deles
   - **Íleo:** cerca de 3,6 metros; absorção continuada de nutrientes, incluindo a B_{12}; local de reciclagem da bile
6. **Fígado:** secreção de bile no lúmen duodenal; metabolismo de nutrientes
7. **Vesícula biliar:** armazenamento da bile e sua secreção no duodeno
8. **Pâncreas:** secreção de tampões e de enzimas digestivas no lúmen do duodeno; secreção de hormônios endócrinos no sangue
9. **Intestino grosso:** absorção de sódio e de água, o que desidrata o quimo não digerido para a formação das fezes

A musculatura do sistema digestório consiste em **músculo liso**, exceto na **boca**, **na parte superior do esôfago** e no **músculo esfíncter externo do ânus**, onde **encontramos músculo esquelético**. Assim, há um controle voluntário da entrada (mastigação, deglutição) e da saída (defecação). O restante do sistema digestório apresenta faixas longitudinais e circulares de músculo liso, que são necessárias para a propulsão e a mistura do quimo.

Uma vasta rede de vasos sanguíneos fornece oxigênio, nutrientes e hormônios que sustentam a digestão, a absorção, a propulsão e o metabolismo no sistema digestório. Além disso, a absorção eficiente de nutrientes através das células intestinais exige um alto fluxo sanguíneo para garantir a existência de um gradiente para a entrada de nutrientes na corrente sanguínea.

As principais **funções** do sistema digestório são as seguintes:

- **Digestão** de nutrientes por enzimas específicas
- **Absorção** de nutrientes nas células intestinais **(enterócitos)**
- **Propulsão** do quimo ao longo do trato
- **Secreção** de muco, tampões, ácido e enzimas no lúmen do sistema digestório
- **Armazenamento** de quimo no estômago (para a sua mistura com sucos digestivos) e no colo (para a sua desidratação na formação das fezes)
- **Eliminação** de resíduos metabólicos na forma de fezes
- **Produção de hormônios endócrinos** que atuam no sistema digestório e em outros tecidos.

COLORIR as seguintes partes do sistema digestório:

- [ ] 1. Boca
- [ ] 2. Glândulas salivares
- [ ] 3. Esôfago
- [ ] 4. Estômago
- [ ] 5. Intestino delgado
- [ ] 6. Fígado
- [ ] 7. Vesícula biliar
- [ ] 8. Pâncreas
- [ ] 9. Intestino grosso

GABARITO

A. Duodeno, jejuno e íleo
B. No duodeno
C. No jejuno
D. Liso, esquelético

Prancha 6.1

Netter Fisiologia para Colorir

Organização e Função do Sistema Digestório   6

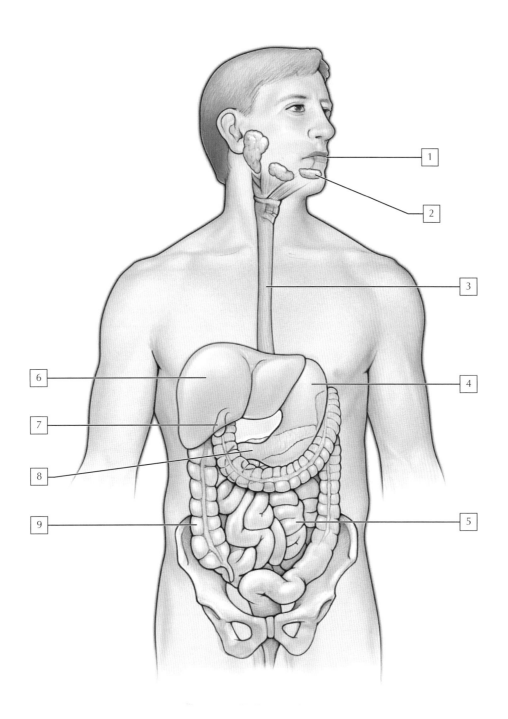

QUESTÕES DE REVISÃO

A. Quais são as três partes anatômicas do intestino delgado?

B. Onde as secreções provenientes do fígado, do pâncreas e da vesícula biliar entram no lúmen do sistema digestório?

C. A maior parte da absorção de nutrientes ocorre em qual segmento do intestino delgado?

D. A musculatura no sistema digestório consiste em músculo _____, com exceção da boca, da parte superior do esôfago e do músculo esfíncter externo do ânus, onde consiste em músculo _____.

Capítulo 6 Fisiologia do Sistema Digestório   **Prancha 6.1**

6 Controle Neural do Sistema Digestório: O Sistema Nervoso Entérico, a Divisão Autônoma e o Sistema Nervoso Central

O **sistema nervoso entérico (SNE)** é intrínseco ao sistema digestório e é constituído pelos plexos mioentérico e submucoso. O SNE pode funcionar independentemente com base nos impulsos dos mecanorreceptores, dos quimiorreceptores e dos osmorreceptores localizados no epitélio luminal do trato. O SNE também recebe estímulos do sistema nervoso central (SNC), da divisão autônoma do sistema nervoso e de hormônios, que ajudam a modular e regular o SNE. O SNE ainda consegue funcionar sem inervação autônoma, porém de maneira menos coordenada.

O **plexo mioentérico** (também denominado plexo de Auerbach) está localizado entre as camadas **musculares longitudinal** e **circular**. A estimulação desse plexo regula a contração e o relaxamento da musculatura, produzindo então **motilidade e mistura do conteúdo luminal**. O **plexo submucoso** (também denominado plexo de Meissner), localizado entre a musculatura circular e a tela submucosa, regula as secreções de líquidos locais.

A regulação pela **divisão autônoma do sistema nervoso (SNA)** ocorre primariamente por meio da **parte parassimpática do sistema nervoso (SNAP)**, que promove a secreção e a motilidade do sistema digestório. A maioria das ações ocorre em resposta à estimulação **vagal**. Em contrapartida, a estimulação pela **parte simpática do sistema nervoso (SNAS)** diminui a secreção e a motilidade do sistema digestório.

A estimulação sensitiva do **SNC** proporciona o estímulo inicial para a secreção de saliva e de ácido gástrico, e constitui parte integrante de muitos reflexos digestórios. Assim, o simples fato de cheirar ou de ver o alimento pode iniciar a resposta central. O SNC atua por meio do SNAP e do SNAS. Conforme assinalado anteriormente, as ações do SNA e do SNC aumentam a eficiência do sistema.

COLORIR e IDENTIFICAR as camadas expostas de:

- [ ] 1. Músculo longitudinal
- [ ] 2. Músculo circular

COLORIR e IDENTIFICAR os plexos do SNE observando a sua relação com as camadas musculares

- [ ] 3. Plexo submucoso
- [ ] 4. Plexo mioentérico

GABARITO

A. Sistema nervoso entérico (SNE)

B. Verdadeiro

C. Os plexos mioentérico e submucoso

D. A motilidade (e a mistura)

E. Estímulo sensitivo do SNC (e modulação subsequente pela atividade do SNAP e do SNAS)

Prancha 6.2　　　　　　　　　　**Netter Fisiologia para Colorir**

Controle Neural do Sistema Digestório: O Sistema Nervoso Entérico, a Divisão Autônoma e o Sistema Nervoso Central

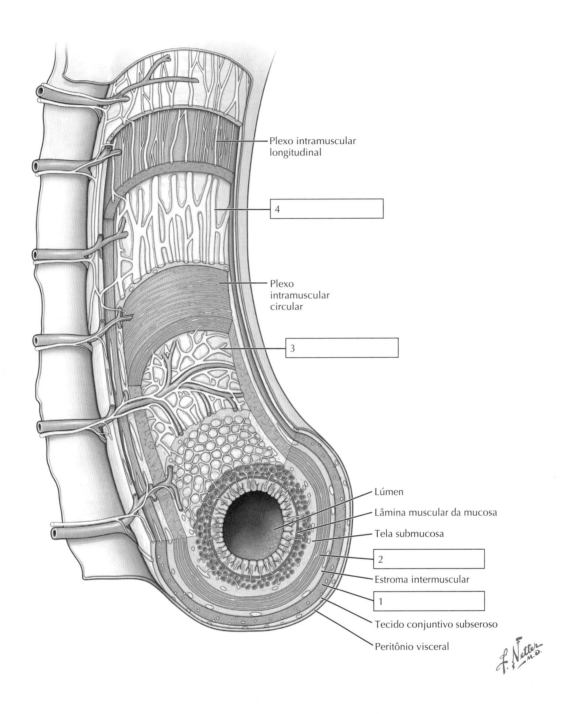

- Plexo intramuscular longitudinal
- 4
- Plexo intramuscular circular
- 3
- Lúmen
- Lâmina muscular da mucosa
- Tela submucosa
- 2
- Estroma intermuscular
- 1
- Tecido conjuntivo subseroso
- Peritônio visceral

QUESTÕES DE REVISÃO

A. O sistema nervoso intrínseco do sistema digestório é o(a) _____.

B. Verdadeiro ou falso: o SNE pode atuar sem impulso do SNC ou do SNA.

C. Quais são os dois plexos nervosos que compõem o SNE?

D. A estimulação do plexo mioentérico regula o(a) _____.

E. O estímulo inicial para as secreções salivares e gástricas ocorre por meio do(a) _____.

Capítulo 6 Fisiologia do Sistema Digestório

Prancha 6.2

6 Hormônios Endócrinos do Sistema Digestório

As células endócrinas nos epitélios gástrico e intestinal sintetizam e liberam uma variedade de hormônios na corrente sanguínea. Os hormônios atuam em outras áreas do corpo, como o encéfalo, o fígado e o pâncreas, além do estômago e dos intestinos. Esses hormônios regulam a função digestória, bem como a fome, a saciedade e a secreção de insulina. Os principais hormônios secretados pelo sistema digestório estão listados abaixo, e o seu papel na função digestória é discutido mais adiante nas Pranchas 6.9 a 6.11.

Os hormônios sintetizados pelo estômago incluem os seguintes:

1. **Gastrina:** é secretada em resposta aos carboidratos, às proteínas e às gorduras no quimo; estimula a secreção de ácido gástrico, bem como a motilidade do trato GI inferior (íleo e colo)
2. **Histamina:** é secretada em resposta à gastrina e ao estímulo do nervo vago durante a alimentação; atua sobre as células parietais adjacentes para estimular a secreção de ácido
3. **Grelina:** é secretada durante o período interdigestivo (entre as refeições); atua sobre o encéfalo para estimular a fome (ação **orexigênica**)

Os hormônios sintetizados no intestino delgado incluem os seguintes:

1. **Gastrina** (pelo **duodeno**): é secretada em resposta aos carboidratos, às proteínas e às gorduras no quimo; estimula a secreção de ácido gástrico, bem como a motilidade do trato GI inferior (íleo e colo)
2. **Secretina** (pelo duodeno): é secretada em resposta ao quimo ácido; estimula a secreção de tampões intestinais e pancreáticos
3. **Colecistoquinina** (pelo duodeno): é secretada em resposta às gorduras, aos carboidratos e às proteínas; estimula a secreção das enzimas pancreáticas e da bile
4. **Peptídio insulinotrópico dependente de glicose (GIP)** (pelo duodeno): é secretado em resposta aos carboidratos e às gorduras no quimo; estimula a liberação de insulina pelo pâncreas
5. **Motilina** (pelo duodeno): é secretada durante o jejum entre as refeições (interdigestão); estimula as contrações de fase 3 do **complexo mioelétrico migratório (CMM**; ver Prancha 6.5)
6. **Peptídio semelhante ao glucagon (GLP)-1** (principalmente pelo **jejuno**): é secretado em resposta à presença de quimo nessa área; atua sobre o encéfalo para inibir a fome (ação **anoréxica** em oposição à grelina)

COLORIR e IDENTIFICAR

- [ ] 1. O estômago
- [ ] 2. O duodeno
- [ ] 3. A parte proximal do jejuno

ESCREVER os hormônios que são secretados pelo estômago

- [ ] 4. Gastrina
- [ ] 5. Histamina
- [ ] 6. Grelina

ESCREVER os hormônios que são secretados pelo duodeno

- [ ] 7. Gastrina
- [ ] 8. Secretina
- [ ] 9. Colecistoquinina
- [ ] 10. Peptídio insulinotrópico dependente de glicose (GIP)
- [ ] 11. Motilina

ESCREVER o hormônio que é secretado pelo jejuno

- [ ] 12. Peptídio semelhante ao glucagon (GLP)-1

Nota clínica

Apesar de rara, a **síndrome de Zollinger-Ellison** é uma doença na qual surgem tumores endócrinos no pâncreas ou no duodeno que secretam gastrina no sangue **(gastrinomas)**. A elevação anormal e descontrolada da gastrina resulta em uma secreção contínua de ácido pelas células parietais gástricas e, por fim, na formação de úlcera. Os sintomas dos gastrinomas consistem em má absorção de nutrientes (especialmente gorduras) e diarreia com **esteatorreia** (excesso de gordura nas fezes). O tratamento envolve a retirada do gastrinoma e a supressão farmacológica do ácido gástrico até que as úlceras possam cicatrizar.

GABARITO

- **A.** Motilina
- **B.** Grelina
- **C.** GIP
- **D.** Gastrina
- **E.** Secretina. Esse hormônio estimula a secreção de tampões pancreáticos e intestinais

Prancha 6.3

Netter Fisiologia para Colorir

Hormônios Endócrinos do Sistema Digestório 6

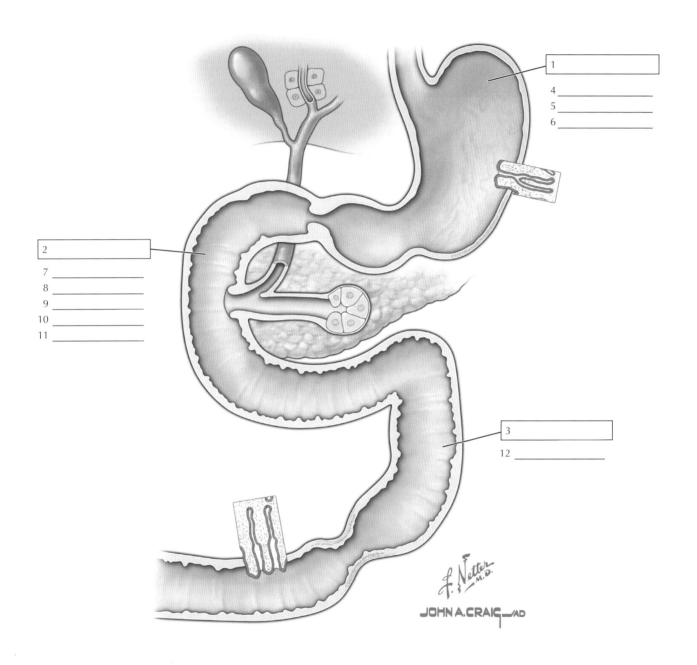

QUESTÕES DE REVISÃO

A. O hormônio digestório que é secretado durante o jejum entre as refeições que estimula as contrações de fase 3 do CMM é o(a) _____.

B. O hormônio digestório que é secretado durante o jejum entre as refeições e que estimula a fome é o(a) _____.

C. Que hormônio digestório é capaz de estimular a liberação de insulina pelo pâncreas?

D. Que hormônio digestório é liberado tanto do estômago quanto do duodeno e estimula a secreção de ácido gástrico?

E. Que hormônio duodenal é secretado em resposta ao quimo ácido? Qual é a sua ação?

Capítulo 6 Fisiologia do Sistema Digestório   **Prancha 6.3**

6 Propulsão ao Longo do Sistema Digestório: Ondas Lentas e Potenciais em Ponta

Os movimentos de mistura e propulsão no sistema digestório são gerados por tipos específicos de atividade mecânica no músculo liso que estão presentes desde o estômago até o reto. Diferentemente de outros tecidos, existem ondulações no **potencial de membrana em repouso (PMR)**, e elas são conhecidas como **ondas lentas** (também denominadas **ritmo elétrico básico** ou ritmo elétrico basal).

Em condições de repouso, as ondas lentas ondulam entre –70 e –80 milivolts (mV). Entretanto, se as ondas lentas forem despolarizadas (*i. e.*, se elas se tornarem menos negativas) por atividade nervosa ou por hormônios circulantes, a amplitude das ondas também pode aumentar, e, quando os picos das ondas lentas são elevados acima do **limiar de –40 mV**, as células geram um ou mais **potenciais de ação (ou em ponta)** no ápice da onda. Os potenciais em ponta são causados pela entrada de **cálcio** nas células musculares lisas. Em seguida, o cálcio liga-se à calmodulina, dando início a eventos que levam à contração do músculo liso.

Neurotransmissores, tais como a **acetilcolina** e a **substância P** liberadas dos **nervos parassimpáticos** que terminam no plexo mioentérico, **despolarizam** as ondas lentas, gerando então potenciais de ação e causando contrações. Alguns hormônios digestórios, tais como a **gastrina** e a **colecistoquinina**, também podem despolarizar as ondas lentas e causar contrações. Além disso, os mecanorreceptores (que detectam o **estiramento**) ou os quimiorreceptores (que detectam a composição do quimo) luminais são capazes de sinalizar ao plexo mioentérico para disparar neurônios motores excitatórios, despolarizando então as ondas lentas e causando contrações. A frequência dos potenciais em ponta (e, portanto, a magnitude da contração) aumenta com maior despolarização.

Em contrapartida, existem neurônios motores inibitórios que são estimulados pelos **nervos simpáticos** e que liberam **peptídio intestinal vasoativo** e **óxido nítrico**, que **hiperpolarizam** (*i. e.*, tornam mais negativas) as ondas lentas, com consequente relaxamento do músculo liso. A interação de neurônios motores excitatórios e inibitórios resulta nos diferentes movimentos propulsivos ao longo do trato (ver Pranchas 6.5 e 6.6).

TRAÇAR e IDENTIFICAR:

☐ 1. As ondas lentas (*i. e.*, potencial de membrana em repouso, linha superior) à medida que elas são despolarizadas acima do limiar elétrico e produzem potenciais em ponta

☐ 2. A força contrátil observando a maior força gerada com a maior despolarização das ondas lentas e potenciais em ponta adicionais

---

GABARITO

A. Ondas lentas

B. Em ponta

C. Acetilcolina e substância P, contração

D. Peptídio intestinal vasoativo e óxido nítrico, relaxamento

---

Prancha 6.4

Netter Fisiologia para Colorir

Propulsão ao Longo do Sistema Digestório: Ondas Lentas e Potenciais em Ponta

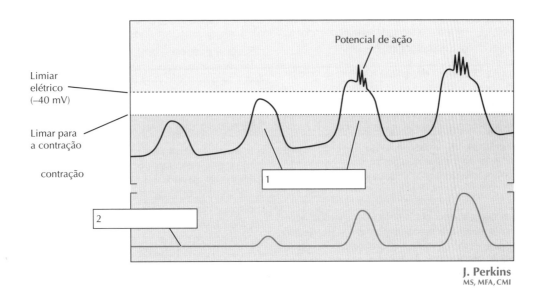

QUESTÕES DE REVISÃO

A. O potencial de membrana em repouso no sistema digestório é singular, visto que ocorre na forma de _____.

B. A despolarização do potencial de membrana em repouso acima de –40 mV produz potenciais _____ (os potenciais de ação do sistema digestório).

C. Os neurotransmissores que podem despolarizar as ondas lentas incluem o(a) _____; eles estimulam o(a) _____ (contração/relaxamento) do músculo liso.

D. Os neurotransmissores que podem hiperpolarizar as ondas lentas incluem o(a) _____; eles podem causar _____ (contração/relaxamento) do músculo liso.

Capítulo 6 Fisiologia do Sistema Digestório   **Prancha 6.4**

6 Propulsão ao Longo do Sistema Digestório: Intestino Delgado

No intestino delgado existem dois tipos de propulsão: o peristaltismo e a segmentação.

O **peristaltismo** ocorre por meio da contração simultânea do músculo liso atrás do bolo do quimo e do relaxamento do músculo à frente do bolo. Esse processo é realizado pela estimulação de neurônios motores excitatórios (atrás do quimo) e inibitórios (à frente do quimo). Isso resulta no movimento aboral (para frente ao longo do trato) do quimo. No intestino delgado, podem ocorrer **surtos peristálticos** quando há irritação ou bactérias em determinada área, de modo que o movimento rápido seja capaz de impelir rapidamente o irritante mais abaixo no trato (ver seta associada ao número 3 na Prancha 6.5). Como se trata de uma ação rápida, pode haver uma absorção muito menor e, como resultado, pode ocorrer **diarreia** (ver Nota Clínica na Prancha 6.6). O **peristaltismo reverso** (observado no vômito) também pode ocorrer, fazendo com que o conteúdo intestinal superior se mova rapidamente em direção ao estômago e à boca.

A **segmentação** forma **"bolsões" de quimo** como resultado da constrição de múltiplos segmentos de músculo circular (ver 1 na Prancha 6.5). Entretanto, diferentemente do peristaltismo, o músculo circular sofre contração no meio do bolo, espalhando então o quimo em direção proximal e distal. Essas contrações ocorrem ritmicamente, movendo-se em **ondas** ao longo de determinado comprimento do intestino. À medida que os "bolsões" se movem em direção aboral, eles misturam e impulsionam simultaneamente o quimo.

A segmentação e o peristaltismo ocorrem em segmentos adjacentes do intestino delgado durante todo o processo de digestão e absorção. O processo como um todo é coordenado pelo **plexo nervoso mioentérico**, sendo o ajuste preciso realizado por meio dos nervos autônomos e dos hormônios.

Diferentemente do peristaltismo e da segmentação, que são ativos durante a alimentação, o **CMM** é um movimento de "manutenção de limpeza" que é ativo 3 a 4 horas após a ingestão de alimento, quando a maior parte do quimo se encontra mais distalmente no intestino delgado. O CMM é ativo desde a parte média

do estômago até o íleo, e remove as bactérias remanescentes e o quimo não digerido do estômago e do intestino delgado para o colo. A **fase 3**, a principal fase propulsiva do CMM, ocorre quando o hormônio **motilina** (ver Prancha 6.3) está elevado no sangue. A motilina inicia ondas específicas de contrações peristálticas que impulsionam os produtos de degradação mais adiante no trato. Essa ação diminui a possibilidade de dano à mucosa intestinal causado pelos produtos de degradação.

COLORIR e IDENTIFICAR as áreas do intestino delgado que ilustram:

☐ 1. A segmentação rítmica
☐ 2. A onda peristáltica
☐ 3. O surto peristáltico

Observe que a segmentação e o peristaltismo podem ocorrer em segmentos adjacentes.

Nota clínica

A **doença de Crohn** e a **retocolite ulcerativa (RCU)** constituem as doenças inflamatórias intestinais mais comuns. A doença de Crohn pode ocorrer em qualquer parte do trato (desde a boca até o ânus) e se caracteriza por lesões capazes de penetrar em toda a parede intestinal. A **RCU** é restrita ao **colo e ao reto** e provoca lesões mais superficiais. Em cada caso, a inflamação produz dano a partes do trato, resultando então em má absorção e aumento da motilidade com consequente diarreia. O tratamento depende da gravidade da doença e começa com anti-inflamatórios não esteroides e esteroides e progride para o uso de agentes biológicos, tais como os **inibidores do fator de necrose tumoral** α. Embora não haja cura para a doença de Crohn, a RCU não tratável pode ser "curada" pela retirada cirúrgica do reto e do colo (as únicas áreas afetadas pela RCU) e formação de novo reto a partir do íleo inferior.

GABARITO

A. Segmentação
B. Peristaltismo
C. Surtos peristálticos
D. Mioentérico

Prancha 6.5

Netter Fisiologia para Colorir

Propulsão ao Longo do Sistema Digestório: Intestino Delgado 6

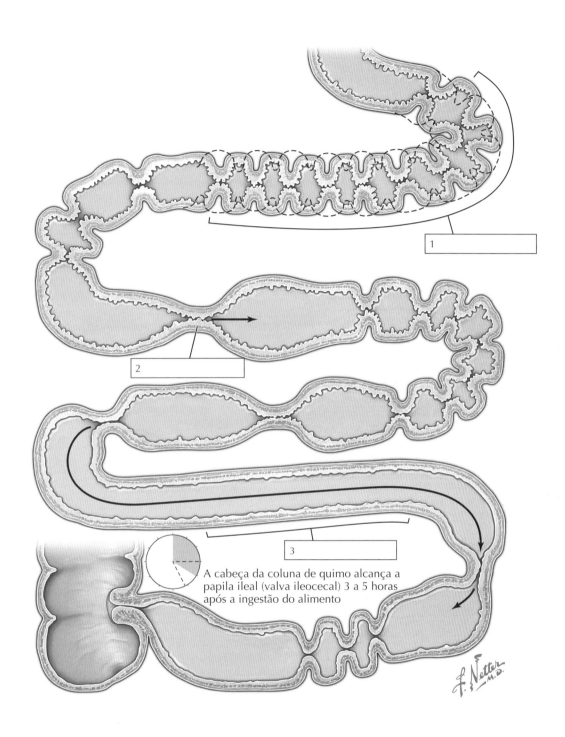

A cabeça da coluna de quimo alcança a papila ileal (valva ileocecal) 3 a 5 horas após a ingestão do alimento

QUESTÕES DE REVISÃO

A. O tipo de motilidade no intestino delgado responsável pela formação de "bolsões" de quimo é denominado _____.

B. O tipo de motilidade que relaxa o músculo liso à frente do quimo é denominado _____.

C. A presença de um irritante no intestino delgado pode causar _____, que deslocam rapidamente o quimo distalmente no intestino.

D. O plexo nervoso _____ coordena a motilidade no intestino delgado.

Capítulo 6 Fisiologia do Sistema Digestório   **Prancha 6.5**

6 Propulsão ao Longo do Sistema Digestório: Intestino Grosso

O colo também apresenta formas especializadas de motilidade: as haustrações e os movimentos de massa. A estrutura muscular no colo difere daquela do intestino delgado. Além do músculo circular, existem três faixas de músculo longitudinal, denominadas **tênias** do colo, que percorrem o comprimento do órgão (ver 1 na Prancha 6.6).

Quando se contraem, as tênias do colo formam sacos denominados **saculações (ou haustros)**. As saculações relaxam e, em seguida, formam-se novamente depois de alguns minutos, movendo então lentamente o quimo em direção ao ânus. Esse movimento mais lento mistura o quimo, e a absorção de sódio e de água o desidrata, o que produz fezes de consistência sólida. A movimentação da saculação constitui a forma predominante de propulsão no colo; entretanto, várias vezes ao dia, ocorrem movimentos de massa que interrompem esse processo.

Os **movimentos de massa** são **peristálticos** (com contração atrás do bolo de quimo/fezes e relaxamento à sua frente), porém as contrações e o movimento estendem-se por uma distância maior do que a observada no intestino delgado (ver Prancha 6.6). Quando os movimentos de massa são estimulados, as tênias do colo relaxam, e contrações fortes movem as fezes pelo colo descendente e, por fim, até o reto, onde pode ser produzido o **reflexo de defecação** (ver Prancha 6.7). Os movimentos de massa são estimulados por **nervos parassimpáticos** e pelos hormônios **gastrina** e **colecistoquinina (CCK)**. Todos esses estímulos ocorrem durante a digestão ativa quando o quimo está presente no estômago e no duodeno, e a estimulação dos movimentos de massa elimina os resíduos do trato GI inferior preparando-se para a chegada de novos resíduos do oriundos do trato. Esses mecanismos neurais e humorais fazem parte do **reflexo gastrocólico** (ver Prancha 6.7). Em contrapartida, se os nervos simpáticos forem estimulados, o movimento é inibido, o que é compatível com as ações globais da parte simpática do sistema nervoso sobre o sistema digestório.

COLORIR e IDENTIFICAR:

☐ 1. As faixas de tênias do colo
☐ 2. A área de saculações

Nota clínica

A **diarreia** refere-se à ocorrência de fezes de consistência mole e aquosas. Tem numerosas causas diferentes, tais como vírus, bactérias, irritantes no trato, doenças inflamatórias (como as **doenças inflamatórias intestinais** e a **síndrome do intestino irritável**) ou carboidratos não digeridos (conforme observado na **intolerância à lactose**). Em cada caso, o quimo move-se rapidamente ao longo de áreas do intestino, reduzindo então a capacidade de absorção de nutrientes e de água. O movimento rápido do quimo para o reto desencadeia o reflexo de defecação e a expulsão de fezes de consistência mole. Embora os episódios de diarreia sejam, em sua maioria, de curta duração (2 a 3 dias), podem ser de maior duração nas doenças inflamatórias. A desidratação representa um grande problema decorrente da diarreia, e a hidratação torna-se necessária para manter a homeostase hidreletrolítica. A diarreia grave, como aquela observada na **cólera**, uma infecção bacteriana, pode rapidamente provocar depleção do líquido extracelular, o que resulta em choque e morte.

GABARITO

A. Movimentação das saculações e movimentos de massa

B. As saculações (sacos formados por propulsão segmentar) são produzidas pela contração das tênias do colo, enquanto os bolsões formados por segmentação resultam da contração de faixas de músculo circular

C. A movimentação das saculações é lenta, possibilitando então a desidratação final do quimo para formar as fezes

D. Os movimentos de massa são iniciados pelos nervos parassimpáticos e pelos hormônios gastrina e CCK, que são estimulados quando há quimo no estômago e no duodeno

Prancha 6.6

Netter Fisiologia para Colorir

Propulsão ao Longo do Sistema Digestório: Intestino Grosso | 6

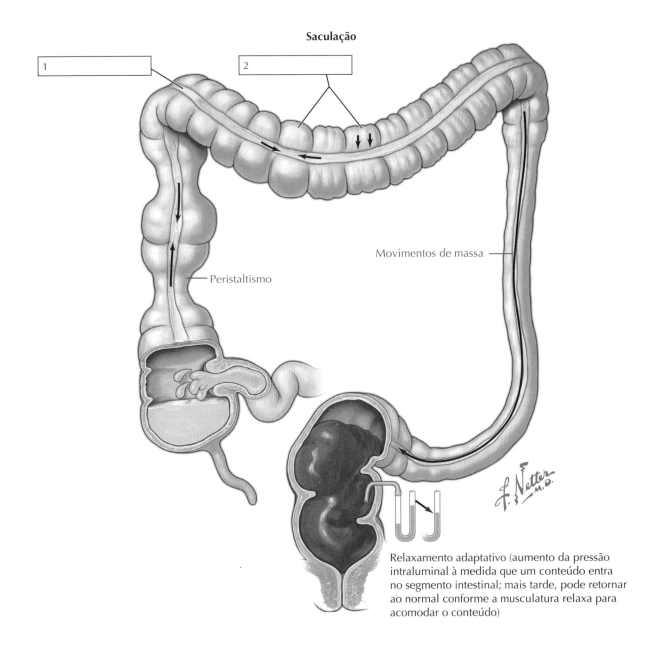

QUESTÕES DE REVISÃO

A. Quais são os dois tipos de propulsão no colo?
B. O que diferencia os sacos formados por saculações da segmentação encontrada no intestino delgado?
C. A movimentação das saculações é lenta ou rápida?
D. O que sinaliza os movimentos de massa?

Capítulo 6 Fisiologia do Sistema Digestório   **Prancha 6.6**

6 Reflexos Digestórios: Reflexos Gastrocólico e de Defecação

Existem vários reflexos no sistema digestório que aumentam a sua eficiência no processamento do quimo e na eliminação dos resíduos do trato. Dois reflexos importantes são os reflexos **gastrocólico** e de **defecação**.

Durante a alimentação, a presença de quimo no estômago e no duodeno inicia o **reflexo gastrocólico**, que aumenta os **movimentos de massa do colo**. Os movimentos de massa são estimulados pelos nervos parassimpáticos (especificamente pelos nervos vago e pélvicos) e pelos hormônios gastrina e CCK. Isso estimula a motilidade colônica e move as fezes em direção ao reto.

Os mecanorreceptores luminais detectam a **distensão do reto** e sinalizam o SNE, o que inicia rapidamente o **reflexo de defecação**, que consiste no **relaxamento do músculo esfíncter interno do ânus** involuntário e em uma sensação de **necessidade de defecar**. Para impedir a defecação imediata, o indivíduo contrai voluntariamente o **músculo esfíncter externo do ânus**. Se a defecação não ocorrer, o reto relaxa, e o indivíduo relaxa o músculo esfíncter externo do ânus até que outro movimento empurre mais fezes para o reto, de modo que o reflexo de defecação se repita. No momento apropriado para a defecação, o indivíduo relaxa voluntariamente o músculo esfíncter externo do ânus e aumenta a pressão intra-abdominal, o que resulta na eliminação das fezes.

Embora o reflexo gastrocólico já esteja ativo em lactentes, a parte voluntária do reflexo de defecação leva tempo para se desenvolver por completo nas crianças e é habitualmente intacto em torno dos 2 a 4 anos.

COLORIR

☐ 1. A área do colo indicando um movimento de massa (parte do reflexo gastrocólico)

☐ 2. O reto com fezes; observe que isso estimula o reflexo de defecação

Nota clínica

O SNE pode ser considerado como o centro de processamento central que responde a uma variedade de sinais. Se o SNE estiver ausente em uma área do sistema digestório, ocorre ruptura da função, e pode haver o desenvolvimento de uma doença. Um exemplo é o distúrbio congênito conhecido como **doença de Hirschsprung**, que envolve a ausência do SNE na parte distal do colo e no reto. O reflexo de defecação normal (necessidade de defecar e relaxamento do músculo esfíncter interno do ânus) não ocorre. Como não ocorre o relaxamento do músculo esfíncter interno do ânus, as fezes retornam para cima, dilatando então o colo. Os sintomas consistem em pouca ou nenhuma defecação e em vômitos. A retirada cirúrgica da região aganglionar normalmente restaura a capacidade de defecar.

GABARITO

A. Gastrocólico

B. De defecação

C. Nervos parassimpáticos; gastrina, CCK

D. Músculo esfíncter externo do ânus

Prancha 6.7

Netter Fisiologia para Colorir

Reflexos Digestórios: Reflexos Gastrocólico e de Defecação 6

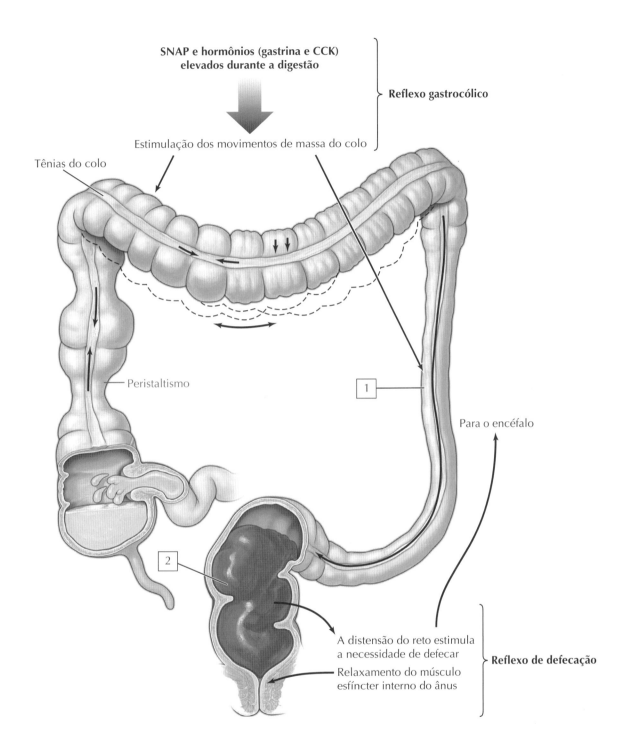

QUESTÕES DE REVISÃO

A. O quimo no estômago e no duodeno pode estimular o reflexo _____.

B. A distensão retal sinaliza o reflexo _____.

C. Os movimentos de massa do colo são estimulados pelos(as) _____ e pelos hormônios _____ e _____.

D. Quando sentimos a necessidade de defecar, contraímos voluntariamente o _____.

Capítulo 6 Fisiologia do Sistema Digestório **Prancha 6.7**

6 Secreções Digestivas: Saliva

As secreções salivares tornam o alimento mais fácil de ingerir (e de digerir) por meio de lubrificação, resfriamento e adição de enzimas digestivas ao alimento. Cerca de 1,5 ℓ de **saliva** é secretado diariamente, principalmente quando o alimento entra na boca. As secreções são produzidas pelas glândulas parótidas, submandibulares e sublinguais, que estão sob **controle parassimpático** por meio dos **nervos cranianos VII (nervo facial) e IX (nervo glossofaríngeo)**.

As **glândulas salivares** são **glândulas exócrinas** cujas secreções drenam por meio dos **ductos** para a boca. As glândulas são altamente vascularizadas, e, quando estimuladas, um ultrafiltrado de plasma (líquido e eletrólitos) difunde-se através das células acinares para dentro de um **ácino** (ver Prancha 6.8) para formar a **secreção primária**. Essa secreção é misturada com os produtos adicionais das células acinares (**mucinas e α-amilase)** e, em seguida, drena na boca. Quando entra na boca, a secreção mistura-se com a **lipase lingual** (das glândulas de Von Ebner na língua) e com a **transcobalamina I (TC-I)**. Portanto, além dos eletrólitos, a saliva contém:

- Muco para a lubrificação do alimento à medida que se move pelo esôfago
- α-Amilase, uma enzima que inicia a digestão do amido para produzir polímeros de glicose menores (maltose, isomaltose)
- Lipase lingual, uma enzima que inicia a digestão dos lipídios para produzir diglicerídios e ácidos graxos livres
- TC-I, uma proteína que se liga à vitamina B_{12} essencial e a protege do ambiente ácido no estômago.

A salivação é **estimulada** por **nervos parassimpáticos** (nervos VII e IX) em resposta a vários estímulos sensitivos relacionados com o alimento e a ingestão de alimento (incluindo distensão esofágica e náuseas). A salivação é **inibida** pelo **SNC** e por hormônios que promovem a conservação da água (durante a desidratação). Ela também é reduzida durante o sono e no envelhecimento, bem como por certas substâncias e pela quimioterapia.

COLORIR

- [ ] 1. A glândula salivar
- [ ] 2. Os ácinos representativos (compostos de células acinares)

ESCREVER os seguintes componentes da saliva:

- [ ] 3. Muco
- [ ] 4. α-Amilase
- [ ] 5. Lipase lingual
- [ ] 6. Transcobalamina I (TC-I)

GABARITO

A. Exócrinas

B. Nervos parassimpáticos (especificamente os nervos VII e IX)

C. α-Amilase e lipase lingual

D. Uma proteína que protege a vitamina B_{12} do ácido presente no estômago

Prancha 6.8

Netter Fisiologia para Colorir

Secreções Digestivas: Saliva 6

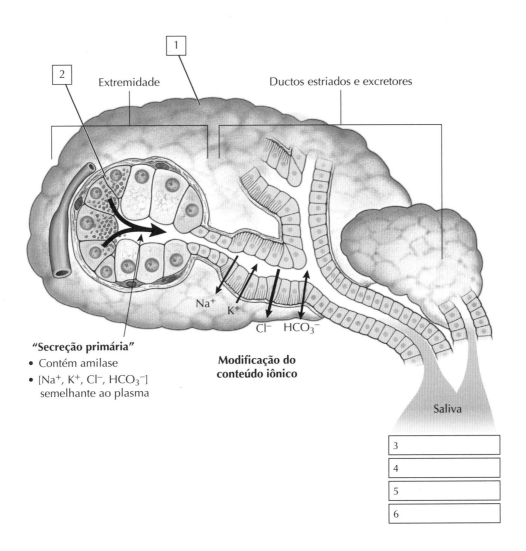

QUESTÕES DE REVISÃO

A. As glândulas salivares são glândulas _____, o que significa que seus produtos são secretados por meio de ductos para o exterior ou para dentro do sistema digestório.

B. O estímulo primário para a salivação ocorre por meio dos _____.

C. Quais são as duas enzimas digestivas encontradas na saliva?

D. O que é transcobalamina I?

Capítulo 6 Fisiologia do Sistema Digestório   Prancha 6.8

6 Secreções Digestivas: Estômago

As secreções gástricas facilitam a digestão, lubrificam o bolo alimentar e protegem a mucosa gástrica. A mistura do suco gástrico com o alimento produz o quimo. As secreções no lúmen do estômago são iniciadas por **nervos parassimpáticos (nervos vagais)** quando o alimento entra na boca. A presença de alimento no estômago aumenta essa ação e estimula a liberação de mais secreções, que servem principalmente para digerir o alimento. As secreções no lúmen gástrico consistem nas seguintes substâncias.

- O **ácido clorídrico (HCl)** é produzido nas **células parietais** das glândulas gástricas e decompõe o alimento, mata as bactérias ingeridas e converte os pepsinogênios inativos em pepsinas (proteases ativas)
- O **fator intrínseco (FI)** também é produzido nas células parietais e constitui uma secreção gástrica essencial, necessária para a absorção de vitamina B_{12} no íleo (ver Prancha 6.18)
- Os **pepsinogênios** são produzidos nas **células principais** das glândulas gástricas e constituem a forma inativa das pepsinas, que digerem proteínas. São ativados no lúmen gástrico pelo pH baixo
- A **lipase gástrica** também é produzida nas células principais e é uma enzima que continua o processo de digestão dos lipídios iniciado pela lipase lingual
- O **muco** é produzido nas células mucosas do colo das glândulas gástricas e retém o bicarbonato em uma fina camada sobre a superfície das células epiteliais, protegendo-as do HCl.

Além dessas secreções exócrinas no lúmen, as células endócrinas no estômago produzem e secretam hormônios na circulação, que então atuam no sistema digestório. A **gastrina**, secretada no sangue pelas células G no antro (parte estreita antes do músculo esfíncter do piloro) e no duodeno, estimula a secreção de HCl pelas células parietais e aumenta a motilidade na parte inferior do sistema digestório (incluindo movimentos de massa). A **histamina** é produzida nos mastócitos e atua de maneira parácrina para estimular a secreção de HCl pelas células parietais. A **somatostatina** é produzida nas células endócrinas e atua de maneira parácrina para diminuir a produção de HCl.

Para produzir o HCl concentrado no lúmen do estômago, o H^+ derivado do CO_2 (ver detalhe na parte inferior à direita da Prancha 6.9) é ativamente bombeado para fora das células parietais por meio das **H^+/K^+ATPases luminais (bombas de prótons)**.

Trata-se da **etapa limitante de velocidade** do processo, visto que a secreção de HCl depende do número de bombas de prótons na membrana. Na membrana basolateral, o HCO_3^- é transportado no sangue em troca de Cl^-, e este último difunde-se através de canais de Cl^- luminais a favor de seu gradiente eletroquímico. A inserção de bombas de prótons nas membranas é estimulada pelo nervo vago, pela histamina e pela gastrina.

COLORIR e IDENTIFICAR

- [ ] 1. As células parietais
- [ ] 2. As células principais
- [ ] 3. A bomba de prótons luminal

TRAÇAR

- [ ] 4. As setas da glândula gástrica até o lúmen do estômago, ilustrando a secreção

Nota clínica

A doença do refluxo gastresofágico (DRGE, "indigestão") e as **úlceras pépticas** (úlceras de esôfago, de estômago ou de duodeno) constituem problemas digestórios prevalentes e que são amplamente tratados com fármacos que têm como alvo a produção de ácido. A DRGE resulta do refluxo de ácido gástrico através de um esfíncter esofágico inferior enfraquecido, causando dor gástrica e esofágica e, por fim, ulcerações do esôfago. Embora o ácido seja a causa final, as úlceras pépticas são causadas, em sua maioria, pela bactéria *Helicobacter pylori*, que rompe a camada de muco protetora sobre as células epiteliais, provocando então inflamação e erosão das células pelo ácido gástrico. O tratamento da DRGE e da doença ulcerosa péptica consiste no uso de fármacos que bloqueiam a secreção de ácido gástrico, tais como os **antagonistas do receptor H_2** e os **inibidores da bomba de prótons.** Quando as úlceras são causadas por *H. pylori*, o tratamento também inclui antibióticos.

GABARITO

- **A.** Células principais
- **B.** Atividade da H^+/K^+ATPase (bomba de prótons)
- **C.** A gastrina estimula a produção de HCl
- **D.** Células parietais

Prancha 6.9

Netter Fisiologia para Colorir

Secreções Digestivas: Estômago 6

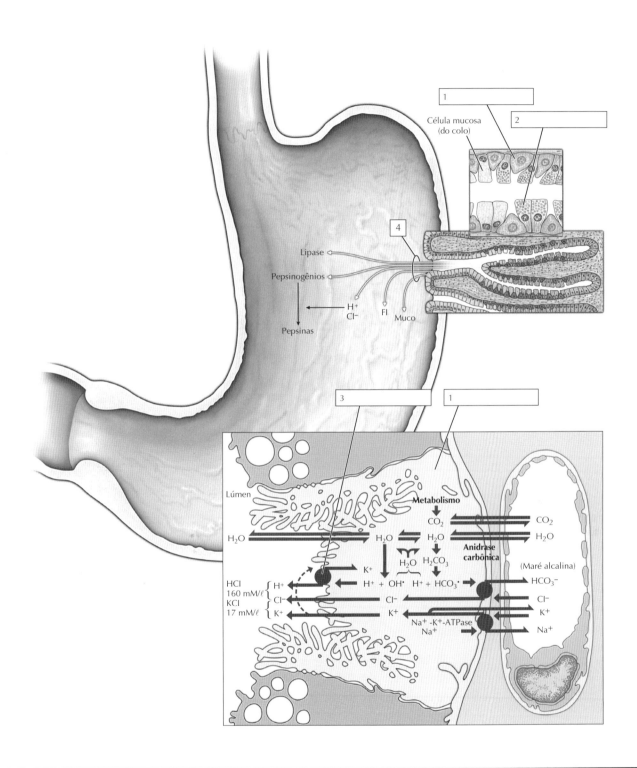

QUESTÕES DE REVISÃO

A. Que células gástricas secretam enzimas digestivas?
B. Qual é a etapa limitante de velocidade na produção de HCl?
C. Qual é a ação da gastrina sobre a produção de HCl?
D. Que células secretam o fator intrínseco no lúmen do estômago?

Capítulo 6 Fisiologia do Sistema Digestório   **Prancha 6.9**

6 Secreções Digestivas: Pâncreas Exócrino

As **células acinares** secretam, por meio de ductos, o suco pancreático contendo **enzimas**, tampão de HCO_3^- e eletrólitos no duodeno. A secreção pancreática de **eletrólitos e líquidos** é estimulada pelo hormônio duodenal **secretina,** que é liberado em resposta ao quimo ácido. O tampão de bicarbonato aumenta o pH do quimo, possibilitando então uma função enzimática ideal.

As **secreções das enzimas** pancreáticas são estimuladas pelo hormônio duodenal CCK, que é liberado no sangue em resposta à presença de **gorduras** e carboidratos no quimo. As enzimas pancreáticas importantes são as seguintes:

- **Proteases pancreáticas:** a **tripsina**, a **quimiotripsina** e a **carboxipeptidase**, as principais proteases, são armazenadas e liberadas na forma de **zimogênios inativos (tripsinogênio, quimiotripsinogênio** e **procarboxipeptidase)**. O armazenamento das proteases na forma de zimogênios protege o pâncreas e os ductos de sua digestão. Quando os zimogênios entram no duodeno, a **enteroquinase** (na borda em escova do duodeno) cliva o tripsinogênio em tripsina e, em seguida, esta última pode ativar mais tripsinogênio, bem como outras proteases
- **α-Amilase pancreática:** a α-amilase pancreática é ativada pelo Cl^- e continua a digestão do amido em maltose e isomaltose
- **Lipase pancreática** e **colipase:** a lipase pancreática hidrolisa os triglicerídios em monoglicerídios e ácidos graxos livres, enquanto a colipase é um cofator nesse processo (ver Prancha 6.15). Outras lipases convertem ésteres de colesterol em colesterol e ácido graxo e fosfolipídios em lisofosfolipídios e ácido graxo.

COLORIR e IDENTIFICAR

- [ ] 1. O pâncreas
- [ ] 2. O ácino (e células)
- [ ] 3. O ducto pancreático

COMPLETAR os nutrientes que são digeridos pelas suas enzimas pancreáticas associadas

- [ ] 4. Amidos
- [ ] 5. Gorduras
- [ ] 6. Proteínas

GABARITO

A. Exócrino
B. Solução eletrolítica que tampona o quimo ácido
C. Enzimas
D. Zimogênios

Prancha 6.10

Netter Fisiologia para Colorir

Secreções Digestivas: Pâncreas Exócrino 6

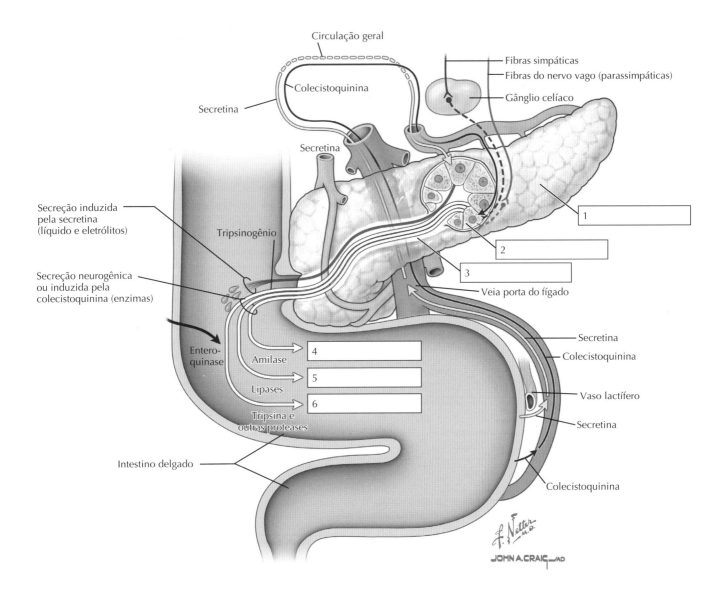

QUESTÕES DE REVISÃO

A. As enzimas e as soluções eletrolíticas são produzidas pelo pâncreas _____.

B. O hormônio duodenal secretina estimula a secreção pancreática de _____.

C. O hormônio duodenal colecistoquinina estimula a secreção pancreática de _____.

D. As proteases pancreáticas são produzidas e secretadas na forma de _____, de modo a impedir a digestão do pâncreas.

Capítulo 6 Fisiologia do Sistema Digestório   **Prancha 6.10**

6 Secreções Digestivas: Intestino Delgado

As secreções do intestino delgado incluem eletrólitos, muco, enzimas e hormônios que facilitam a digestão e a absorção dos nutrientes no quimo. A anatomia do intestino delgado o torna extremamente eficiente na digestão e na absorção. O lúmen do intestino delgado é composto por pregas circulares, vilosidades e microvilosidades (formando a **borda em escova**) que aumentam acentuadamente a área de superfície para cerca de 250 metros quadrados. Essa **grande área de superfície** é necessária para a digestão e a absorção adequadas, e a perda do revestimento das vilosidades (conforme observado na doença celíaca) pode causar má digestão e má absorção grave de nutrientes.

A metade superior da **borda em escova** constitui o local das enzimas ligadas à membrana (as enzimas da borda em escova) necessárias para a digestão final dos carboidratos e das proteínas (ver Pranchas 6.13 e 6.14) e também o local de absorção de nutrientes. A parte inferior das vilosidades forma as **criptas de Lieberkühn**, onde ocorre a secreção no lúmen intestinal. No intestino delgado:

- As **glândulas de Brunner**, localizadas no duodeno, secretam um **muco espesso** que ajuda a proteger a parte inicial do intestino delgado do quimo ácido proveniente do estômago
- As **células de Paneth**, localizadas profundamente nas criptas em todo o intestino delgado, são estimuladas pela secretina a **secretar íons e água**, que tamponam o quimo. Essas células também secretam **lisozima, que exerce ações antimicrobianas**
- As **células caliciformes**, encontradas no intestino delgado, secretam muco.

As células epiteliais intestinais também contêm **canais de cloreto** regulados por cAMP (o **regulador de condutância transmembrana da fibrose cística [CFTR]**), que secretam íons e água durante a digestão. Na fibrose cística, um defeito no gene *CFTR* e no transportador pode resultar em problemas intestinais graves (bem como em disfunção pulmonar e pancreática).

Além das enzimas digestivas da borda em escova (apresentadas nas Pranchas 6.13 e 6.14), outra enzima importante da borda em escova é a **enteroquinase** (também conhecida como enteropeptidase), que ativa a protease pancreática tripsinogênio em tripsina.

COLORIR

☐ 1. O revestimento da borda em escova observando o grande aumento de área de superfície para a absorção

COMPLETAR as secreções das células de Paneth:

☐ 2. Íons e água (tampão)

COMPLETAR as secreções das células caliciformes:

☐ 3. Muco

COMPLETAR as secreções das células epiteliais ricas em CFTR:

☐ 4. Íons e água (após a secreção de Cl^-)

Nota clínica

A importância de uma borda em escova intacta no intestino é evidente em indivíduos com **doença celíaca**, uma condição **autoimune** causada por uma reação às **gliadinas** e às **gluteninas** encontradas em alimentos que contêm **glúten**, tais como trigo, centeio e cevada. A inflamação crônica do intestino delgado resulta em **atrofia da borda em escova**, o que limita gravemente a área de absorção e diminui as enzimas da borda em escova. A redução da digestão e da absorção resulta em sintomas como diarreia, perda de peso e anemia. Nas crianças mais novas, pode causar atraso do crescimento. O único tratamento efetivo consiste na remoção do glúten da dieta.

GABARITO

- **A.** Pregas, vilosidades e microvilosidades
- **B.** Células caliciformes
- **C.** Células de Paneth
- **D.** Canal de Cl^- regulado por cAMP

Prancha 6.11

Netter Fisiologia para Colorir

Secreções Digestivas: Intestino Delgado 6

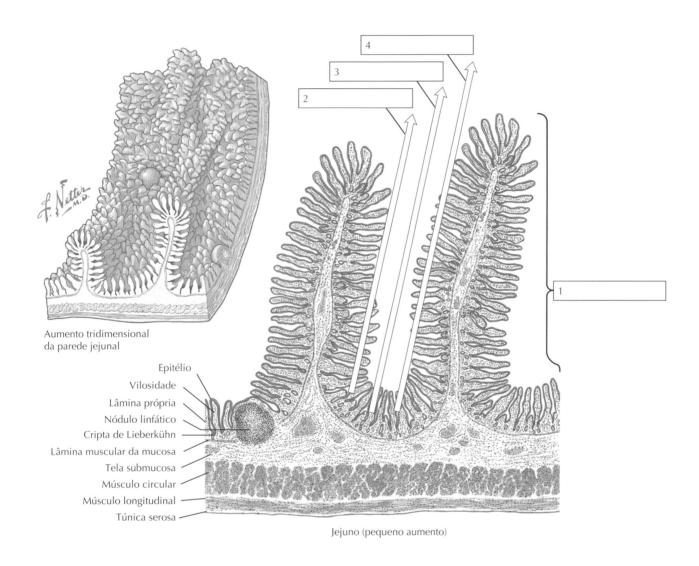

Aumento tridimensional da parede jejunal

Epitélio
Vilosidade
Lâmina própria
Nódulo linfático
Cripta de Lieberkühn
Lâmina muscular da mucosa
Tela submucosa
Músculo circular
Músculo longitudinal
Túnica serosa

Jejuno (pequeno aumento)

QUESTÕES DE REVISÃO

A. O que aumenta a área de superfície no intestino delgado?
B. Que células secretam muco em todo o intestino delgado?
C. Que células nas criptas de Lieberkühn secretam íons e água para tamponar o quimo?
D. O CFTR é que tipo de canal?

Capítulo 6 Fisiologia do Sistema Digestório **Prancha 6.11**

6 Função Hepática e Secreção Biliar

As numerosas ações importantes do fígado são expressas por meio de suas funções metabólicas e secretoras, e elas dependem de sua estrutura vascular única. A Prancha 6.12 ilustra a sua extensa vascularização com **sinusoides** hepáticos (rede capilar) que circundam os **hepatócitos** (as células funcionais do fígado). O fígado recebe cerca de 25% do débito cardíaco, incluindo cerca de 1 ℓ/min das veias porta hepáticas que drenam os intestinos. Assim, o fígado filtra e "processa" o sangue tanto portal quanto sistêmico. As funções básicas do órgão são as seguintes:

- **Metabolismo dos carboidratos, dos lipídios e das proteínas:** os nutrientes recém-absorvidos entram pela veia porta do fígado e são processados de acordo com as necessidades do corpo. Por exemplo, o fígado produz albumina, fibrinogênio, imunoglobulinas e proteínas de ligação a partir de aminoácidos e colesterol, lipoproteínas e bile a partir de lipídios
- **Produção e excreção de colesterol:** o corpo necessita de colesterol (para a síntese de hormônios esteroides e para as membranas celulares), e o fígado tem a capacidade de sintetizá-lo em alta taxa quando a ingestão alimentar não é suficiente. O colesterol também é utilizado na síntese de bile; por conseguinte, quando a bile é excretada nas fezes, o colesterol é removido do corpo
- **Destoxificação:** os hormônios esteroides, os fármacos e outras substâncias químicas são metabolizados pelos **hepatócitos**. Além disso, o fígado contém células reticuloendoteliais, conhecidas como **células de Kupffer**, que são macrófagos fixos localizados no revestimento endotelial dos sinusoides hepáticos. À medida que o sangue flui pelo fígado, os eritrócitos velhos e danificados sofrem fagocitose por essas células, e tanto o ferro quanto a bilirrubina são processados pelos hepatócitos
- **Armazenamento de vitaminas e de ferro:** o fígado armazena várias substâncias de importância crucial para as funções normais do corpo, tais como a **vitamina B$_{12}$, o ácido fólico e o ferro**. O ferro e a vitamina B$_{12}$ são necessários para a formação e a maturação dos eritrócitos, respectivamente. O ferro é ligado à proteína **ferritina** para armazenamento

- **β-Oxidação dos ácidos graxos:** o fígado tem alta capacidade de β-oxidação para fornecer energia durante o período interdigestivo
- **Função endócrina:** os hepatócitos produzem e secretam hormônios no sangue, tais como o fator de crescimento semelhante à insulina 1, o fator de crescimento dos hepatócitos e as cininas, bem como o angiotensinogênio, que é o precursor da angiotensina. O fígado converte a tiroxina em tri-iodotironina ativa (ver Prancha 7.5) e participa da ativação da vitamina D (ver Prancha 7.13)
- **Produção e secreção de ácidos biliares:** a bile é necessária para a absorção eficiente dos lipídios (ver Prancha 6.15), visto que os lipídios por si sós não são capazes de passar eficientemente pela água que banha os enterócitos. Os **ácidos biliares** são sintetizados nos hepatócitos, e, em virtude de seu caráter anfipático, a bile possibilita incorporar os lipídios digeridos em **micelas** e transportá-los através da água até os enterócitos, onde eles podem se dissociar das micelas e se difundir através da membrana do enterócito. Na ausência de bile, a maior parte dos lipídios não seria capaz de alcançar os enterócitos para a sua absorção.

Como o fígado desempenha uma grande variedade de funções, desde a manutenção dos níveis de glicemia e o metabolismo de todos os nutrientes até a destoxificação do sangue, a ocorrência de grave dano ao órgão pode ter efeitos profundos na saúde geral.

COLORIR e IDENTIFICAR

- [ ] 1. Os hepatócitos
- [ ] 2. Os sinusoides observando que eles circundam os hepatócitos
- [ ] 3. O ducto biliar, observando que os canalículos biliares estendem-se dos hepatócitos até o ducto biliar

GABARITO

A. Hepatócitos

B. Hepatócitos (metabolismo de fármacos e de hormônios), células de Kupffer (fagocitose dos eritrócitos)

C. Anfipáticos

D. Albumina, fibrinogênio, imunoglobulina; também angiotensinogênio

Prancha 6.12

Netter Fisiologia para Colorir

Função Hepática e Secreção Biliar | 6

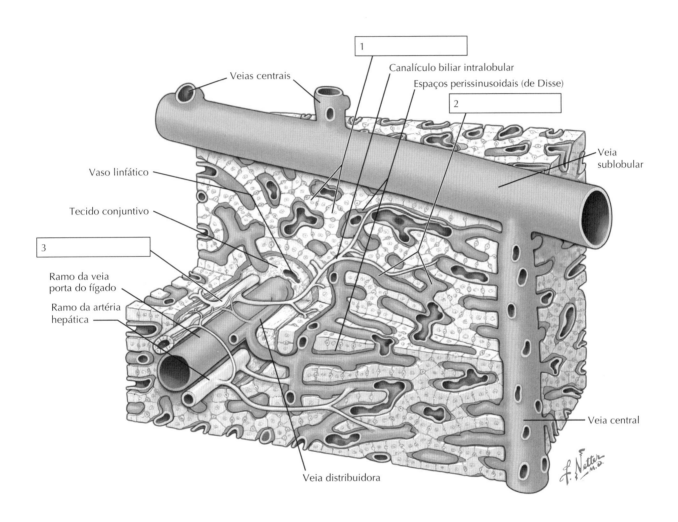

QUESTÕES DE REVISÃO

A. Como são chamadas as células funcionais do fígado?

B. A destoxificação pelo fígado ocorre nos(as) _____, e os(as) _____ fagocitam os eritrócitos velhos.

C. Os ácidos biliares são conjugados com taurina ou glicina para torná-los mais _____.

D. O fígado produz proteínas plasmáticas, o que inclui _____, _____ e _____.

Capítulo 6 Fisiologia do Sistema Digestório   **Prancha 6.12**

6 Digestão e Absorção de Carboidratos

Em termos gerais, para todos os nutrientes de nossa dieta, cerca de 25 a 30% da digestão ocorrem antes do duodeno (por enzimas presentes na boca e/ou no estômago), enquanto os 70 a 75% restantes da digestão ocorrem no intestino delgado. Conforme assinalado anteriormente, a presença de alimento no estômago e no duodeno ativa o SNAP e os hormônios, que estimulam as secreções gástricas, pancreáticas, hepáticas e intestinais envolvidas na digestão e na absorção dos nutrientes.

Grande parte dos **carboidratos** em nossa dieta encontra-se na forma de **amidos**, **sacarose** (açúcar de mesa) e **lactose** (açúcar do leite). O amido é um grande **polissacarídio** de cadeia longa ramificada que é sintetizado pelas plantas e em que os componentes de glicose dentro da molécula estão ligados entre si por **ligações α-1,4 glicosídicas**. A **sacarose** e a **lactose** são **dissacarídios** produzidos a partir dos **monossacarídios** glicose e **frutose** (sacarose) e **glicose** e **galactose** (lactose), respectivamente. Apesar de ingerirmos polissacarídios e dissacarídios, só podemos absorver **monossacarídios**.

A digestão dos carboidratos começa na boca e continua no intestino delgado:

- Na **boca**, a **α-amilase salivar** inicia a digestão do amido clivando as ligações α-1,4 glicosídicas, com subsequente produção do dissacarídio **maltose** (e alguma **isomaltose**). A amilase é ativada por íons cloreto na saliva e inativada no estômago à medida que o quimo se torna mais ácido
- No **intestino delgado, a α-amilase pancreática** continua a digestão do amido, formando então mais maltose e isomaltose
- A digestão final do amido e dos dissacarídios em **monossacarídios** ocorre na **borda em escova do intestino delgado**. Quando o quimo entra em contato com a borda em escova das vilosidades, as **sacaridases** específicas da **borda em escova** efetuam a digestão final
  - A **maltase** digere a maltose em duas moléculas de glicose
  - A **isomaltase** digere a isomaltose em duas moléculas de glicose
  - A **sacarase** digere a sacarose em glicose e frutose
  - A **lactase** digere a lactose em glicose e galactose.

Os **monossacarídios** são rapidamente transportados dentro dos enterócitos. A glicose e a galactose são transportadas por cotransportadores **SGLT-1** (transporte ativo secundário), enquanto a frutose tem a sua própria proteína de transporte, o transportador de glicose **(GLUT)-5** (transporte facilitado). Os monossacarídios deixam os enterócitos por meio de transporte facilitado por GLUT-2, difundem-se no capilar e são transportados pelo sistema porta

até o fígado para o seu processamento e armazenamento ou liberação na circulação sistêmica. É importante reconhecer que o transporte de glicose no sistema digestório (incluindo o fígado) é **independente da insulina**. Os carboidratos são digeridos com facilidade e rapidamente absorvidos.

COLORIR e IDENTIFICAR as setas que indicam a digestão de amidos pela:

- [ ] 1. α-amilase salivar
- [ ] 2. α-amilase pancreática

COLORIR e IDENTIFICAR as setas para indicar as enzimas responsáveis pela digestão dos dissacarídios

- [ ] 3. Maltase
- [ ] 4. Sacarase
- [ ] 5. Lactase

TRAÇAR as setas desde os produtos finais passando pelo enterócito até a veia porta do fígado

- [ ] 6. Glicose
- [ ] 7. Frutose
- [ ] 8. Galactose

Nota clínica

A digestão dos carboidratos é extremamente eficiente. Entretanto, existe uma alta incidência de **deficiência de lactase** em certas populações, tais como os asiáticos, os africanos e os afro-americanos. Nos indivíduos afetados, a enzima **lactase** diminui durante a adolescência, e os sintomas habitualmente surgem no fim da adolescência ou início dos 20 anos. Como a lactose não digerida continua o seu trajeto pelo intestino e pelo colo, a ação bacteriana produz gases (e cólicas), e a ação osmótica do carboidrato não digerido pode provocar diarreia. O tratamento consiste em evitar produtos lácteos ou em utilizar comprimidos orais de lactase antes do consumo de produtos lácteos.

GABARITO

A. α-Amilase salivar e α-amilase pancreática

B. Sacarose e lactose

C. Digerem a maltose, a isomaltose, a sacarose e a lactose em monossacarídios

D. Por meio de cotransportadores de sódio-glicose (SGLT-1)

E. Não, o transporte de sódio-glicose no sistema digestório não necessita de insulina

---

Prancha 6.13

Netter Fisiologia para Colorir

Digestão e Absorção de Carboidratos 6

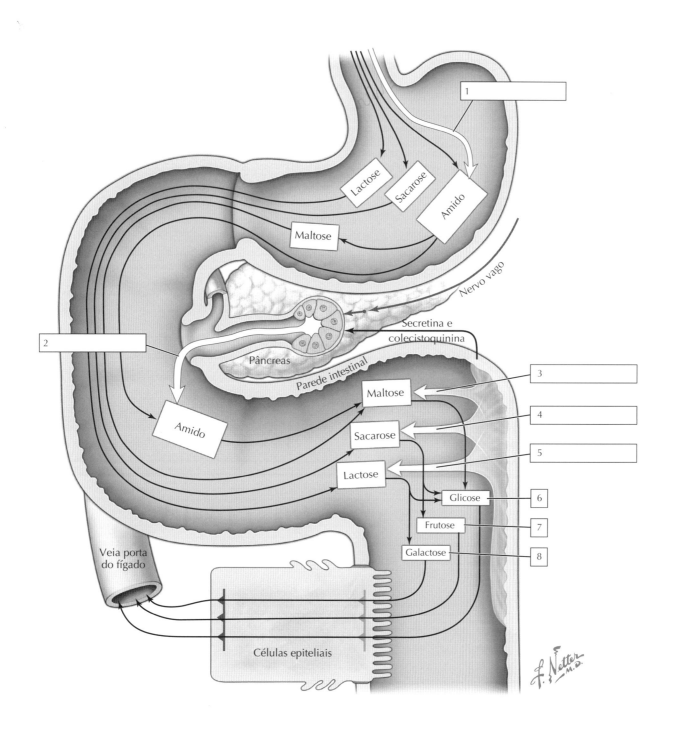

QUESTÕES DE REVISÃO

A. Que enzimas digerem os amidos em maltose e isomaltose?
B. Quais carboidratos da dieta são dissacarídios?
C. Qual é a função das enzimas da borda em escova?
D. Como a glicose é transportada para dentro dos enterócitos?
E. O transporte da glicose no sistema digestório é dependente de insulina?

Capítulo 6 Fisiologia do Sistema Digestório **Prancha 6.13**

6 Digestão e Absorção de Proteínas

A **digestão das proteínas** dietéticas começa no estômago e continua no intestino delgado:

- No **estômago**, os **pepsinogênios**, que são secretados pelas **células principais gástricas**, são ativados pelo ácido do estômago em pepsinas (endopeptidases, semelhantes à tripsina e à quimiotripsina do pâncreas). Essas enzimas digerem proteínas, produzindo então oligopeptídios, e são inativadas no pH mais alto existente no duodeno
- No **intestino delgado,** as **proteases pancreáticas** (Prancha 6.10) continuam digerindo as proteínas em **oligopeptídios**. Essas proteases também são secretadas na forma de zimogênios, e, uma vez no duodeno, o tripsinogênio é ativado em tripsina pela enzima **enteroquinase** (secretada pelas células na membrana da borda em escova). A tripsina ativa as outras proteases pancreáticas
- Na **borda em escova do intestino delgado**, diversas **peptidases da borda em escova** hidrolisam os oligopeptídios em aminoácidos, dipeptídios e tripeptídios, que podem ser então absorvidos
- Nos **enterócitos**, as **peptidases citoplasmáticas** digerem os dipeptídios e tripeptídios em aminoácidos

No intestino delgado, as proteínas são, em sua maioria, absorvidas nos enterócitos na forma de dipeptídios e tripeptídios por meio de simportadores de H^+, que são específicos para os peptídios. Existem diferentes transportadores dependentes de Na^+ para os aminoácidos básicos, ácidos e neutros. Uma vez no interior das células intestinais, as peptidases citoplasmáticas hidrolisam os dipeptídios e os tripeptídios em aminoácidos, que deixam as células por transporte facilitado e entram nos capilares.

TRAÇAR

- [ ] 1. A seta no estômago indicando a secreção de pepsinogênio pelas células principais observando a ativação do pepsinogênio em pepsina pelo HCl.

COLORIR e IDENTIFICAR as setas que correspondem aos zimogênios das proteases pancreáticas observando a ativação em tripsina pela enteroquinase e a ativação subsequente das outras proteases

- [ ] 2. Quimiotripsinogênio
- [ ] 3. Tripsinogênio
- [ ] 4. Procarboxipeptidase

TRAÇAR

- [ ] 5. A seta indicando as peptidases da borda em escova que atuam sobre os oligopeptídios produzindo dipeptídios, tripeptídios e aminoácidos

COLORIR e IDENTIFICAR a linha que sai do enterócito

- [ ] 6. Aminoácidos, observando que as peptidases citoplasmáticas hidrolisam os dipeptídios e os tripeptídios

GABARITO

- A. Pepsinogênio
- B. Zimogênios
- C. Peptidases da borda em escova
- D. Aminoácidos, dipeptídios e tripeptídios
- E. As peptidases citoplasmáticas hidrolisam os dipeptídios e os tripeptídios a aminoácidos, que então podem ser transportados para fora da célula e para dentro dos capilares

Prancha 6.14 **Netter Fisiologia para Colorir**

Digestão e Absorção de Proteínas   6

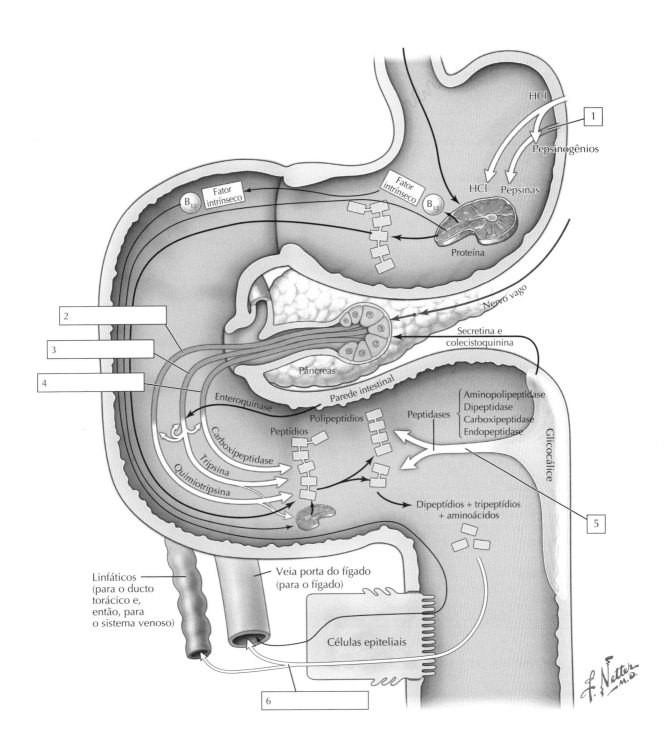

QUESTÕES DE REVISÃO

A. Que protease é secretada pelas células principais gástricas?
B. As proteases são armazenadas e liberadas na forma de _____ e são ativadas no lúmen do sistema digestório.
C. A digestão de oligopeptídios em dipeptídios, tripeptídios e aminoácidos ocorre por meio dos(as) _____.
D. Que constituintes das proteínas podem ser absorvidos nos enterócitos?
E. Quais as funções desempenhadas pelas peptidases citoplasmáticas?

Capítulo 6 Fisiologia do Sistema Digestório   **Prancha 6.14**

6 Digestão e Absorção de Lipídios

A maior parte dos lipídios ingeridos consiste em **triglicerídios (TGs)** e o restante é constituído principalmente por **ésteres de colesterol** e **fosfolipídios**. Os lipídios são facilmente hidrolisados a moléculas que podem ser absorvidas; entretanto, em virtude de sua **hidrofobicidade**, eles não têm fácil acesso às células absortivas presentes na borda em escova do intestino delgado. Em consequência, existe um mecanismo complexo que utiliza a **bile** para incorporar os lipídios digeridos em **micelas** (Prancha 6.12), as quais podem mover eficientemente os lipídios através da camada de água inerte até os enterócitos.

A digestão dos lipídios ocorre nos seguintes locais:

- Na **boca**, **a lipase lingual** é secretada na saliva pelas glândulas de von Ebner na língua e começa a hidrólise dos TGs a diglicerídios e ácidos graxos livres (AGLs)
- No **estômago**, **a lipase gástrica** é secretada pelas células principais e também hidrolisa os TGs a diglicerídios e AGLs
- No **intestino delgado**, a digestão dos lipídios ocorre por meio da ação de várias lipases, que são secretadas pelas células acinares do pâncreas em resposta à CCK. Entretanto, assim que o lipídio entra no intestino delgado, ele é circundado por **bile** (Prancha 6.12), e a **lipase pancreática** não consegue acessar prontamente o lipídio para que ocorra a hidrólise. Para facilitar a ação da lipase, a **procolipase** também é secretada pelo pâncreas e ativada pela tripsina em **colipase**. A colipase desloca a bile dos lipídios, possibilitando então o acesso da lipase para a hidrólise dos TGs em monoglicerídios e AGLs. Esses agregados de bile e de lipídios hidrolisados são denominados **micelas**.

Na micela, as extremidades hidrofílicas da bile estão orientadas para fora, o que possibilita o deslocamento das micelas através da camada de água inerte até a borda em escova, onde os lipídios deixam a micela e se difundem através da membrana celular para dentro do enterócito. A bile permanece no lúmen do intestino delgado até que a maior parte seja absorvida no **íleo terminal** e "reciclada" através do sistema porta de volta ao fígado. Em seguida, pode ser novamente secretada no duodeno enquanto houver quimo presente. A reciclagem da bile pode ocorrer três a seis vezes por refeição, dependendo da quantidade de lipídios presentes na refeição. A cada ciclo, cerca de 10% da bile não são absorvidos e, portanto, são perdidos nas fezes.

Após a difusão dos lipídios dentro dos enterócitos, ocorre nova formação de TGs, ésteres de colesterol e fosfolipídios no **retículo endoplasmático liso**. Em seguida, os lipídios formam pequenas gotículas de lipídios, que são denominadas **quilomícrons**. Os quilomícrons são exportados dos enterócitos por exocitose e entram nos **vasos lactíferos**, visto que são demasiado grandes para entrar nos capilares. Assim, os quilomícrons entram no sangue sistêmico com a linfa por meio dos ductos torácicos e seguem o seu trajeto pela circulação sistêmica até o fígado para processamento.

COLORIR

☐ 1. A solução de bile que sai do ducto colédoco e circunda os lipídios no intestino delgado

TRAÇAR

☐ 2. A lipase pancreática do pâncreas até a emulsão biliar e observar que a colipase é necessária para que a lipase pancreática tenha acesso aos lipídios

GABARITO

A. Triglicerídios

B. Lipase lingual (na boca), lipase gástrica (no estômago), lipase pancreática (no intestino delgado)

C. Sem a micela, os lipídios não seriam capazes de se aproximar das células. A bile incorpora os lipídios digeridos em uma micela, onde as extremidades hidrofílicas da bile estão orientadas para fora, o que possibilita o movimento da micela através da camada de água próxima aos enterócitos

D. Os lipídios são lipofílicos e se difundem através da membrana celular

E. Colipase

Prancha 6.15

Netter Fisiologia para Colorir

Digestão e Absorção de Lipídios

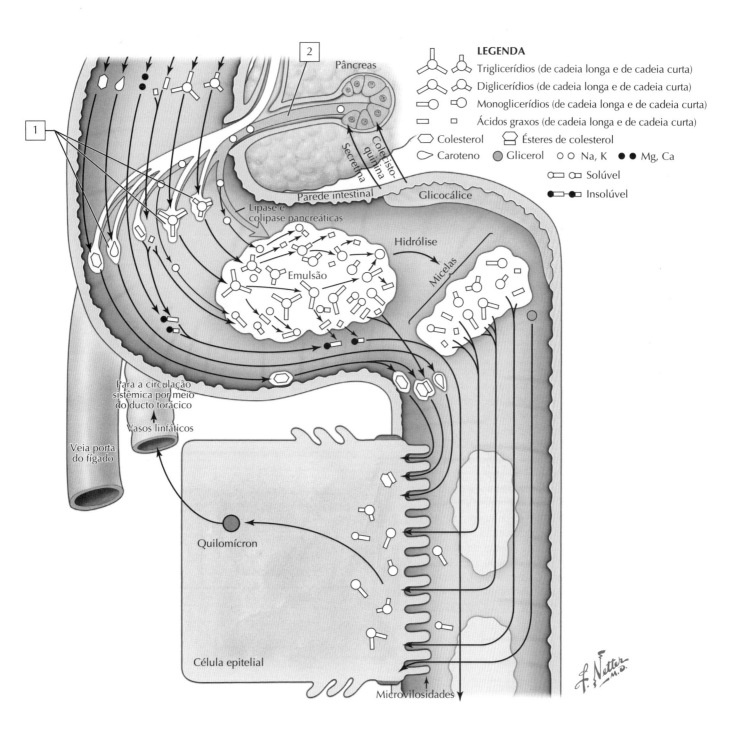

QUESTÕES DE REVISÃO

A. Qual é a principal forma de lipídios em nossa dieta?
B. Que enzimas digerem os lipídios?
C. Por que a bile é necessária para a absorção eficiente dos lipídios?
D. Como os lipídios entram nas células?
E. A enzima pancreática _____ desloca a bile dos lipídios de modo que a lipase pancreática possa ter acesso aos lipídios.

Capítulo 6 Fisiologia do Sistema Digestório   **Prancha 6.15**

6 Absorção de Eletrólitos e de Água

Além dos mais de 2 ℓ de líquidos ingeridos por dia, 7 ou mais litros são acrescentados ao sistema digestório em vários segmentos, de modo a facilitar a digestão e a absorção dos nutrientes. Quase todo o líquido é absorvido como parte do processo de absorção de nutrientes e de eletrólitos.

A grande área de superfície do intestino delgado faz com que a digestão e a absorção sejam extremamente eficientes, e a maior parte da absorção ocorre no jejuno. Ocorre também absorção significativa de eletrólitos e de água no íleo, e a absorção final de sódio e de água ocorre no colo à medida que as fezes são produzidas. Existem vários mecanismos pelos quais o **sódio**, o **cloreto** e a **água** são absorvidos nos diferentes segmentos:

- No **jejuno**, a absorção de **sódio** constitui uma força motriz para a absorção de nutrientes e de água. A $Na^+/K^+ATPase$ basolateral mantém a baixa concentração intracelular de Na^+ necessária para a entrada do Na^+ luminal dentro das células. A absorção de sódio ocorre com nutrientes (p. ex., por meio de cotransportadores de Na^+-glicose) e por meio de outros transportadores de sódio **(trocadores de Na^+/H^+, cotransportadores NKCC-2**; ver Parte A na Prancha 6.16). Com a absorção do sódio, a água segue o gradiente osmótico. A absorção de cloreto ocorre paracelularmente a favor de seu gradiente eletroquímico

- No **íleo**, a absorção de **sódio** e de **água** continua de maneira semelhante à do jejuno. A **absorção de cloreto** ocorre por meio de **trocadores de HCO_3^-/Cl^-** (ver Partes B e C da ilustração); o cloreto sai pela membrana basolateral seguindo o gradiente eletroquímico gerado pela absorção de sódio. O sódio deixa os enterócitos por meio da $Na^+/K^+ATPase$ (acompanhado de água), enquanto o cloreto deixa a célula por meio de um canal de cloreto (transporte facilitado)

- No **colo**, a **aldosterona** estimula a absorção luminal de sódio por meio dos canais de sódio epiteliais (ENaC) e a *secreção* de potássio por canais de potássio luminais. Como a água segue o sódio, o quimo é desidratado, formando então as fezes. Em geral, o colo absorve cerca de 400 a 500 mℓ de água por dia (seguindo a absorção de sódio), e a absorção de água pode aumentar para cerca de 1 ℓ por dia quando a aldosterona está elevada. Conforme observado no íleo, o cloreto é absorvido por meio de trocadores de HCO_3^-/Cl^-.

Embora o sistema digestório tenha uma grande capacidade funcional (p. ex., grande área de superfície, excesso de transportadores) para assegurar a absorção de todos os nutrientes e da água, se ocorrer qualquer alteração que aumente a taxa de fluxo do quimo ou o seu conteúdo osmótico, a absorção (particularmente de água e de eletrólitos) pode diminuir, resultando então em **diarreia**. Por exemplo, alimentos que irritam o revestimento intestinal, carboidratos não digeridos (como ocorre na intolerância à lactose) ou uma virose podem aumentar a motilidade, o que move rapidamente o quimo ao longo do intestino até o reto, com consequente estimulação do reflexo de defecação. Em contrapartida, se a progressão do quimo pelo colo for lenta ou se houver menor quantidade de fibras no quimo (a fibra retém a água, o que mantém o quimo em movimento), pode ocorrer a **constipação intestinal**, limitando então o movimento fecal e a defecação. A constipação intestinal crônica está associada à formação de pólipos colônicos e a maior incidência de câncer de colo.

COLORIR e **IDENTIFICAR** os seguintes transportadores luminais observando a variedade de transportadores de sódio ativos secundários no jejuno e no íleo, bem como os trocadores de HCO_3^-/Cl^- no íleo e no colo

- ☐ 1. Cotransporte de glicose ou de aminoácidos com o sódio
- ☐ 2. Cotransportadores NKCC-2
- ☐ 3. Trocadores de Na^+/H^+
- ☐ 4. Trocadores de HCO_3^-/Cl^-

TRAÇAR

- ☐ 5. As setas tracejadas indicando a absorção de Na^+ através dos canais de Na^+ (ENaC)
- ☐ 6. As setas tracejadas indicando a secreção de K^+ através dos canais de K^+

GABARITO

- **A.** Jejuno
- **B.** Cotransportadores de Na^+-glicose, transportadores de Na^+-aminoácidos, cotransportadores NKCC-2 e trocadores de Na^+/H^+
- **C.** Trocador de HCO_3^-/Cl^-
- **D.** Por meio dos canais de cloreto (transporte facilitado)

Prancha 6.16

Netter Fisiologia para Colorir

Absorção de Eletrólitos e de Água 6

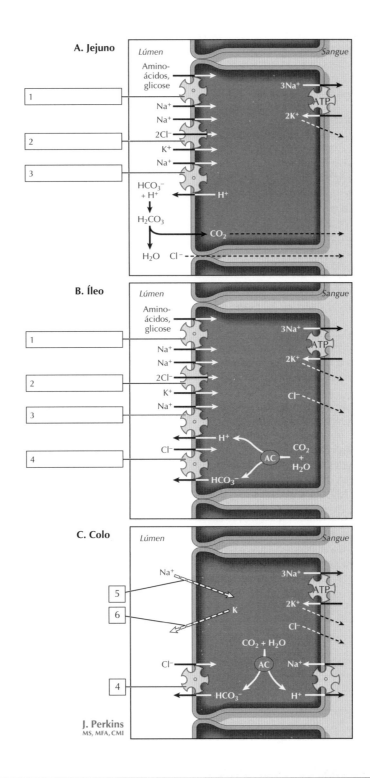

QUESTÕES DE REVISÃO

A. A maior parte da absorção de nutrientes ocorre no(a) _____.

B. Cite os transportadores luminais que transportam o sódio para dentro dos enterócitos.

C. Que transportador leva o cloreto para dentro dos enterócitos?

D. Como o cloreto deixa o lado basolateral dos enterócitos?

Capítulo 6 Fisiologia do Sistema Digestório   **Prancha 6.16**

6 Absorção de Cálcio e de Ferro

O cálcio e o ferro normalmente são absorvidos na parte inicial do intestino delgado, desde o duodeno até aproximadamente metade do jejuno. O pH ligeiramente mais baixo existente na parte inicial do intestino delgado favorece a forma reduzida do ferro (Fe^2) e impede que os cátions divalentes (p. ex., Ca^{2+}, Fe^{2+}) formem sais insolúveis que são excretados nas fezes.

A absorção de **cálcio** é regulada pela **vitamina D_3 ativa** (1,25-di-hidrocolecalciferol) circulante, que aumenta os **canais de cálcio** na membrana luminal dos enterócitos, bem como a proteína de ligação citosólica associada ao canal, a **calbindina**. O Ca^{2+} que entra na célula liga-se imediatamente à calbindina, o que mantém os níveis intracelulares de Ca^{2+} livre muito baixos (10^{-7} M), preservando, assim, um gradiente para a entrada de Ca^{2+} na célula e permitindo o funcionamento adequado dos sistemas mensageiros dependentes de Ca^{2+}. O Ca^{2+} sai do lado basolateral por meio de bombas ativas de Ca^{2+}ATPase e de trocadores de Na^+/Ca^{2+} (ver Parte A da ilustração). A atividade da **Ca^{2+}ATPase** também é estimulada pela vitamina D_3.

O **ferro** é absorvido na forma **ferrosa (Fe^{2+})** ou de **heme** (Parte B da ilustração).

- Quando o heme é absorvido, a **heme oxigenase** intracelular libera o Fe^{2+}, que então se liga à **ferritina** na célula (para armazenamento) ou é transportado para o sangue, onde se liga à **transferrina**
- A membrana também contém uma **ferrorredutase (FR)**, que reduz o Fe^{3+} a Fe^{2+} para absorção. No caso da absorção de Fe^{2+}, as membranas luminais no jejuno têm **proteínas de transporte de metais divalentes (DMT)**, que transportam o Fe^{2+} livre na célula, onde se liga à ferritina e é armazenado ou transportado para fora da célula por meio do transportador regulado por ferro 1 (IREG-1) e ligado à transferrina.

No **sangue**, o **ferro ligado à transferrina** é transportado até o fígado e o baço para armazenamento ou até a **medula óssea** para a síntese de hemoglobina e eritrócitos. A absorção e o transporte do ferro são altamente regulados; embora seja fundamental para a produção de eritrócitos, uma variedade de proteínas de ligação assegura que o ferro nunca esteja na forma livre, visto que ele é altamente tóxico.

COLORIR e IDENTIFICAR na Parte A da ilustração:

- [ ] 1. O canal de cálcio
- [ ] 2. A calbindina usando a mesma cor do canal de cálcio para indicar que a calbindina está associada ao canal

TRAÇAR e IDENTIFICAR na Parte A da ilustração:

- [ ] 3. As setas da vitamina D_3 até o canal de cálcio e a Ca^{2+}ATPase, reforçando que a vitamina D_3 circulante aumenta os canais de cálcio e as bombas de cálcio

COLORIR e IDENTIFICAR na Parte B da ilustração:

- [ ] 4. A ferrorredutase (FR), que reduz o ferro à forma ferrosa (Fe^{2+})
- [ ] 5. Os transportadores DMT-1, ilustrando que o ferro ferroso (Fe^{2+}) pode ser transportado por meio das proteínas DMT-1
- [ ] 6. A proteína IREG-1 basolateral, que transporta o ferro para fora da célula

GABARITO

- **A.** Vitamina D_3 ativa
- **B.** Calbindina
- **C.** Canais de cálcio e calbindina associada, Ca^{2+}ATPase (bomba de cálcio)
- **D.** Proteínas DMT-1, ferritina, IREG-1

Prancha 6.17

Netter Fisiologia para Colorir

Absorção de Cálcio e de Ferro 6

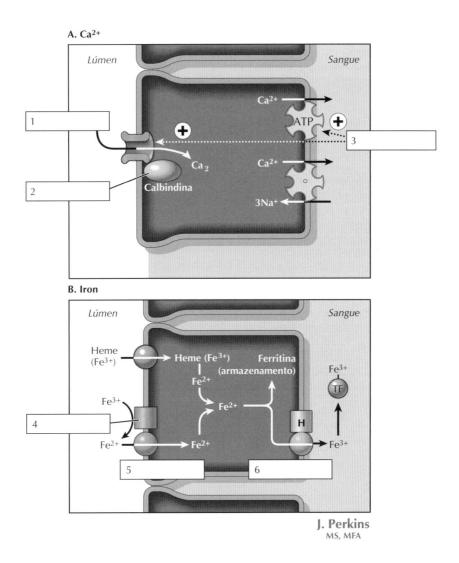

J. Perkins
MS, MFA

QUESTÕES DE REVISÃO

A. A absorção de cálcio é regulada pelo hormônio circulante _____.

B. O transportador de cálcio na membrana luminal está associado ao(à) _____ citosólico(a), que se liga ao cálcio quando este entra na célula.

C. A vitamina D_3 aumenta os(as) _____ luminais e o(a) _____ basolateral.

D. O ferro ferroso (Fe^{2+}) entra nas células por meio de _____ e pode ser armazenado nos enterócitos como _____ ou sair da célula por meio de proteínas _____.

Capítulo 6 Fisiologia do Sistema Digestório **Prancha 6.17**

6 Absorção de Vitamina B_{12}

As vitaminas são, em sua maioria, prontamente absorvidas por meio de **cotransporte com sódio** (vitamina C, tiamina [B_1], riboflavina [B_2], biotina) ou por **difusão passiva**, como no caso da piridoxina (B_6) e das vitaminas lipossolúveis A, D, E e K (que habitualmente estão associadas a micelas para atravessar a camada de água inerte e ter acesso aos enterócitos).

A vitamina **B_{12}** (cobalamina) representa uma anomalia em vários aspectos, incluindo a sua absorção por **difusão facilitada**. Essa vitamina está associada a proteínas animais (carne, peixe, laticínio) e precisa estar livre das proteínas e, em seguida, protegida da digestão até que seja absorvida no íleo terminal. Esse processo exige várias etapas:

- A glicoproteína **TC-I** é secretada na saliva
- No estômago, o **HCl** e o **FI** são secretados pelas células parietais gástricas. O ácido libera a vitamina B_{12} da proteína ingerida, e a **TC-I** (da saliva) liga-se à vitamina, protegendo-a então da degradação pelo ambiente ácido do estômago
- No duodeno, a TC-I é clivada do complexo B_{12}-TC-I pela tripsina (secretada pelo pâncreas), e o **FI liga-se à vitamina B_{12}**
- O **complexo B_{12}-FI sofre dimerização** (Prancha 6.18), o que protege a vitamina da catálise pelas bactérias intestinais. O dímero continua o seu trajeto pelo intestino delgado até a extremidade distal do íleo, onde se liga a uma proteína de transporte e entra na célula. No interior da célula, a vitamina B_{12} liga-se à **transcobalamina II (TC-II)** citosólica, sai da célula e entra no sangue nessa forma, sendo então transportada até o fígado para armazenamento (ou para a medula óssea, onde promove a maturação dos eritrócitos).

COLORIR

☐ 1. A vitamina B_{12} à medida que se liga ao FI, sofre dimerização e se liga à sua proteína de transporte no enterócito

☐ 2. A vitamina B_{12} à medida que se liga à TC-II no citosol e sai da célula para o sangue

Nota clínica

A vitamina B_{12} é um **cofator na síntese de DNA**, e é importante no metabolismo dos ácidos graxos e dos aminoácidos, na síntese de mielina e na maturação dos eritrócitos. A deficiência dessa vitamina pode ter efeitos fisiopatológicos potencialmente graves e irreversíveis no encéfalo e no sistema nervoso, e pode resultar na **anemia perniciosa**. Uma causa de deficiência de vitamina B_{12} é o uso prolongado de **bloqueadores de ácido gástrico**, tais como os inibidores da bomba de prótons e os antagonistas do receptor H_2, que reduzem a secreção de ácido e de FI. A redução na secreção ácida limita a quantidade de vitamina B_{12} que está livre das proteínas ingeridas, com menos FI presente para dimerização e proteção, e diminuição de sua absorção. O tratamento consiste na administração intravenosa, intramuscular ou intranasal de vitamina B_{12} a cada poucas semanas, dependendo da necessidade individual.

GABARITO

A. Facilitada

B. Transcobalamina I (TC-I)

C. Fator intrínseco (FI)

D. Transcobalamina II (TC-II)

Absorção de Vitamina B12

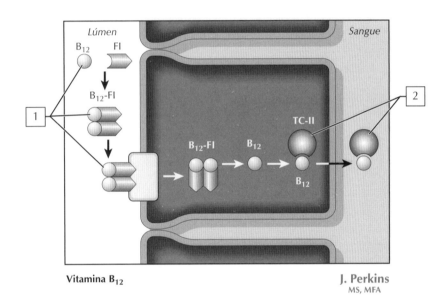

Vitamina B_{12}

QUESTÕES DE REVISÃO

A. A vitamina B_{12} entra nas células por difusão _____.

B. A glicoproteína que se liga à vitamina B_{12} no estômago e a protege do pH baixo é o(a) _____.

C. Qual é o fator secretado pelas células parietais gástricas que protege a vitamina B_{12} das bactérias intestinais?

D. No interior do enterócito, a vitamina B_{12} liga-se ao(à) _____.

Capítulo 6 Fisiologia do Sistema Digestório

Capítulo 7 Fisiologia Endócrina

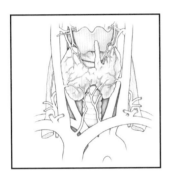
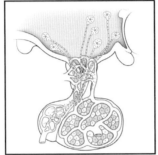
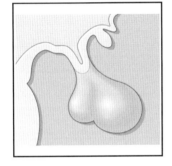
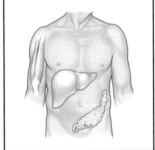

7 Princípios Gerais de Endocrinologia

Os **hormônios** são substâncias secretadas por uma glândula ou por um tecido no sangue que se ligam a receptores situados em outros tecidos, onde afetam processos fisiológicos específicos. A Prancha 7.1 ilustra a organização do sistema endócrino e apresenta os hormônios discutidos nos Capítulos 3, 5 e 6. Do ponto de vista químico, os hormônios são **peptídios** (p. ex., insulina e hormônio do crescimento), **esteroides** (p. ex., estrogênio, testosterona e cortisol), ou **aminas** ou seus derivados (p. ex., epinefrina, tiroxina [T_4] e tri-iodotironina [T_3]). Os **neuro-hormônios** constituem uma subclasse de hormônios secretados por neurônios (p. ex., vasopressina e ocitocina).

Quando alcançam seus tecidos-alvo, os hormônios ligam-se a **receptores de membrana** ou **nucleares**, dando início então a uma cadeia de eventos que levam aos efeitos fisiológicos do hormônio. Os hormônios peptídicos e as catecolaminas, em sua maioria, ligam-se a receptores de membrana ligados a proteínas G, que estimulam ou inibem sistemas de segundos mensageiros intracelulares. Os **hormônios esteroides** (p. ex., testosterona, estradiol, progesterona), o **hormônio tireoidiano** e a **vitamina D ativa** são lipofílicos e entram na célula-alvo, onde se ligam a receptores nucleares (ou a receptores citoplasmáticos, que se translocam para o núcleo) e iniciam a transcrição gênica (o hormônio tireoidiano necessita de um carreador para atravessar a membrana celular). O RNA produzido é traduzido para a síntese de proteínas que regulam processos bioquímicos e fisiológicos.

COLORIR e IDENTIFICAR os tecidos e as glândulas importantes, e observar os hormônios que são liberados a pártir desses locais

- [ ] 1. Hipotálamo
- [ ] 2. Hipófise
- [ ] 3. Glândulas paratireoides
- [ ] 4. Coração
- [ ] 5. Glândulas suprarrenais
- [ ] 6. Rins
- [ ] 7. Tecido adiposo
- [ ] 8. Testículos
- [ ] 9. Ovários
- [ ] 10. Células das ilhotas pancreáticas
- [ ] 11. Sistema digestório
- [ ] 12. Timo
- [ ] 13. Glândula tireoide
- [ ] 14. Glândula pineal

GABARITO

A. Peptídios, esteroides e aminas

B. Neuro-hormônios

C. Receptores de membrana e receptores nucleares

D. Hormônios lipofílicos, como os hormônios esteroides, o hormônio tireoidiano e a vitamina D

Prancha 7.1

Netter Fisiologia para Colorir

Princípios Gerais de Endocrinologia 7

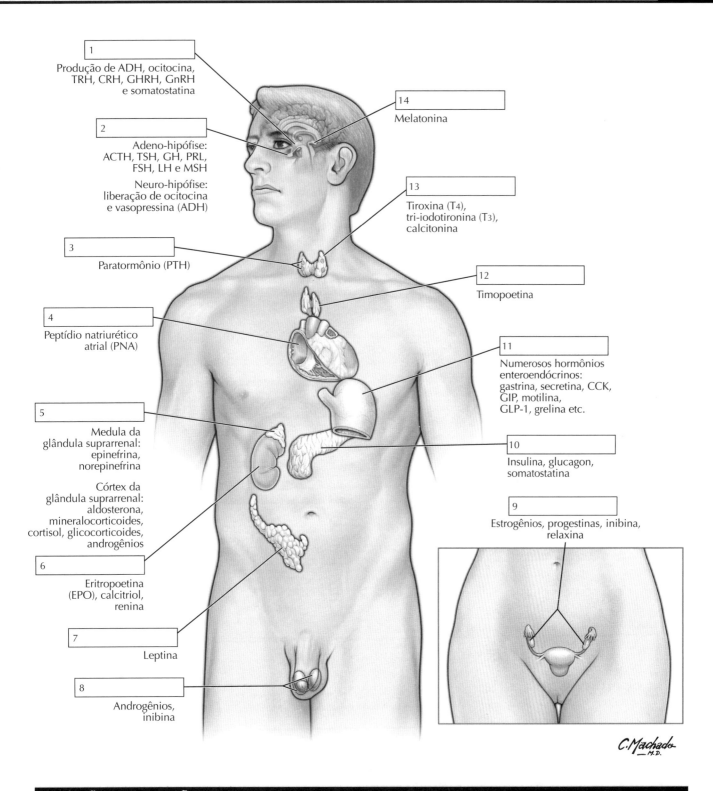

QUESTÕES DE REVISÃO

A. Quais são as três formas químicas dos hormônios?

B. Os hormônios secretados por nervos são denominados _____.

C. Os hormônios ligam-se a que tipos de receptores?

D. Que tipos de hormônios ligam-se a receptores nucleares?

Capítulo 7 Fisiologia Endócrina **Prancha 7.1**

7 Hormônios do Hipotálamo e da Hipófise

O hipotálamo e a hipófise regulam a função de grande parte do sistema endócrino. O **hipotálamo** está conectado à **hipófise** pelo infundíbulo (haste hipofisária). A hipófise é composta por dois lobos: a **adeno-hipófise (anterior)** e a **neuro-hipófise (posterior)**.

A neuro-hipófise está diretamente ligada ao hipotálamo pelo infundíbulo, que contém axônios que se originam nos núcleos hipotalâmicos, que sintetizam o **hormônio antidiurético (ADH**; também conhecido como **vasopressina)** e a ocitocina. O ADH e a ocitocina são carreados por transporte axonal e armazenados em vesículas dentro da neuro-hipófise.

- O ADH é liberado em resposta ao plasma hiperosmolar ou à hipovolemia. O ADH exerce a ação primária nos ductos coletores renais, e ela consiste em estimular a reabsorção de água livre de solutos de modo a limitar a perda urinária de líquido (ver Pranchas 5.13, 5.14 e 5.16)
- A ocitocina é liberada em resposta à amamentação ou à estimulação cervical e vaginal. Provoca a **expulsão do leite** das glândulas mamárias e as **contrações uterinas**.

A adeno-hipófise está conectada ao hipotálamo por vasos da **circulação porta hipofisária**. Essa circulação transporta os hormônios de liberação do hipotálamo por meio das **veias porta hipofisárias** diretamente para as células da adeno-hipófise. Os hormônios de liberação regulam a síntese e a secreção dos hormônios tróficos hipofisários. Você poderá aprender mais sobre esses hormônios e seus efeitos em pranchas posteriores.

HORMÔNIOS DE LIBERAÇÃO DO HIPOTÁLAMO	HORMÔNIOS DA ADENO-HIPÓFISE	AÇÕES DOS HORMÔNIOS HIPOFISÁRIOS
Hormônio liberador de tireotrofina (TRH)	Hormônio tireoestimulante (TSH)	Síntese e liberação dos hormônios tireoidianos (TH) pela glândula tireoide
Hormônio liberador de corticotrofina (CRH)	Hormônio adrenocorticotrófico (ACTH)	Síntese de esteroides suprarrenais
Hormônio liberador de gonadotrofinas (GnRH)	Hormônio luteinizante (LH) e hormônio foliculoestimulante (FSH)	Esteroidogênese e gametogênese pelos testículos e pelos ovários
Hormônio liberador de tireotrofina (TRH)	Prolactina (PRL); a PRL é controlada principalmente por meio de inibição pela dopamina	Produção de leite pelas mamas
Hormônio liberador do hormônio do crescimento (GHRH)	Hormônio do crescimento (GH)	Síntese de fatores de crescimento semelhantes à insulina (IGFs) pelo fígado e por outros tecidos-alvo

COLORIR as características da liberação de hormônios pela hipófise

- [ ] 1. Neurônios supraópticos e paraventriculares e seus axônios observando os peptídios que são secretados
- [ ] 2. Veias porta hipofisárias na adeno-hipófise
- [ ] 3. GH (seta) direcionado para o fígado
- [ ] 4. TSH (seta) direcionado para a glândula tireoide
- [ ] 5. ACTH (seta) direcionado para o córtex da glândula suprarrenal
- [ ] 6. FSH (setas) direcionado para o testículo e o ovário
- [ ] 7. LH (setas) direcionado para o testículo e o ovário
- [ ] 8. Prolactina (seta) direcionada para as mamas
- [ ] 9. Liberação de fatores de crescimento semelhantes à insulina (IGFs) pelo fígado

GABARITO

- **A.** ADH (hormônio antidiurético) e ocitocina
- **B.** Circulação porta hipofisária, adeno-hipófise
- **C.** LH, FSH
- **D.** ACTH

Prancha 7.2

Netter Fisiologia para Colorir

Hormônios do Hipotálamo e da Hipófise 7

Função Hipofisária

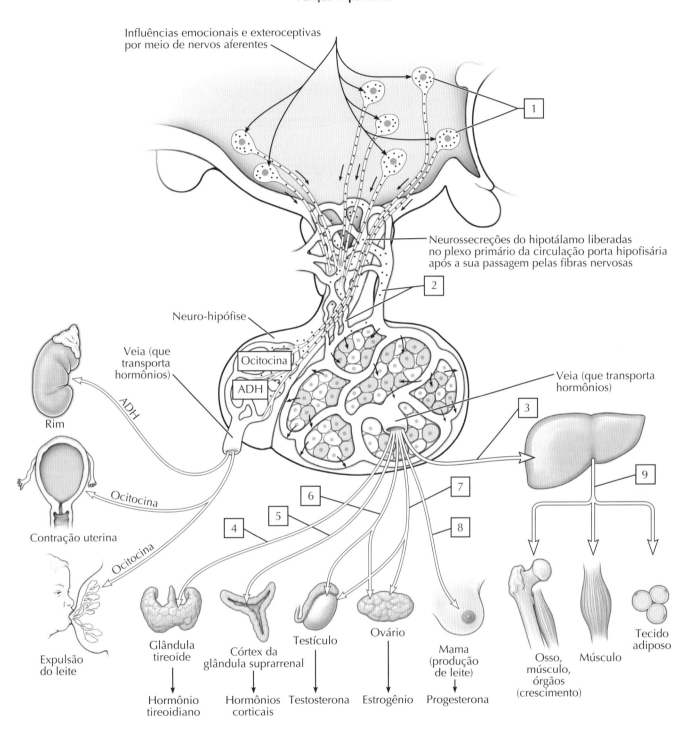

QUESTÕES DE REVISÃO

A. Quais são os dois hormônios peptídicos transportados por neurônios do hipotálamo para a neuro-hipófise?

B. Os hormônios de liberação do hipotálamo são secretados no(a) _____, que perfunde o(a) _____.

C. O hormônio liberador de gonadotrofinas estimula a síntese e a liberação de _____ e _____.

D. O hormônio liberador de corticotrofina estimula a síntese e a liberação de _____.

Capítulo 7 Fisiologia Endócrina **Prancha 7.2**

7 Regulação por Retroalimentação (*Feedback*) e Hormônio do Crescimento

Os **sistemas de retroalimentação (*feedback*)** regulam os níveis de hormônios no sangue e, portanto, seus efeitos fisiológicos. Alguns hormônios apresentam variações cíclicas, que são importantes na regulação de processos complexos, tais como os ciclos menstruais e os ciclos diurnos nos níveis de atividade.

O controle mais comum da secreção hormonal é feito por meio de **retroalimentação negativa**, em que o aumento dos níveis sanguíneos de um hormônio inibe a sua síntese, com consequente manutenção de níveis normais. Por exemplo, a síntese e a liberação de **GH** (um polipeptídio de 191 aminoácidos) da hipófise são estimuladas pelo **GHRH** hipotalâmico. O GH atua sobre o fígado e outros tecidos-alvo para produzir **IGF** (também denominado somatomedina), que exerce efeitos anabólicos e de crescimento em uma variedade de tecidos (ver Prancha 7.3). Ao mesmo tempo, o GH e o IGF inibem o GHRH do hipotálamo e o GH hipofisário (ver Prancha 7.3). Além disso, a secreção de GH pela adeno-hipófise é inibida pelo hormônio hipotalâmico **somatostatina** (não ilustrada).

Nos sistemas endócrinos constituídos pelo hipotálamo, pela hipófise e por uma glândula endócrina-alvo, as alças de retroalimentação são classificadas principalmente das seguintes maneiras:

- **Retroalimentação de alça longa**, em que os hormônios do hipotálamo e da hipófise em um eixo endócrino são inibidos pelo hormônio da glândula-alvo (como no caso do IGF, que inibe o GHRH e o GH)
- **Retroalimentação de alça curta**, por meio da qual um hormônio da adeno-hipófise inibe a liberação de seu hormônio hipotalâmico associado (como no caso da inibição do GHRH pelo GH)
- **Retroalimentação de alça ultracurta**, em que a secreção de um hormônio hipotalâmico é inibida por esse mesmo hormônio (como no caso do GHRH que inibe a secreção adicional de GHRH).

Os diversos sistemas de retroalimentação possibilitam o ajuste preciso dos níveis hormonais e participam da produção das variações cíclicas observadas nos níveis de muitos hormônios, como o GH.

COLORIR

☐ 1. As setas do hipotálamo para o GHRH, o GH hipofisário e os tecidos-alvo para reforçar as vias que estimulam a produção de hormônios

☐ 2. As setas para indicar os efeitos inibitórios do GH e do IGF sobre o GHRH e o GH, bem como do GHRH sobre a secreção adicional de GHRH (retroalimentação de alça ultracurta)

Nota clínica

O GH promove o crescimento no indivíduo jovem e exerce efeitos anabólicos em adultos, e essas ações normais do GH são mantidas por sistemas de retroalimentação. Entretanto, certas condições podem suplantar os sistemas de retroalimentação e resultar em fisiopatologia. Um exemplo é a hipersecreção de GH observada nos adenomas secretores de GH. O adenoma não é sensível à retroalimentação negativa, de modo que o GH continua sendo secretado. Nos adultos, com o passar do tempo, essa hipersecreção resulta em **acromegalia**, uma condição caracterizada pelo espessamento dos tecidos moles dos pés e das mãos e pelo crescimento da margem supraorbital e da mandíbula, mas não dos ossos longos. Nos adolescentes em que ainda não houve fusão das placas de crescimento, os tumores primários hipersecretores de GH podem intensificar o crescimento dos ossos longos, causando então **gigantismo**.

GABARITO

A. Negativa

B. IGF

C. Alça longa

D. Alça curta

Prancha 7.3

Netter Fisiologia para Colorir

Regulação por Retroalimentação (*Feedback*) e Hormônio do Crescimento

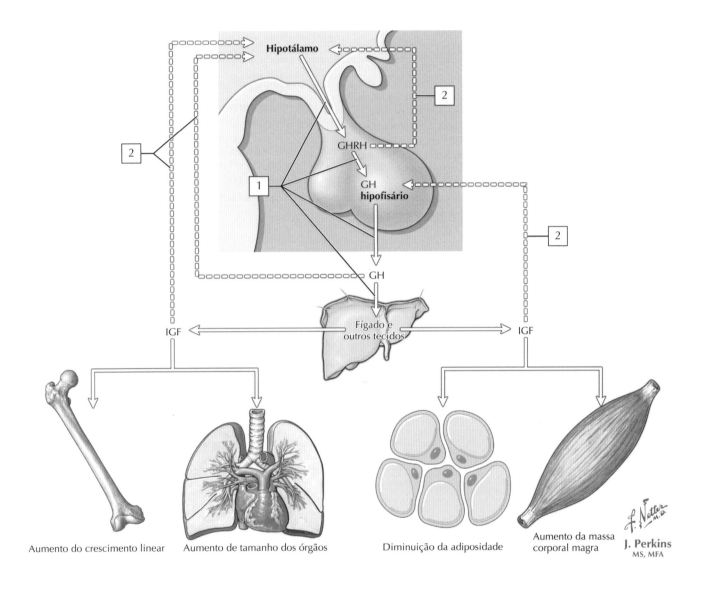

QUESTÕES DE REVISÃO

A. A regulação dos níveis de hormônios no sangue normalmente ocorre por meio de sistemas de retroalimentação _____.

B. Qual é o hormônio que inibe tanto o GHRH quanto o GH?

C. Que tipo de alça de retroalimentação negativa é ilustrado na inibição do GHRH pelo IGF?

D. Que tipo de alça de retroalimentação negativa é ilustrado na inibição do GHRH pelo GH?

Capítulo 7 Fisiologia Endócrina

7 Hormônio Tireoidiano: Considerações Gerais e Estrutura da Glândula Tireoide

O hormônio tireoidiano exerce ações biológicas em todos os órgãos do corpo e é fundamental para o crescimento e o desenvolvimento fetais, pós-natais e puberais adequados. Como o hormônio tireoidiano é importante na regulação da taxa metabólica basal, o excesso e a deficiência desse hormônio nos adultos afetam uma ampla variedade de processos fisiológicos e podem produzir ou contribuir para várias doenças.

A **glândula tireoide** é uma glândula em formato de escudo localizada na face anterior da **traqueia**. Conforme ilustrado na Prancha 7.4, a glândula é composta pelos lobos direito e esquerdo e por um istmo. À semelhança de todas as glândulas endócrinas, ela é **altamente vascularizada** para fornecer os nutrientes necessários para a síntese hormonal, bem como um fluxo sanguíneo adequado para o transporte de hormônios. As unidades funcionais da glândula são denominadas **células foliculares**, que sintetizam e armazenam o hormônio tireoidiano, que é sintetizado em duas formas: T_4 e T_3. A síntese de hormônio tireoidiano encontra-se sob o controle do **TSH** hipofisário (Prancha 7.2), cujo controle é feito por retroalimentação negativa pelo hormônio tireoidiano (Prancha 7.5).

COLORIR e IDENTIFICAR

- [ ] 1. A glândula tireoide observando a importante vascularização dessa glândula
- [ ] 2. A cartilagem tireóidea
- [ ] 3. A traqueia

Nota clínica

O termo "bócio" refere-se a um aumento da glândula tireoide, que pode expandir visivelmente em vários centímetros a parte anterior do pescoço. O bócio é de crescimento lento e pode levar anos para se desenvolver. Pode ocorrer tanto no hipotireoidismo (p. ex., deficiência de iodo) quanto no hipertireoidismo (p. ex., tumor secretor de TSH). Em ambos os casos, a elevação do TSH estimula o crescimento da glândula tireoide.

GABARITO

- **A.** Anterior
- **B.** Foliculares
- **C.** Tiroxina (T_4) e tri-iodotironina (T_3)
- **D.** Hormônio tireoestimulante (TSH)

Prancha 7.4

Netter Fisiologia para Colorir

Hormônio Tireoidiano: Considerações Gerais e Estrutura da Glândula Tireoide

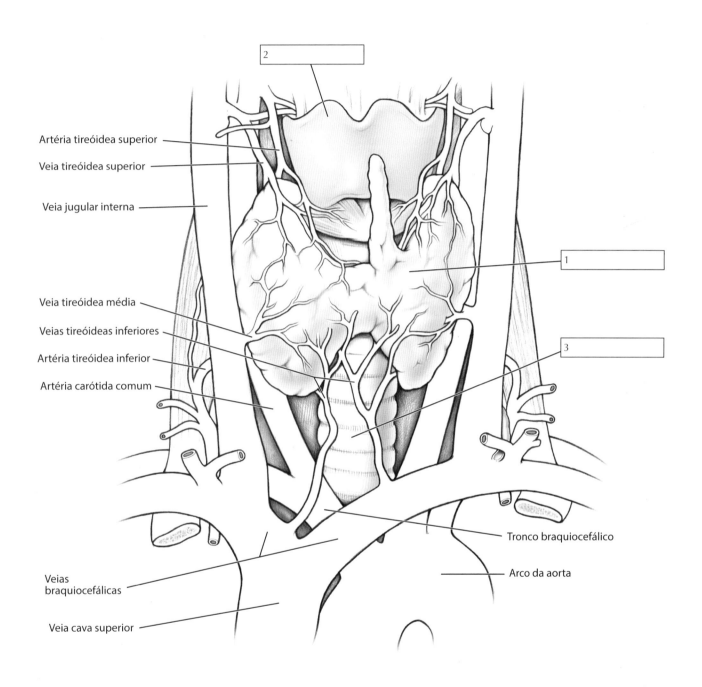

QUESTÕES DE REVISÃO

A. A glândula tireoide está localizada na face (anterior ou posterior) da traqueia.

B. As unidades funcionais da glândula são as células _____.

C. Que formas de hormônio tireoidiano são secretadas no sangue?

D. Que hormônio hipofisário estimula a produção e a secreção de hormônio tireoidiano?

Capítulo 7 Fisiologia Endócrina   **Prancha 7.4**

7 Síntese e Regulação do Hormônio Tireoidiano

A glândula tireoide sintetiza duas formas de hormônio tireoidiano: T_3 e T_4 (ver Prancha 7.4). A produção de T_4 é cerca de 20 vezes maior que a de T_3, porém T_4 é menos potente e é convertida em T_3 pelas células-alvo antes de exercer a sua ação. O **TSH hipofisário** regula a síntese e a liberação de hormônio tireoidiano. Conforme observado no diagrama superior da Prancha 7.5, T_3 e T_4 (após conversão em T_3) secretadas exercem uma retroalimentação para suprimir a secreção de TSH e de TRH pela hipófise e pelo hipotálamo, respectivamente.

A ligação do TSH a seus receptores na glândula tireoide estimula o cAMP, que atua em cada etapa na síntese de hormônio tireoidiano nas células foliculares (números mostrados na Prancha 7.5):

1. **Moléculas de tireoglobulina (Tg)** são produzidas no retículo endoplasmático, empacotadas em vesículas pelo complexo de Golgi e sofrem exocitose no lúmen do folículo.
2. O **iodeto (I^-)** entra na célula folicular por meio de cotransportadores de Na^+-I^- basolaterais: a **armadilha de I^-**. O iodeto sai da célula e passa para o lúmen folicular por meio de contra-transportadores de I^-/Cl^-.
3. No lúmen folicular, o I^- é oxidado a iodo pela **tireoide peroxidase**, e o iodo liga-se aos resíduos de tirosina da Tg.
4. A ligação de um iodo formará a **monoiodotirosina (MIT)**, enquanto a ligação de duas moléculas de iodo formará a **di-iodotirosina (DIT)**. Essa reação é denominada **organificação**. A tireoide peroxidase também catalisa a ligação da DIT a outra DIT, com subsequente formação de T_4. Alguma DIT também se liga à MIT, formando então T_3. Esses produtos permanecem ligados à Tg.
5. A Tg madura, que contém MIT, DIT, T_4 e T_3, sofre endocitose de volta para a célula folicular e pode ser armazenada na forma de coloide (por várias semanas) até ser secretada.
6. A **proteólise** do **coloide** (Tg) é estimulada pelo TSH e libera as moléculas constituintes. A MIT e a DIT entram novamente no reservatório de síntese, enquanto T_3 e T_4 saem pela membrana basolateral e entram no sangue.

No sangue, a maior parte de T_3 e de T_4 está ligada a proteínas como a albumina e a **globulina de ligação da tiroxina**. A proteína de ligação da tiroxina atua como um reservatório plasmático para T_4. Com efeito, T_4 só se torna ativa quando liberada das proteínas plasmáticas, entra em seguida nas células-alvo e sofre **desiodação** a T_3. As proteínas de ligação têm alta afinidade por T_3 e T_4, deixando pouca T_3 e T_4 circulantes "livres", porém o **hormônio livre** é a fração fisiológica e clinicamente relevante.

IDENTIFICAR as etapas importantes na síntese de hormônio tireoidiano

- [ ] 1. As moléculas de tireoglobulina (Tg), produzidas no retículo endoplasmático, sofrem exocitose no lúmen do folículo
- [ ] 2. Armadilha de I^- basolateral, que transporta o iodeto para dentro da célula folicular (em seguida, o I^- é transportado para o lúmen do folículo)
- [ ] 3. A tireoide peroxidase oxida o iodeto a iodo
- [ ] 4. Organificação, por meio da qual a ligação de um iodo à tirosina na Tg forma a MIT, enquanto a ligação de duas moléculas de iodo forma a DIT; formação de T_3 (MIT + DIT) e de T_4 (DIT + DIT)
- [ ] 5. Endocitose da Tg madura na célula para armazenamento
- [ ] 6. A proteólise da Tg é estimulada pelo TSH, com subsequente liberação de T_3 e de T_4 no sangue; a MIT e a DIT são recicladas

IDENTIFICAR

- [ ] 7. O TSH hipofisário
- [ ] 8. O TRH do hipotálamo

TRAÇAR

- [ ] 9. A secreção de T_3 e de T_4 no sangue e a sua via de retroalimentação para inibir o TSH da hipófise e o TRH do hipotálamo

GABARITO

A. Iodo
B. Cotransportador de Na^+-I^- (armadilha de I^-)
C. MIT, monoiodotirosina
D. DIT, di-iodotirosina
E. T_3, tri-iodotirosina
F. T_4, tiroxina

Prancha 7.5

Netter Fisiologia para Colorir

Síntese e Regulação do Hormônio Tireoidiano 7

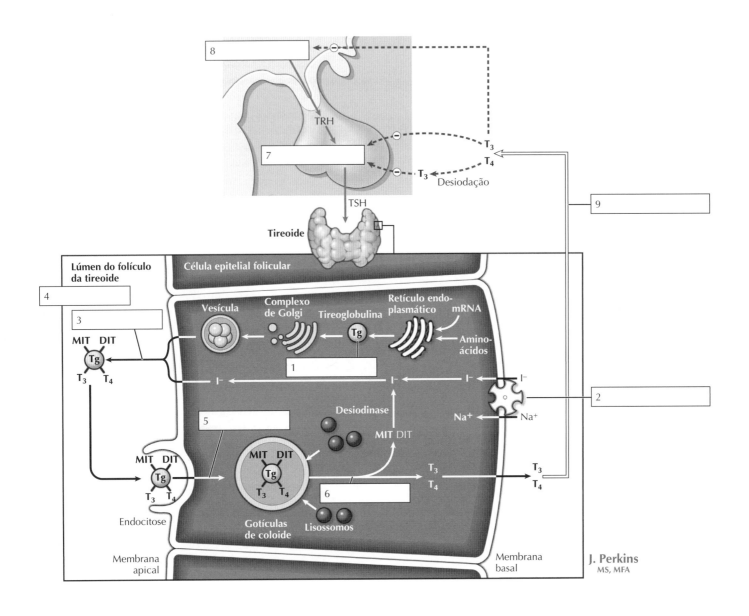

QUESTÕES DE REVISÃO

A. A tireoglobulina madura é rica em _____.

B. O iodeto (I⁻) entra na célula folicular por meio do(a) _____.

C. A ligação de uma molécula de iodo a um resíduo de tirosina na Tg formará _____.

D. A ligação de duas moléculas de iodo a um resíduo de tirosina na Tg formará _____.

E. Qual a forma do hormônio tireoidiano é mais biologicamente ativa?

F. Qual a forma de hormônio tireoidiano é produzida em maiores quantidades?

Capítulo 7 Fisiologia Endócrina **Prancha 7.5**

7 Ligação e Ações do Hormônio Tireoidiano

A T_3 e a T_4 circulantes livres entram nas células-alvo por difusão facilitada. No interior das células, a T_4 é desiodada a T_3 pela **5'-desiodinase** e, em seguida, a T_3 liga-se ao **receptor de hormônio tireoidiano nuclear (TH)**. Isso forma um complexo com o **elemento de resposta do TH** e estimula a transcrição gênica (ilustração superior da Prancha 7.6). Os elementos de resposta do TH são encontrados em uma variedade de genes, incluindo o gene do receptor de GH, os genes de Ca^{2+} ATPase cardíacos e do retículo sarcoplasmático, e os genes que codificam subunidades da Na^+/K^+ ATPase. Dessa maneira, o TH é capaz de controlar diversas funções.

Em geral, o TH em níveis baixos a normais exerce efeitos anabólicos que levam à síntese de outros hormônios. Por outro lado, o TH em altos níveis tem efeitos catabólicos, causando então degradação de proteínas e hormônios.

O TH afeta praticamente todos os sistemas **aumentando normalmente o metabolismo** e os **processos de crescimento**. No interior das células, o TH aumenta a produção de proteínas, bem como de outros hormônios, aumenta a Na^+/K^+ ATPase e outras enzimas e também aumenta o número de mitocôndrias, o que causa elevação do consumo de O_2. Essas ações do TH são observadas nas seguintes estruturas e sistemas:

- **Osso e tecidos**, o que contribui para o crescimento e o desenvolvimento normais e a proliferação de células ósseas
- **Encéfalo e sistema nervoso**, o que contribui para o crescimento e o desenvolvimento normais
- **Pulmões**, com aumento da ventilação
- **Coração**, com aumento do débito cardíaco
- **Rins**, com aumento da função renal
- **Metabolismo**, com estimulação da ingestão de alimento; aumento da lipólise nas células adiposas, levando, assim, à liberação de ácidos graxos livres na circulação e à diminuição do tecido adiposo; redução da massa muscular; e aumento da temperatura corporal.

Como o TH tem efeitos importantes sobre o metabolismo e o crescimento, as alterações de sua taxa normal e de seu processo de secreção podem ter consequências dramáticas.

COLORIR

- [ ] 1. As setas de T_3 e T_4 no sangue para dentro da célula observando a desiodação da T_4 antes de sua ligação ao receptor nuclear
- [ ] 2. Ossos e tecidos, onde o TH contribui para o crescimento e o desenvolvimento normais e a proliferação das células ósseas
- [ ] 3. O encéfalo e sistema nervoso, onde o TH contribui para o crescimento e o desenvolvimento normais
- [ ] 4. Os pulmões com aumento da ventilação (as setas indicam os efeitos do TH)
- [ ] 5. O coração com aumento do débito cardíaco (as setas indicam os efeitos do TH)
- [ ] 6. Os rins com aumento da função renal (as setas indicam os efeitos do TH)

Nota clínica

O **hipotireoidismo**, ou baixa produção de TH, pode resultar de deficiência de iodo na dieta, bem como da **tireoidite de Hashimoto**. A tireoidite de Hashimoto é uma doença autoimune em que anticorpos dirigidos contra a Tg ou a tireoide peroxidase reduzem a síntese e a secreção de TH e, por fim, destroem a glândula. Nas crianças, o hipotireoidismo não tratado pode resultar em **cretinismo**, que está associado a atraso do crescimento, deficiência intelectual, comprometimento da função dos neurônios motores e constipação intestinal. Nos adultos, o hipotireoidismo resulta em **mixedema**, que está associado a deposição de gordura, edema não depressível, intolerância ao frio, constipação intestinal, hipotensão, fadiga e depressão. Em cada caso, o baixo nível circulante de TH resulta em níveis elevados de TSH circulante. O tratamento do hipotireoidismo consiste na administração de T_4 sintético. O **hipertireoidismo**, ou presença de níveis elevados de TH, pode resultar de **doença de Graves**, uma condição autoimune que produz **anticorpos estimulantes da tireoide**. Esses anticorpos ligam-se aos receptores de TSH na glândula tireoide, produzindo então as mesmas ações biológicas do TSH. O TH elevado exerce um efeito de retroalimentação suprimindo o TSH endógeno, porém os anticorpos continuam estimulando a secreção de TH. Por conseguinte, a doença de Graves caracteriza-se por níveis elevados de TH, porém com níveis reduzidos de TSH. A **exoftalmia** (olhos salientes), que pode ser um sintoma de doença de Graves, é causada pela deposição de glicoproteínas e água atrás dos olhos. Podem ser utilizados fármacos como o metilmazol para suprimir a síntese e a secreção de TH; se a doença não for controlada com sucesso por meio de fármacos, pode-se proceder à ablação da tireoide com iodo radioativo ou por tireoidectomia seguida de reposição de T_4.

GABARITO

- **A.** Tri-iodotironina, T_3
- **B.** Nuclear
- **C.** 5'-desiodinase
- **D.** Metabolismo, crescimento

Prancha 7.6

Netter Fisiologia para Colorir

Ligação e Ações do Hormônio Tireoidiano

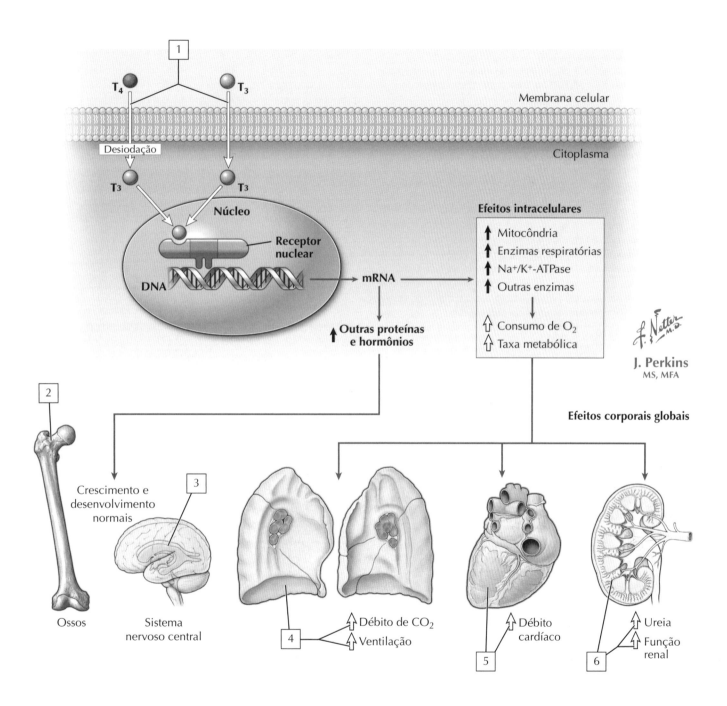

QUESTÕES DE REVISÃO

A. A forma ativa do hormônio tireoidiano é o(a) _____.

B. O hormônio tireoidiano liga-se a um receptor _____ na célula.

C. Quando a tiroxina entra na célula, ela é desiodada pelo(a) _____.

D. Em geral, o hormônio tireoidiano afeta o(a) _____ e o(a) _____ em quase todas as células.

Capítulo 7 Fisiologia Endócrina

7 Hormônios Adrenocorticais

As **glândulas suprarrenais** pares estão localizadas acima dos rins no espaço retroperitoneal. Consistem em um córtex externo e em uma medula interna que produzem hormônios esteroides e catecolaminas, respectivamente (a medula atua de modo funcional como integrante da parte simpática do sistema nervoso liberando catecolaminas na corrente sanguínea durante a estimulação da parte simpática do sistema nervoso). O córtex da glândula suprarrenal é constituído por três camadas histológicas:

- A **zona glomerulosa** externa, que produz o hormônio mineralocorticoide **aldosterona**
- A **zona fasciculada** média, que sintetiza o hormônio glicocorticoide **cortisol**
- A **zona reticulada** interna, que sintetiza androgênios, principalmente **desidroepiandrosterona (DHEA)** e **androstenediona**.

As vias de biossíntese dos esteroides suprarrenais estão ilustradas. Todos os produtos esteroides são sintetizados a partir do **colesterol**, proveniente de fontes alimentares ou sintetizado *de novo*. Embora as vias específicas para a síntese dos vários esteroides suprarrenais estejam ilustradas aqui em conjunto, os principais produtos diferem entre as várias zonas. Por exemplo, a via enzimática na zona glomerulosa favorece a síntese do mineralocorticoide aldosterona, enquanto são encontradas enzimas específicas envolvidas na síntese de cortisol na zona fasciculada (ver lista anterior).

Na Prancha 7.7, observe a regulação da síntese de esteroides na glândula suprarrenal pelo eixo hipotálamo-hipófise-suprarrenal (HHSR). Esse eixo é afetado por vários estados fisiológicos, tais como o **estresse** (que ativa esse eixo) e os **ciclos de sono/vigília**. O núcleo paraventricular do hipotálamo produz o hormônio peptídico de 41 aminoácidos, o **hormônio liberador de corticotrofina (CRH)**, que é transportado pelo sistema porta hipotálamo-hipofisário para a adeno-hipófise, onde ele estimula a síntese e a liberação de **ACTH** pelos **corticotrofos**. O ACTH estimula a conversão do colesterol em **pregnenolona** no córtex da glândula suprarrenal. O aumento da pregnenolona resulta em mais síntese de cortisol na zona fasciculada e em mais síntese de androgênios na zona reticulada (embora outros fatores também afetem a produção de androgênios). Na zona glomerulosa, o ACTH exerce um **efeito permissivo** na produção de aldosterona. Embora o ACTH seja necessário para a síntese de aldosterona, esta síntese encontra-se sob controle primário de outros fatores.

Assim, o **efeito predominante da ativação do eixo HHSR** consiste na síntese e na liberação de **cortisol**. Convém ressaltar que, sob o controle do CRH, o ACTH é liberado em pulsos, com pico de secreção pela manhã antes de acordar. O estresse de vários tipos (p. ex., hiperglicemia, exercício pesado, dor, traumatismo e infecção) desempenha um importante papel na ativação do eixo, com subsequente liberação de cortisol. A retroalimentação negativa do eixo HHSR ocorre por meio da retroalimentação de alça longa do cortisol sobre a hipófise e o hipotálamo e por meio da retroalimentação de alça curta do ACTH sobre a liberação de CRH.

TRAÇAR as setas na via HHSR da estimulação do CRH até a síntese de pregnenolona observando os seguintes fatores que estimulam o CRH:

- [ ] 1. Ciclo de sono/vigília
- [ ] 2. Ansiedade
- [ ] 3. Estresse

TRAÇAR as setas nas vias de retroalimentação negativa do eixo HHSR (em vermelho)

- [ ] 4. Do ACTH até o hipotálamo e do cortisol até o hipotálamo e a adeno-hipófise

---

TRAÇAR as vias a partir da pregnenolona que levam à síntese de:

- [ ] 5. Aldosterona
- [ ] 6. Androgênios (DHEA e androstenediona)
- [ ] 7. Cortisol

GABARITO

A. Cortisol

B. DHEA (desidroepiandrosterona), androstenediona

C. Pregnenolona

D. Cortisol

Prancha 7.7   **Netter Fisiologia para Colorir**

Hormônios Adrenocorticais 7

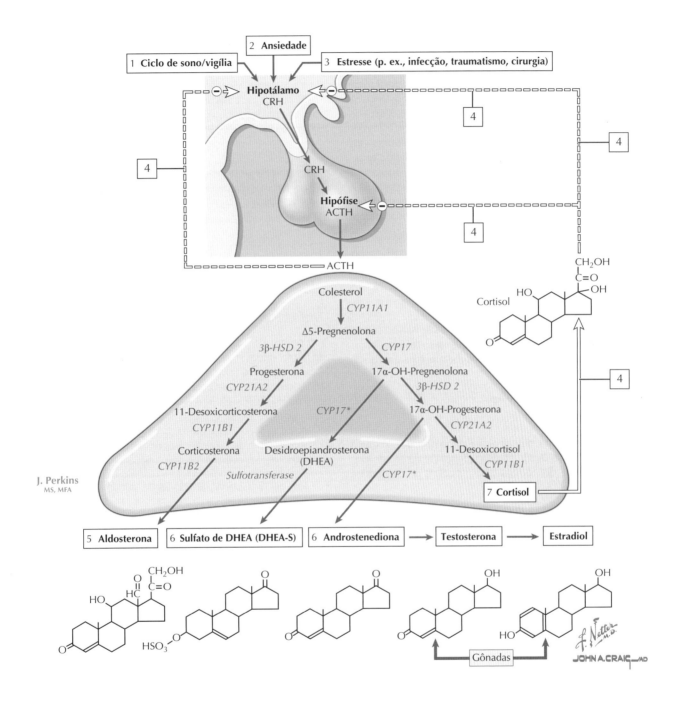

QUESTÕES DE REVISÃO

A. A liberação de ACTH pela adeno-hipófise tem o efeito predominante de estimular a síntese do esteroide _____.

B. A zona reticulada produz os hormônios sexuais masculinos _____ e _____.

C. A ação do ACTH sobre o córtex da glândula suprarrenal resulta na conversão do colesterol em _____, o precursor comum na síntese de mineralocorticoides, glicocorticoides e androgênios.

D. O(a) _____ exerce uma retroalimentação negativa sobre a liberação de ACTH pela hipófise e sobre a liberação de CRH pelo hipotálamo.

Capítulo 7 Fisiologia Endócrina   **Prancha 7.7**

7 Ações do Cortisol e dos Androgênios Suprarrenais

O **cortisol** é secretado pela **zona fasciculada** do córtex da glândula suprarrenal em resposta à ativação do eixo HHSR (ver Prancha 7.7). Como hormônio esteroide, o cortisol é lipossolúvel e se difunde através das membranas celulares para se ligar a receptores citoplasmáticos específicos nas células-alvo. O complexo receptor-esteroide entra no núcleo da célula e afeta a transcrição de genes específicos. O cortisol é denominado **glicocorticoide** devido à sua ação de elevar os níveis de glicose no sangue (a **corticosterona**, outro produto das vias de síntese de esteroides, compartilha esse efeito). O cortisol tem uma ampla gama de outras ações. Em muitos casos, essas ações são **permissivas**, o que significa que o cortisol não promove diretamente a ação, porém é necessário para que esse efeito ocorra em resposta a outro hormônio. Por exemplo, o cortisol estimula a síntese dos hormônios envolvidos na **gliconeogênese**, porém esse processo é estimulado diretamente por outros hormônios, como o **glucagon** e a **epinefrina**.

A ampla gama de ações do cortisol pode ser genericamente categorizada como efeitos metabólicos, imunossupressores e anti-inflamatórios. Na existência de níveis fisiológicos normais, os efeitos consistem principalmente em ações metabólicas e efeitos permissivos para as ações de outros hormônios. Os efeitos imunossupressores e anti-inflamatórios manifestam-se quando o cortisol ou outro glicocorticoide estão presentes em excesso ou são utilizados como fármacos. Os efeitos metabólicos gerais são os seguintes:

- **Estimulação da gliconeogênese**
- **Catabolismo das proteínas**
- **Lipólise**
- **Inibição da captação de glicose estimulada por insulina** pelo músculo e pelo tecido adiposo (denominado "efeito diabetogênico", visto que o nível plasmático de glicose estará elevado)

Na Prancha 7.8, são ilustrados os efeitos da secreção excessiva de cortisol e os efeitos desse hormônio em níveis **farmacológicos**. O cortisol pode ser produzido em excesso durante o **estresse crônico** ou na **síndrome de Cushing**. Do ponto de vista farmacológico, o cortisol e os fármacos relacionados podem ser úteis para suprimir as reações inflamatórias e alérgicas e para tratar a asma em alguns casos.

O ACTH estimula a **zona reticulada a sintetizar** androgênios suprarrenais (ver Prancha 7.7), embora outros fatores estejam envolvidos nessa estimulação. Os androgênios **DHEA** e **androstenediona** contribuem para as mudanças puberais que ocorrem em meninos e meninas, porém nesse aspecto desempenham um papel mais importante nas mulheres, visto que constituem a única fonte significativa normal de androgênios. Nas mulheres, os efeitos dos androgênios suprarrenais consistem no desenvolvimento dos pelos públicos, hipertrofia das glândulas sebáceas (que produz acne) e estimulação da libido.

TRAÇAR as setas (em cores diferentes) para indicar os efeitos que são:

- ☐ 1. Anti-inflamatórios
- ☐ 2. Antialérgicos/anti-imunes
- ☐ 3. Metabólicos

Nota clínica

A síndrome de Cushing é um distúrbio associado à exposição prolongada ao excesso de cortisol (hipercortisolismo) ou de outros glicocorticoides. Pode ser causada pelo excesso de secreção de ACTH pela adeno-hipófise (na **doença de Cushing**), por um tumor secretor de ACTH ectópico, por adenoma ou carcinoma do córtex da glândula suprarrenal produtores de cortisol em excesso, ou pela exposição a glicocorticoides exógenos. Independentemente da etiologia, os achados clínicos no hipercortisolismo podem incluir os seguintes:

- Face de "lua cheia" arredondada e com bochechas avermelhadas
- Deposição de gordura no pescoço e nos ombros formando uma "giba de búfalo" e abdome em avental
- Adelgaçamento dos braços e das pernas
- Adelgaçamento da pele com estrias vermelhas
- Osteoporose
- Hipopotassemia e alcalose
- Cicatrização deficiente de feridas
- Hipertensão.

O diagnóstico e o tratamento envolvem a identificação da causa e seu tratamento para reduzir o hipercortisolismo.

GABARITO

A. Doenças inflamatórias e imunológicas, doenças alérgicas

B. Reabsorção

C. Inibe a captação de glicose estimulada por insulina pelo músculo e pelo tecido adiposo, com consequente elevação do nível plasmático de glicose

D. Desidroepiandrosterona, androstenediona

Prancha 7.8

Netter Fisiologia para Colorir

Ações do Cortisol e dos Androgênios Suprarrenais

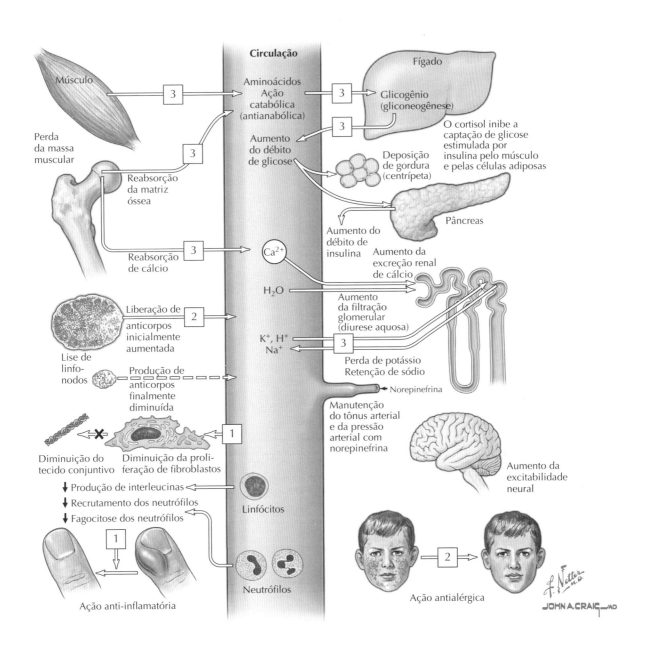

QUESTÕES DE REVISÃO

A. O cortisol e os glicocorticoides sintéticos podem ser utilizados como fármacos no tratamento de doenças em duas categorias, as _____ e as _____.

B. O excesso de cortisol pode causar _____ do osso.

C. O cortisol é designado como "diabetogênico", visto que ele _____.

D. Os dois hormônios esteroides produzidos pelo córtex da glândula suprarrenal que promovem o desenvolvimento das características sexuais secundárias na puberdade, particularmente nas meninas, são o(a) _____ e o(a) _____.

Capítulo 7 Fisiologia Endócrina

Prancha 7.8

7 Regulação e Ações da Aldosterona

A **aldosterona** é um importante regulador do volume de líquido extracelular e da homeostase do K^+ (Capítulo 5). Resumidamente, a aldosterona, por meio de sua ação sobre a parte final dos túbulos distais do rim, estimula:

- A reabsorção de Na^+ e, consequentemente, a retenção de água e a expansão do volume de líquido extracelular
- A excreção de K^+
- A excreção de H^+.

Observe que a aldosterona também afeta o processamento do Na^+ e do K^+ no colo do intestino grosso (Capítulo 6).

O ACTH estimula a conversão do colesterol em pregnenolona, a primeira etapa na síntese de hormônios esteroides (ver Prancha 7.7). Na **zona glomerulosa**, a síntese subsequente de aldosterona pela via é afetada por esses fatores importantes:

- A **hiperpotassemia** (nível plasmático elevado de K^+) aumenta a secreção de aldosterona, o que promove a excreção renal de K^+ com consequente redução do K^+ plasmático
- A **angiotensina II** estimula a secreção de aldosterona pelo córtex da glândula suprarrenal. Os estímulos para a síntese de angiotensina II incluem redução do volume sanguíneo, e a aldosterona aumenta o volume de líquido extracelular (e de sangue) ao promover a retenção de Na^+ (e, portanto, de água)
- O **peptídio natriurético atrial (PNA)** é liberado pelos miócitos cardíacos quando o volume de sangue está elevado. O PNA inibe a síntese adrenocortical de aldosterona, com consequente redução do volume sanguíneo, e exerce efeitos natriuréticos e diuréticos diretos sobre os rins.

O controle fisiológico da secreção de aldosterona por esses vários fatores está ilustrado na Prancha 7.9, juntamente com as ações da aldosterona sobre o néfron, o intestino (colo) e outros tecidos.

COLORIR

- [ ] 1. O rim observando que ele secreta renina, que estimula a secreção de aldosterona
- [ ] 2. O coração observando que ele secreta PNA, que inibe a secreção de aldosterona
- [ ] 3. A glândula suprarrenal, que é a fonte de aldosterona

TRAÇAR as setas associadas:

- [ ] 4. À estimulação da síntese e da secreção de aldosterona
- [ ] 5. À inibição da secreção de aldosterona
- [ ] 6. Às ações da aldosterona sobre o colo do intestino grosso e o néfron distal de modo a aumentar a reabsorção de sódio (e de água)

Nota clínica

A **doença de Addison** é uma condição endócrina incomum na qual ocorre falha da síntese suprarrenal de esteroides em consequência de doença autoimune, destruição da glândula por tuberculose ou distúrbios genéticos raros. Como é habitualmente o caso de distúrbios endócrinos, é possível prever muitos dos efeitos da deficiência dos hormônios com base nos efeitos desses mesmos hormônios na fisiologia normal. Assim, na doença de Addison, os sinais e sintomas consistem em:

- Baixa tolerância ao estresse
- Hipoglicemia
- Perda de peso e fadiga
- Baixa pressão arterial
- Aumento do apetite pelo sal
- Hiperpigmentação da pele (em decorrência do excesso de ACTH e seus efeitos cutâneos).

A presença de uma grave deficiência de hormônios suprarrenais precipita uma **crise addisoniana**, que precisa ser tratada como uma emergência médica. Os sinais e sintomas consistem em vômitos, diarreia, pressão arterial baixa, desmaio, perda da consciência, convulsões e hipoglicemia. Os pacientes com essa doença necessitam de terapia de reposição a longo prazo com glicocorticoides e, algumas vezes, também com mineralocorticoides.

GABARITO

- **A.** Na^+, água
- **B.** K^+ (e também H^+ no néfron)
- **C.** PNA
- **D.** Angiotensina II

Prancha 7.9

Netter Fisiologia para Colorir

Regulação e Ações da Aldosterona

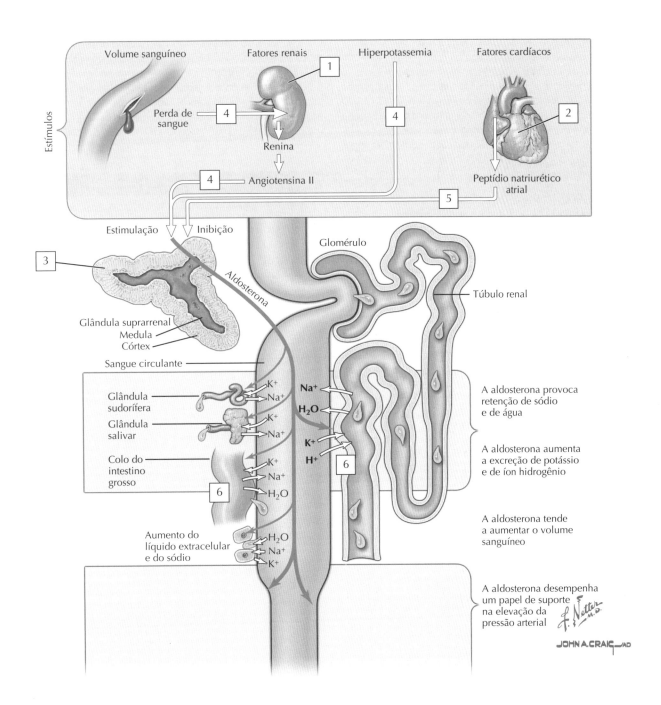

QUESTÕES DE REVISÃO

A. A aldosterona atua no colo do intestino grosso e no néfron distal para promover a reabsorção ou a retenção de _____ e de _____.

B. A aldosterona atua no colo do intestino grosso e no néfron para promover a excreção de _____.

C. A síntese e a secreção de aldosterona pela zona glomerulosa do córtex da glândula suprarrenal são inibidas por qual hormônio peptídico produzido pelo coração?

D. A síntese e a secreção de aldosterona pelo córtex da suprarrenal são estimuladas por que produto peptídico do sistema renina-angiotensina-aldosterona?

Capítulo 7 Fisiologia Endócrina   **Prancha 7.9**

7 | Pâncreas Endócrino: Ilhotas Pancreáticas (de Langerhans) e Síntese de Insulina

O principal papel dos hormônios pancreáticos consiste em regular a glicose no sangue (o nível de glicemia em jejum é de 70 a 90 mg%). Quando os níveis de glicemia aumentam durante a ingestão de alimentos, a liberação de insulina promove a entrada de glicose nas células, bem como o seu armazenamento (o efeito hipoglicemiante da insulina). Quando os níveis de glicemia caem com o jejum, o glucagon mobiliza a glicose ao induzir a síntese de glicose (gliconeogênese) e a liberação das suas reservas (o efeito hiperglicêmico do glucagon). O equilíbrio geral é alcançado pela integração da atividade metabólica da glicose primariamente no fígado, nos músculos e no tecido adiposo, bem como pela regulação da captação de glicose por vários tecidos, que são controlados pelos hormônios pancreáticos.

A parte endócrina do pâncreas é composta pelas **ilhotas de Langerhans**, que contêm três tipos fundamentais de células envolvidas na regulação da glicose:

- As **células α** produzem o **glucagon**, que mobiliza as reservas de glicose *para dentro do sangue*
- As **células β** produzem a **insulina**, que estimula o transporte de glicose *para dentro das células*
- As **células δ** produzem a **somatostatina**, que inibe a secreção de insulina e de glucagon (para modular as respostas).

Conforme observado na Prancha 7.10, existem muito mais células β produtoras de insulina do que células α e δ.

O principal controle dos níveis de glicemia ocorre por meio da produção, secreção e ação da insulina, que é um hormônio peptídico de 51 aminoácidos formado nas células β a partir de um pró-hormônio. O pró-hormônio contém as **cadeias A e B** (ligadas por pontes de dissulfeto) da molécula de insulina ativa e um **peptídio C** conector (Parte C da ilustração). O peptídio C é clivado da proinsulina para formar a insulina ativa. A insulina e o peptídio C resultantes são empacotados em **grânulos secretores** dentro das células β.

Quando os níveis de glicemia aumentam, a glicose entra nas células β por meio dos transportadores **GLUT2** (independentes de insulina), o que estimula a secreção de insulina e de peptídio C no sangue por meio de um mecanismo dependente de Ca^{2+}. Além da elevação no nível de glicemia, a secreção de insulina é estimulada por **peptídios intestinais** (p. ex., GIP, ver Prancha 6.3), pelo **aumento dos aminoácidos e dos ácidos graxos no sangue** e pela **acetilcolina** liberada localmente. Uma característica comum é que todos esses elementos refletem o estado alimentado como um estímulo para a liberação de insulina.

COLORIR e IDENTIFICAR

- [ ] 1. Os ácinos
- [ ] 2. As células das ilhotas
- [ ] 3. As células α
- [ ] 4. As células β observando o maior número de células β produtoras de insulina do que de células α ou células δ nas ilhotas do pâncreas
- [ ] 5. As células δ
- [ ] 6. Uma cadeia da molécula de proinsulina
- [ ] 7. A cadeia B da molécula de proinsulina observando que o peptídio C é clivado para produzir a insulina ativa

Nota clínica

Como tanto a insulina quanto os fragmentos de peptídio C são secretados quando o conteúdo dos grânulos é liberado das células β, a quantidade de peptídio C no sangue é um reflexo da produção de insulina. Esse dado é utilizado clinicamente para determinar o nível de secreção endógena de insulina em pacientes com diabetes melito tratados com insulina.

GABARITO

- **A.** Células α, β, δ
- **B.** A, B, peptídio C
- **C.** Peptídio C
- **D.** Insulina, peptídio C

Prancha 7.10   **Netter Fisiologia para Colorir**

Pâncreas Endócrino: Ilhotas Pancreáticas (de Langerhans) e Síntese de Insulina 7

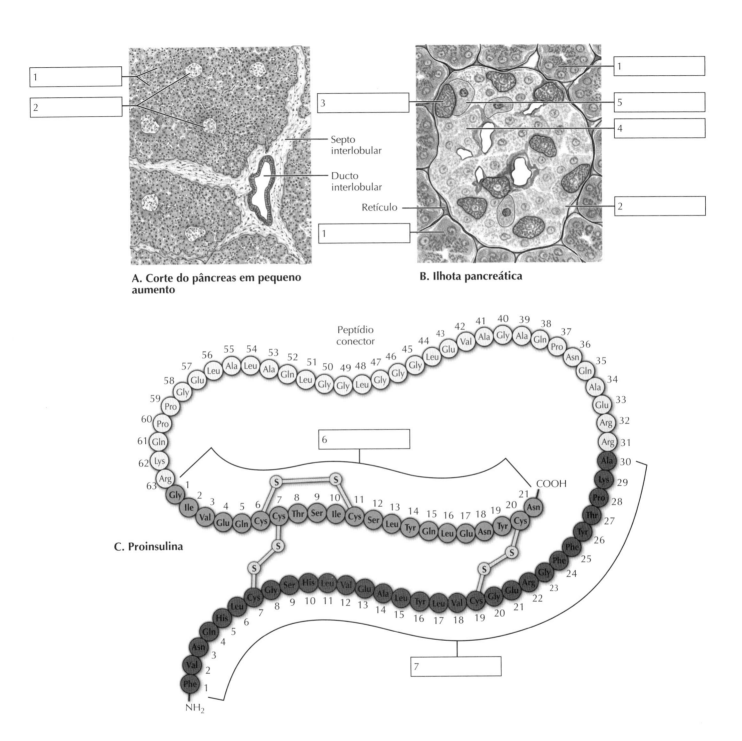

A. Corte do pâncreas em pequeno aumento

B. Ilhota pancreática

C. Proinsulina

QUESTÕES DE REVISÃO

A. Os principais tipos de células endócrinas nas ilhotas de Langerhans são as _____, _____ e _____.

B. A molécula de proinsulina é composta pela cadeia _____, pela cadeia _____ e pelo(a) _____.

C. A molécula de insulina ativa é produzida pela clivagem da proinsulina para remover o(a) _____.

D. Os grânulos secretores nas células β contêm tanto _____ quanto _____.

Capítulo 7 Fisiologia Endócrina   **Prancha 7.10**

7 Pâncreas Endócrino: Ações da Insulina

A **insulina** é considerada um **hormônio de "armazenamento de combustível"** e, de modo geral, ela promove a **entrada de glicose nas células**, **a síntese das reservas de glicogênio** e a **redução da lipólise**. Assim, a insulina garante que os nutrientes sejam armazenados e, portanto, estejam disponíveis para os tecidos entre as refeições. O receptor de insulina é expresso na maioria dos tecidos, porém o **fígado**, o **músculo** e o **tecido adiposo** constituem os principais tecidos-alvo. Quando a insulina se liga ao seu receptor, ela provoca **efeitos hipoglicemiantes** por meio das seguintes ações:

- **Aumento** dos transportadores **GLUT4** (dependentes de insulina) nas membranas, possibilitando então a entrada eficiente de glicose nas células
- **Aumento** da síntese de **glicogênio** a partir do excesso de glicose para armazenamento
- **Inibição da glicogenólise** e, portanto, da liberação de glicose das reservas de glicogênio
- **Inibição da gliconeogênese hepática** (síntese de novas moléculas de glicose a partir de moléculas que não são carboidratos).

Todos esses fatores contribuem para a rápida redução da concentração de glicose no sangue quando a insulina é liberada pelo pâncreas. A insulina também afeta o metabolismo dos lipídios ao **inibir a lipase sensível a hormônio** no tecido adiposo (com redução dos ácidos graxos livres circulantes) e ao **inibir a oxidação de ácidos graxos**.

COLORIR e IDENTIFICAR os órgãos listados abaixo observando os mecanismos pelos quais a insulina promove o "armazenamento de combustível" nesses tecidos

- [ ] 1. Músculo
- [ ] 2. Fígado
- [ ] 3. Tecido adiposo

Nota clínica

O **diabetes melito** é uma doença relacionada com o comprometimento da função da insulina que resulta em hiperglicemia. O **diabetes tipo 1** é o diabetes dependente de insulina que é causado pela **destruição progressiva das células β do pâncreas** por lesão imunológica, o que leva finalmente a uma secreção mínima de insulina e desenvolvimento de hiperglicemia. Em geral, o diabetes tipo 1 ocorre antes dos 20 anos. A doença necessita de cuidadoso monitoramento e é tratada com injeções de insulina durante toda a vida. O **diabetes tipo 2**, ou diabetes não dependente de insulina, é uma forma de resistência à insulina que resulta de uma **redução dos receptores de insulina** nos tecidos-alvo. Esse tipo de diabetes tem um componente hereditário que pode ser exacerbado pela obesidade. Embora a insulina e os fármacos que aumentam a sua secreção (sulfonilureias e meglitinidas) ou a sensibilidade dos tecidos à insulina (tiazolidinedionas) sejam utilizados para tratar o diabetes não dependente de insulina, a redução do peso e o aumento do exercício físico também podem ajudar a controlar a hiperglicemia.

A hiperglicemia não controlada pode resultar em poliúria (causada pelo efeito osmótico da glicose no néfron), polidipsia (para compensar as perdas urinárias de líquido), polifagia (a fome é estimulada, visto que a glicose tem dificuldade em entrar nos tecidos) e acidose metabólica (devido aos cetoácidos). O diabetes não controlado ou inadequadamente controlado a longo prazo está associado ao desenvolvimento de retinopatia e cegueira, nefropatia e insuficiência renal, hipertensão e doença cardiovascular, doença vascular encefálica e doença vascular periférica.

GABARITO

- **A.** Entrada, síntese, redução
- **B.** Efeito hipoglicemiante
- **C.** GLUT4 (um transportador dependente de insulina)
- **D.** Inibe a lipase sensível a hormônio no tecido adiposo e a oxidação de ácidos graxos

Prancha 7.11

Netter Fisiologia para Colorir

Pâncreas Endócrino: Ações da Insulina

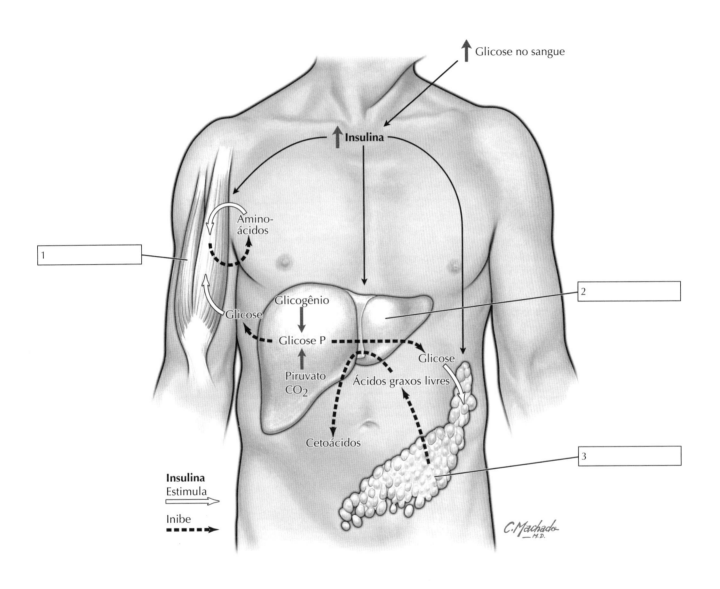

QUESTÕES DE REVISÃO

A. A insulina promove o(a) _____ da glicose nas células, o(a) _____ das reservas de glicogênio e o(a) _____ da lipólise.
B. Qual é o efeito da ligação da insulina a seu receptor sobre os níveis de glicemia?
C. A insulina aumenta que tipo de transportadores de glicose?
D. Qual é o efeito da insulina sobre o metabolismo dos lipídios?

Capítulo 7 Fisiologia Endócrina   **Prancha 7.11**

7 Pâncreas Endócrino: Ações do Glucagon e da Somatostatina

O **glucagon** é um hormônio peptídico de 29 aminoácidos produzido nas células α e secretado principalmente em resposta a **baixos níveis de glicemia**. A sua secreção é inibida por altos níveis de glicose e de ácidos graxos no sangue. Diferentemente da insulina, o glucagon promove a utilização das **reservas de energia celular** por meio da liberação de glicose no sangue. O glucagon afeta a atividade de várias enzimas, o que contribui para o seu efeito hiperglicêmico, principalmente no fígado:

- **Inibe a glicólise hepática**
- **Aumenta a gliconeogênese hepática**
- **Aumenta a glicogenólise**, de modo que ocorrem a degradação das reservas de glicogênio e a liberação de glicose no sangue.

Por meio desses efeitos, o glucagon produz um aumento rápido nos níveis de glicemia. Além disso, o glucagon aumenta a β-oxidação dos ácidos graxos. Durante o jejum normal entre as refeições, existe um equilíbrio entre a mobilização de glicose pelo glucagon e a reposição da glicose celular pela insulina. Entretanto, no jejum prolongado, o efeito do glucagon predomina. Após a depleção das reservas de glicogênio, as taxas de gliconeogênese e de oxidação dos ácidos graxos ficam elevadas, o que leva à produção de corpos cetônicos, que contribuem para a carga ácida do corpo (ver Prancha 5.19).

A **somatostatina** é um peptídio de 14 aminoácidos produzido nas células δ que atua de modo **parácrino** sobre as ilhotas de modo a suprimir *tanto* a insulina *quanto* o glucagon. Isso proporciona mais um nível de controle na modulação dos níveis de glicemia.

COLORIR e IDENTIFICAR

- [ ] 1. O músculo
- [ ] 2. O fígado
- [ ] 3. O tecido adiposo

TRAÇAR

- [ ] 4. As setas que indicam as ações de "mobilização de combustível" do glucagon para a degradação de glicogênio, proteínas e lipídios que resulta na liberação de glicose, aminoácidos, ácidos graxos e cetoácidos no sangue para suprir as demandas metabólicas

GABARITO

- **A.** α
- **B.** Baixos
- **C.** Estimula
- **D.** Somatostatina

Prancha 7.12

Netter Fisiologia para Colorir

Pâncreas Endócrino: Ações do Glucagon e da Somatostatina   7

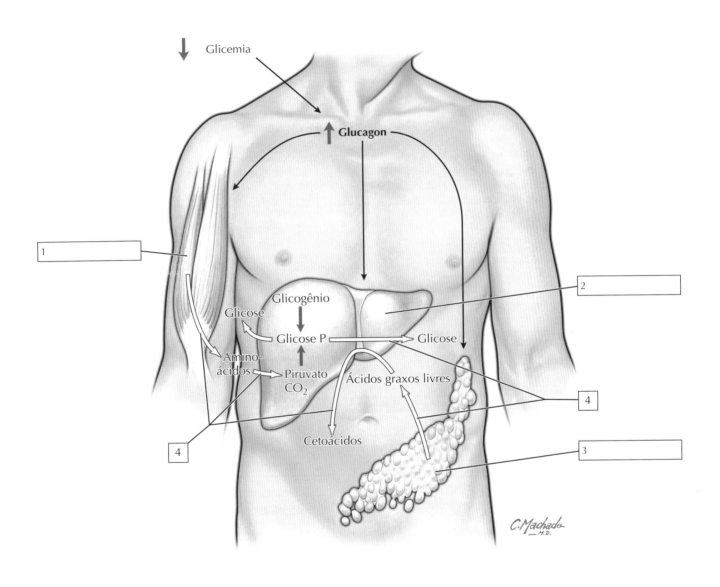

QUESTÕES DE REVISÃO

A. O glucagon é sintetizado nas células _____ das ilhotas pancreáticas.

B. O glucagon é liberado em resposta a _____ níveis de glicemia.

C. A ligação do glucagon a seu receptor _____ a glicogenólise.

D. O hormônio _____ suprime a secreção tanto de insulina quanto de glucagon.

Capítulo 7 Fisiologia Endócrina   **Prancha 7.12**

7 Regulação do Cálcio por Hormônios

O cálcio no sangue encontra-se nas formas de Ca^{2+} livre (60%) e de cálcio ligado às proteínas (40%). A concentração de íons cálcio livre no sangue é rigorosamente controlada em cerca de 9 mg/dℓ. Esse controle reflete a importância do Ca^{2+} para uma ampla variedade de processos, tais como contração muscular, mineralização óssea, transmissão de impulsos nervosos e processos secretores das células. Assim, a ocorrência de alterações nos níveis plasmáticos (hiper ou hipocalcemia) tem consequências potencialmente graves.

Os **principais locais de regulação do cálcio** são os intestinos, os rins e os ossos. O adulto normal ingere cerca de 1.000 mg de cálcio por dia e absorve cerca de um quarto dessa quantidade. A absorção intestinal de Ca^{2+} é facilitada pela **forma ativa da vitamina D, o 1,25-di-hidroxicolecalciferol**, também denominado **calcitriol**. A absorção intestinal de cálcio é equilibrada principalmente pela sua excreção renal para manter a homeostase (as perdas pelo suor e por outras vias são mínimas). Nos rins, 98% do Ca^{2+} filtrado são reabsorvidos, em parte devido à ação do **paratormônio (PTH)**. Cerca de 99% do cálcio corporal são armazenados nos ossos, e uma quantidade significativa de Ca^{2+} não mineralizado é armazenada no **osteoide** do osso. O Ca^{2+} no osteoide está disponível para uso na mineralização óssea e também pode entrar novamente no plasma. Grande parte da regulação aguda dos níveis plasmáticos de Ca^{2+} é realizada pelas ações do PTH, que estimula a reabsorção óssea adicionando Ca^{2+} ao plasma. A vitamina D ativa é necessária para o processo contínuo de remodelação óssea; ela aumenta a disponibilidade de cálcio para absorção no osso e, ao mesmo tempo, aumenta o número de osteoclastos, que reabsorvem o osso.

São ilustradas as ações do PTH e a forma ativa da vitamina D. O PTH é o hormônio mais importante na regulação dos níveis plasmáticos de Ca^{2+}. Esse peptídio, que é sintetizado pelas **células principais** da glândula paratireoide, é liberado em uma taxa elevada quando o Ca^{2+} plasmático cai. O hormônio atua sobre o osso e os rins para elevar o nível plasmático de Ca^{2+}:

- Nos rins, o PTH aumenta a reabsorção tubular distal de Ca^{2+}, enquanto inibe a reabsorção de fosfato e, em consequência, restaura rapidamente o Ca^{2+} plasmático
- Também nos rins, o PTH estimula a formação da forma ativa da vitamina D (1,25-di-hidroxicolecalciferol ou calcitriol)
- No osso, o PTH aumenta a reabsorção óssea por meio de **osteólise osteocítica**, resultando então na liberação de Ca^{2+} na corrente sanguínea.

A elevação prolongada do PTH também produz uma proliferação dos osteoclastos, o que resulta em maior desmineralização e degradação do osso. De modo geral, o PTH provoca desmineralização óssea e liberação de Ca^{2+} e fosfato no plasma. O nível plasmático de Ca^{2+} estará elevado, porém o fosfato plasmático estará ligeiramente reduzido devido à excreção renal aumentada.

A **vitamina D (colecalciferol)** é, estruturalmente, um esteroide modificado que atua como um hormônio. É sintetizada a partir de uma molécula precursora na pele em resposta à luz ultravioleta do sol, ou é ingerida na dieta. A vitamina D é convertida em 25-hidroxicolecalciferol no fígado e, posteriormente, em 1,25-di-hidroxicolecalciferol nos rins. Essa forma ativa de vitamina D é transportada no sangue ligada às proteínas plasmáticas. Quando o nível plasmático de Ca^{2+} cai, o PTH aumenta e estimula a formação de vitamina D ativa pelos rins. A vitamina D ativa aumenta a absorção intestinal de Ca^{2+} (ver Prancha 6.17). Promove também a remodelação óssea por meio de aumento no número de osteoclastos, e é necessária para o equilíbrio adequado entre mineralização e reabsorção ósseas.

A **calcitonina**, um hormônio peptídico produzido pelas células parafoliculares da tireoide, é liberada quando o nível plasmático de Ca^{2+} está elevado. Embora aumente a excreção de fosfato e de Ca^{2+} pelos rins e reduza a reabsorção óssea ao diminuir a atividade osteoclástica em animais, a sua relevância fisiológica nos seres humanos não está bem esclarecida.

TRAÇAR as setas com o uso de cores diferentes

- [ ] 1. Vias para a produção de vitamina D_3 ativa (1,25-di-hidrocolecalciferol)
- [ ] 2. Vias para as ações do 1,25-di-hidroxicolecalciferol
- [ ] 3. Vias para as ações do PTH
- [ ] 4. Ações estimuladoras dos baixos níveis plasmáticos de Ca^{2+} (conforme ilustrado no centro do diagrama) sobre a liberação de PTH e a síntese de vitamina D_3 ativa nos rins
- [ ] 5. Ações inibitórias dos níveis plasmáticos elevados de Ca^{2+} sobre o PTH e a síntese de vitamina D_3 ativa, e efeito inibitório dos níveis elevados de fosfato sobre a síntese de vitamina D ativa (conforme ilustrado no centro do diagrama)

Nota clínica

A **osteoporose**, uma doença caracterizada por perda de densidade e aumento de fragilidade do osso, constitui a causa mais comum de fraturas em indivíduos idosos. As medidas de prevenção e tratamento consistem em exercício físico regular, ingestão adequada de cálcio, suplementação de vitamina D e vários medicamentos. As mulheres na pós-menopausa são mais suscetíveis à osteoporose devido aos baixos níveis de estrogênio. Outros estados endócrinos associados à osteoporose são o hipertireoidismo e o hiperparatireoidismo.

GABARITO

A. 1,25-di-hidrocolecalciferol (calcitriol)

B. Ca^{2+}, fosfato

C. Hidroxilação do 25-hidroxicolecalciferol para formar o 1,25-di-hidroxicolecalciferol

D. Osteólise osteocítica

E. Osteoclastos

Prancha 7.13

Netter Fisiologia para Colorir

Regulação do Cálcio por Hormônios 7

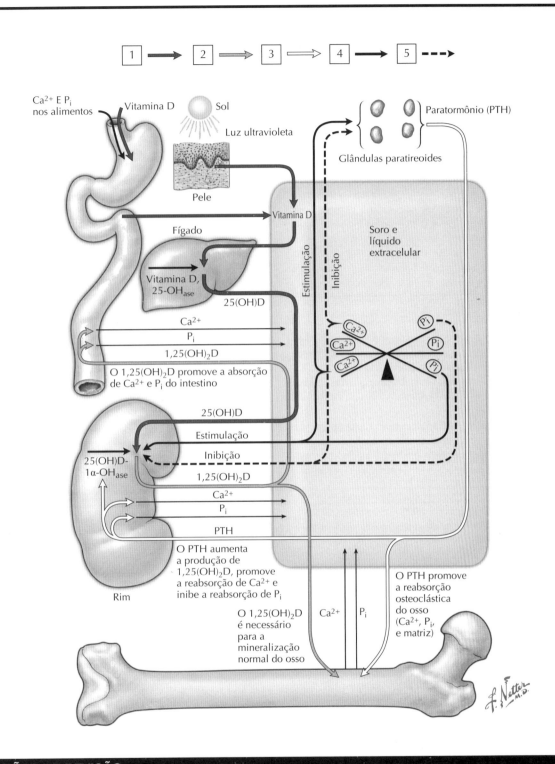

QUESTÕES DE REVISÃO

A. A forma ativa da vitamina D é o(a)_____.

B. Nos rins, o PTH estimula a reabsorção de _____ e inibe a reabsorção de _____.

C. Uma terceira ação do PTH nos rins consiste na estimulação do(a) _____.

D. Na regulação aguda dos níveis plasmáticos de Ca^{2+}, o PTH aumenta a reabsorção óssea por meio do processo _____, resultando então na liberação de Ca^{2+} na corrente sanguínea.

E. A elevação prolongada do PTH produz a proliferação dos(as) _____, com desmineralização adicional do osso.

Capítulo 7 Fisiologia Endócrina **Prancha 7.13**

7. Desenvolvimento Fetal e Puberal do Sistema Genital e Características Sexuais

O sexo de um indivíduo pode ser definido em termos de sexo genético (genótipo feminino XX *versus* genótipo masculino XY), gônadas (presença de testículos *versus* ovários) e fenótipo (aparência externa de "feminilidade" *versus* "masculinidade"). Depois de 5 semanas de desenvolvimento fetal, começa o desenvolvimento das gônadas, conforme ilustrado. No feto do sexo masculino, as gônadas indiferenciadas desenvolvem-se em testículos sob o controle do **gene SRY** do cromossomo Y (o desenvolvimento completo dos testículos envolve vários outros genes também). Nas primeiras 8 a 9 semanas de desenvolvimento, as **células de Leydig** dos testículos começam a secretar o esteroide sexual masculino: a **testosterona**. Na ausência do gene *SRY* e do cromossomo Y e na presença de dois cromossomos X, os **ovários** começam a se desenvolver com 9 semanas. As células germinativas dentro dos ovários desenvolvem-se em **ovogônias**, que proliferam e entram na meiose para se tornarem **ovócitos primários**. Os ovócitos primários param nesse estágio até serem ativados durante os ciclos sexuais após a puberdade. O ovário em desenvolvimento produz o hormônio esteroide feminino: o **estrogênio**.

Antes do início do desenvolvimento gonadal, surgem dois pares de ductos em ambos os sexos: os **ductos wolffianos (ou mesonéfricos)** e os **ductos müllerianos (paramesonéfricos)**. Os ductos mesonéfricos desenvolvem-se em **estruturas masculinas** sob o controle da testosterona (ver Prancha 7.14). Enquanto isso, as **células de Sertoli** dos testículos fetais secretam o hormônio glicoproteico **fator inibitório mülleriano**, que causa regressão dos ductos paramesonéfricos. Na ausência de testículos e seus hormônios, os ductos mesonéfricos regridem, e os ductos paramesonéfricos persistem para formar as **estruturas femininas** (Prancha 7.14).

Os órgãos genitais externos também são indiferenciados do início do desenvolvimento até 9 a 10 semanas de gestação. Na ausência de androgênios, ocorre o desenvolvimento dos órgãos genitais femininos. Nos indivíduos do sexo masculino, a testosterona secretada pelos testículos é convertida em **di-hidrotestosterona (DHT)** pelas estruturas genitais primitivas, e a DHT estimula o desenvolvimento dos órgãos genitais masculinos.

Um ou 2 anos antes do início da puberdade, a **zona reticulada** da glândula suprarrenal começa a produzir os androgênios **DHEA** e **androstenediona** (ver Prancha 7.7), e o resultado consiste no aparecimento de pelos púbicos e axilares, acne e oleosidade da pele, e odor corporal do adulto. O verdadeiro início da puberdade está associado à maturação do hipotálamo e da adeno-hipófise. A secreção do decapeptídio **GnRH** pelo hipotálamo aumenta e o seu padrão torna-se pulsátil à medida que o hipotálamo se torna menos sensível à retroalimentação negativa pelos esteroides sexuais. Como resultado, começa a secreção hipofisária das **gonadotrofinas (FSH e LH)**. Essas gonadotrofinas estimulam a maturação adicional das gônadas e a síntese de esteroides sexuais (estrogênio e progesterona nas mulheres e testosterona nos homens). O controle dos sistemas hipotálamo-hipófise-hormônios gonadais é apresentado na Prancha 7.15. As mudanças fisiológicas e anatômicas que ocorrem como resultado de várias ações hormonais são as seguintes:

- Maturação gonadal e síntese e liberação de esteroides sexuais sob a influência das gonadotrofinas
- Maturação de outros órgãos sexuais e dos órgãos genitais sob a influência principal do estradiol nas mulheres e da testosterona nos homens
- Desenvolvimento das características sexuais secundárias, tais como distribuição dos pelos corporais e faciais, desenvolvimento das mamas e mudanças na distribuição da gordura corporal, desenvolvimento muscular e tom da voz, sob a influência dos esteroides (principalmente do estrogênio nas mulheres e da testosterona nos homens)
- Estirão do crescimento, que é em grande parte produzido pelo estrogênio, que finalmente promove o fechamento das lâminas epifisiais nos ossos e, portanto, o término do crescimento em altura.

COLORIR

- [ ] 1. O mesonefro
- [ ] 2. Os ductos mesonéfricos (wolffianos)
- [ ] 3. Os ductos paramesonéfricos (müllerianos)
- [ ] 4. A bexiga urinária
- [ ] 5. O seio urogenital
- [ ] 6. As estruturas derivadas dos ductos paramesonéfricos (com a mesma cor de 3)
- [ ] 7. As estruturas derivadas dos ductos mesonéfricos (com a mesma cor de 2)

GABARITO

- **A.** *SRY*, Y
- **B.** Testosterona, di-hidrotestosterona
- **C.** Ductos paramesonéfricos
- **D.** Androgênios suprarrenais (desidroepiandrosterona e androstenediona)

Prancha 7.14

Netter Fisiologia para Colorir

Desenvolvimento Fetal e Puberal do Sistema Genital e Características Sexuais

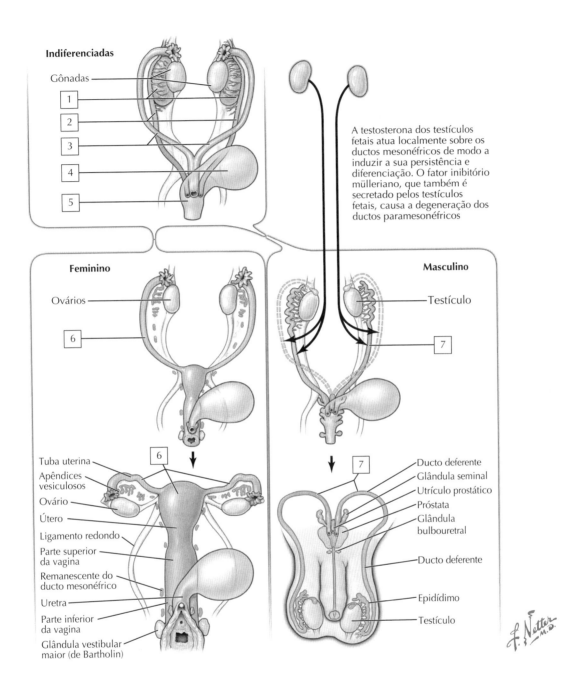

QUESTÕES DE REVISÃO

A. Na presença do gene _____ no cromossomo _____, as gônadas indiferenciadas transformam-se em testículos.

B. O desenvolvimento dos órgãos genitais masculinos deve-se principalmente aos efeitos da secreção de _____, que é convertido(a) em _____ antes de exercer esse efeito.

C. As tubas uterinas, os ovários e o útero são formados a partir dos(as) _____.

D. O desenvolvimento inicial das características sexuais secundárias, como o aparecimento de pelos púbicos, é produzido pelos(as) _____.

Capítulo 7 Fisiologia Endócrina   **Prancha 7.14**

7 Ciclo Menstrual e Endocrinologia do Sistema Genital Feminino

No fim da puberdade, as meninas apresentam a **menarca**, o início dos **ciclos menstruais**, que prosseguem até a **menopausa**, a não ser que sejam interrompidos pela gravidez. O ciclo médio tem uma duração de 28 dias e consiste em três fases (Prancha 7.15):

- A **fase folicular ou proliferativa** começa no primeiro dia da menstruação, o dia 1 do ciclo. Tipicamente, a menstruação tem uma duração de 3 a 5 dias. Nesse meio-tempo, vários folículos primordiais, sob a influência do **FSH**, retomam o seu processo de maturação interrompido no útero. O **LH** estimula as células da **teca interna** dos folículos em desenvolvimento a sintetizar **androgênios**, que são convertidos em **estradiol** pelas **células da granulosa** sob a estimulação do FSH. O estradiol estimula a proliferação do **endométrio** uterino (nesse momento, a menstruação já terminou), bem como o crescimento de glândulas endometriais e artérias espiraladas, para sustentar a possível implantação de um óvulo fertilizado no revestimento uterino. O estradiol também promove a formação de muco cervical aquoso, que possibilita a entrada de espermatozoides no útero (e, portanto, nas **tubas uterinas**, onde ocorre a fertilização). Por fim, um dos folículos em desenvolvimento transforma-se em **folículo maduro** ou **folículo de Graaf**. Durante essa fase, o eixo hipotálamo-hipófise-gonadal é controlado por retroalimentação negativa (ver Prancha 7.16)
- Próximo ao fim da fase folicular, o estradiol aumenta e alcança um nível elevado para desencadear um efeito de **retroalimentação positiva** sobre a secreção de gonadotrofinas, dando início então à **fase ovulatória**. A retroalimentação positiva resulta em um grande pico de LH e em um aumento menor do FSH, que estimula a ovulação aproximadamente na metade do ciclo, com subsequente liberação do óvulo. O óvulo é transferido por ação ciliar para a tuba uterina. A ovulação ocorre em apenas um ovário, e alterna de mês para mês entre os ovários. Se apenas um ovário estiver presente, ele ovula a cada mês
- Durante a **fase lútea**, o folículo rompido sofre uma involução para formar o **corpo-lúteo**. As células da teca interna transformam-se em **células luteínicas da teca**, enquanto as células da granulosa tornam-se **células granulosas luteínicas**. As células da teca interna continuam produzindo **androgênios**, enquanto as células granulosas luteínicas produzem **progesterona**, **inibina** e, em menor grau, estradiol. O eixo endócrino agora retorna ao controle por retroalimentação

negativa (ver Prancha 7.16). As mudanças secretoras e proliferativas do endométrio prosseguem sob o controle da progesterona. Por conseguinte, essa fase também é denominada **fase secretória (lútea)**. As secreções cervicais tornam-se mais espessas, dificultando ainda mais a entrada dos espermatozoides no útero. Para haver concepção, a fertilização do óvulo precisa ocorrer em 1 ou 2 dias a partir da ovulação e, em geral, acontece na tuba uterina. A não ser que ocorram a fertilização e a implantação no endométrio, os níveis de esteroides e inibina finalmente caem, a menstruação começa, e ocorre a descamação do endométrio proliferado. Se houver implantação, ocorre a formação da **placenta** a partir das células embrionárias e placentárias, e a secreção de **gonadotrofina coriônica humana** "resgata" o corpo-lúteo de sua regressão. Com a secreção continuada de progesterona e estradiol pelo corpo-lúteo, o endométrio proliferado e a gestação são mantidos. Outras alterações endócrinas são necessárias à medida que a gestação progride.

COLORIR

- [ ] 1. Os óvulos nos folículos em desenvolvimento e maduros
- [ ] 2. O corpo-lúteo (amarelo com um centro vermelho indicando que a ruptura do folículo maduro resulta em hemorragia)
- [ ] 3. As artérias espiraladas do endométrio durante o ciclo (em vermelho)
- [ ] 4. As veias e os lagos venosos do endométrio (em azul)

TRAÇAR os gráficos que ilustram os níveis hormonais observando como esses hormônios flutuam em relação às mudanças que ocorrem no ovário e no endométrio

- [ ] 5. LH
- [ ] 6. FSH
- [ ] 7. Progesterona
- [ ] 8. Estrogênio
- [ ] 9. Inibina

GABARITO

- A. Progesterona
- B. LH, FSH, ovulação
- C. Fase lútea
- D. Menarca

Prancha 7.15

Ciclo Menstrual e Endocrinologia do Sistema Genital Feminino

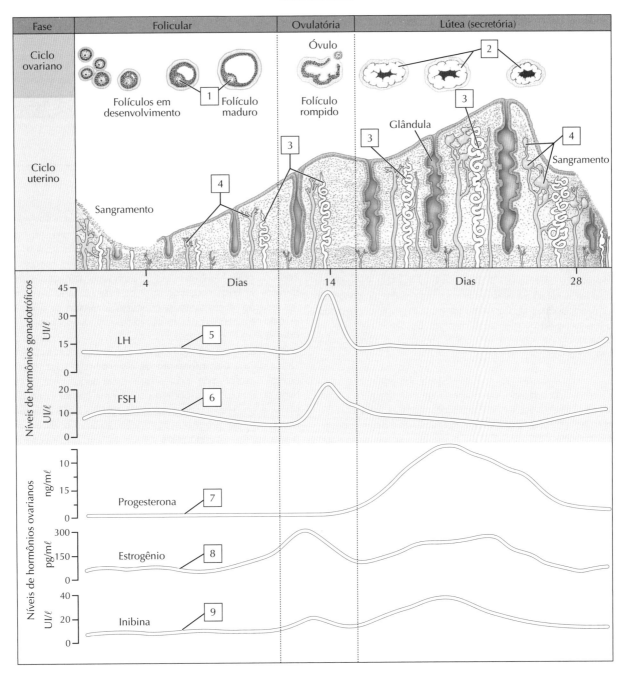

QUESTÕES DE REVISÃO

A. A manutenção do endométrio no estado proliferado constitui primariamente o resultado das ações do(a) _____.

B. A retroalimentação positiva por níveis elevados de estradiol resulta em um pico na produção de _____ e _____ e, consequentemente, ocorre _____.

C. A fase secretória do ciclo menstrual é sinônimo de _____.

D. O momento da vida em que uma mulher tem a sua primeira menstruação é conhecido como _____.

Capítulo 7 Fisiologia Endócrina   Prancha 7.15

7 Regulação do Sistema Endócrino Feminino na Mulher Adulta

Na mulher de idade fértil, o sistema endócrino é, em última análise, regulado pelo hipotálamo, onde o GnRH é sintetizado por **neurônios de gonadotrofinas** especializados e liberado na eminência mediana. O GnRH difunde-se no **sistema porta hipofisário** e é transportado até a **adeno-hipófise** (ver Parte A da ilustração e Prancha 7.1). Os **gonadotrofos** na adeno-hipófise respondem ao GnRH com liberação de **LH** e de **FSH**. As ações das gonadotrofinas sobre o ovário resultam em desenvolvimento folicular e síntese de estrogênio na fase folicular do ciclo (Prancha 7.16; ver também Prancha 7.15). A síntese e a secreção de **inibina** pelas células da granulosa também são estimuladas. Durante a fase folicular, o estradiol e a inibina exercem uma retroalimentação negativa sobre o eixo, em que o estrogênio inibe a síntese e a liberação de GnRH pelo hipotálamo e a liberação de gonadotrofinas (LH e FSH) pelos gonadotrofos da adeno-hipófise; a inibina suprime a liberação de FSH pelos gonadotrofos. Observe que a Parte A da ilustração é um diagrama composto que mostra os sistemas de retroalimentação negativa que ocorrem na fase folicular ou lútea do ciclo menstrual.

Perto da metade do ciclo, os **níveis de estradiol** aumentam até alcançar patamares que provocam uma **retroalimentação positiva** nesse eixo endócrino (Parte B da ilustração). Especificamente, o estradiol agora estimula ainda mais a secreção de GnRH e de gonadotrofinas e, portanto, de mais estradiol, formando então a alça de retroalimentação positiva. Os níveis de LH e de FSH alcançam um pico em consequência dessa retroalimentação positiva, o que causa a ovulação.

A fase lútea ou secretória do ciclo menstrual começa com a involução do folículo rompido e a reversão do sistema para o eixo endócrino baseado na retroalimentação negativa mais comum (Parte A da ilustração). Observe que, sob a influência das gonadotrofinas, os níveis de progesterona aumentam acentuadamente, enquanto ocorre uma elevação do estradiol em menor grau (ver Prancha 7.15). Ambos os esteroides exercem uma retroalimentação negativa sobre a secreção de GnRH e de gonadotrofinas. A inibina produzida pelas células da granulosa exerce um efeito mais específico de inibição da secreção de FSH.

TRAÇAR

- ☐ 1. As setas para os efeitos da retroalimentação negativa dos hormônios (em vermelho)
- ☐ 2. As setas para os efeitos estimulantes e de retroalimentação positiva dos hormônios (em verde)

COLORIR

- ☐ 3. O hipotálamo
- ☐ 4. A adeno-hipófise

Nota clínica

Os **anticoncepcionais orais** habitualmente consistem em uma combinação de um estrogênio e de uma progestina (um fármaco semelhante à progesterona). As mulheres que tomam contraceptivos orais habitualmente utilizam a combinação diariamente durante 21 dias, seguidos de 7 dias de placebo ou sem pílula. A ovulação (e, portanto, a gravidez) é evitada pela inibição do eixo hormonal pelos esteroides exógenos (de modo semelhante à retroalimentação negativa). Ocorre menstruação quando os esteroides são interrompidos depois de 21 dias. Os fármacos utilizados para a **contracepção de emergência** após uma relação sexual desprotegida (pílulas da manhã seguinte ou contraceptivos de emergência) podem conter uma combinação de estrogênio e progestina, progestina isolada ou uma antiprogestina. Habitualmente, produzem contracepção ao retardar ou impedir a ovulação (um resultado dos efeitos do hormônio exógeno ou do fármaco sobre o eixo endócrino).

GABARITO

- **A.** FSH
- **B.** Progesterona, estradiol
- **C.** Estradiol
- **D.** LH

Prancha 7.16 **Netter Fisiologia para Colorir**

Regulação do Sistema Endócrino Feminino na Mulher Adulta

A. Via de retroalimentação negativa

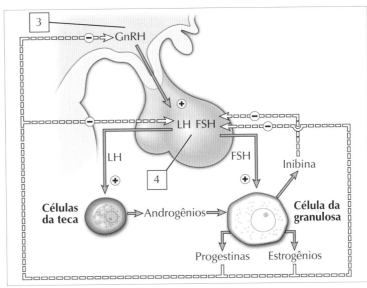

B. Via de retroalimentação positiva na metade do ciclo

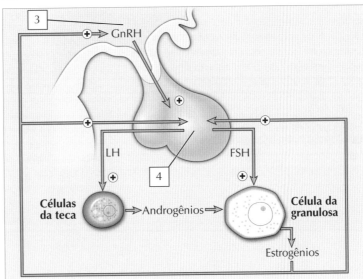

QUESTÕES DE REVISÃO

A. A inibina exerce uma retroalimentação negativa sobre a secreção de _____.

B. Durante a fase lútea do ciclo menstrual, a retroalimentação negativa sobre o GnRH é exercida pelo(a) _____ e pelo(a) _____.

C. A retroalimentação positiva no eixo hipotálamo-hipófise-ovário é exercida por níveis elevados do hormônio _____.

D. Aproximadamente na metade do ciclo, a ovulação é provocada mais diretamente por um pico de _____.

Capítulo 7 Fisiologia Endócrina **Prancha 7.16**

7 Endocrinologia do Sistema Genital Masculino

De maneira análoga aos ovários nas mulheres, que produzem óvulos maduros e esteroides femininos, os testículos nos homens constituem o local da **espermatogênese** e da síntese de **testosterona**, o hormônio sexual masculino. A espermatogênese ocorre nos **túbulos seminíferos** contorcidos dos testículos, e as **células de Leydig** situadas entre esses túbulos produzem testosterona (Parte A da ilustração). No revestimento dos túbulos, ocorre a diferenciação das **espermatogônias** em **espermatócitos primários**, em **espermatócitos secundários** e em **espermatozoides** em estreita associação com as **células de Sertoli**, que sustentam esse processo por meio da secreção de líquido e de uma variedade de fatores.

A espermatogênese e a esteroidogênese são, em última análise, reguladas pelo hipotálamo e pela adeno-hipófise (Parte C da ilustração). À semelhança das mulheres, o GnRH é secretado por neurônios hipotalâmicos e transportado até a adeno-hipófise pela circulação porta hipofisária, onde estimula a síntese e a liberação de LH e de FSH pelas células gonadotróficas. O **LH** estimula a síntese de testosterona pelas células de Leydig, que se liga a proteínas de ligação de androgênios sobre as células de Sertoli nos túbulos seminíferos; juntamente com o **FSH**, que também estimula as células de Sertoli, a testosterona promove a espermatogênese. A retroalimentação negativa nesse eixo endócrino é proporcionada pela inibição da secreção de GnRH e de gonadotrofinas pela testosterona juntamente com a inibição da secreção de FSH pela inibina (produzida pelas células de Sertoli).

O papel dos androgênios no desenvolvimento puberal é apresentado na Prancha 7.14. Além desses efeitos, os efeitos não reprodutores da testosterona consistem em aumento da massa muscular esquelética, surgimento do padrão masculino de distribuição dos cabelos e da calvície, e início da tonalidade mais grave da voz. Enquanto alguns efeitos da testosterona são diretos, outros dependem de sua conversão em DHT, como, por exemplo, diferenciação genital, desenvolvimento e crescimento da próstata, distribuição masculina dos pelos e calvície.

COLORIR

- [ ] 1. As células de Leydig
- [ ] 2. Os túbulos seminíferos
- [ ] 3. Os espermatócitos secundários
- [ ] 4. Os espermatócitos primários
- [ ] 5. A célula de Sertoli
- [ ] 6. O hipotálamo
- [ ] 7. A adeno-hipófise

TRAÇAR

- [ ] 8. As setas para os efeitos estimulantes dos hormônios (em verde)
- [ ] 9. As setas para os efeitos da retroalimentação negativa dos hormônios (em vermelho)

Nota clínica

A testosterona e outros androgênios sintéticos e de ocorrência natural têm sido utilizados como **fármacos para aumentar o desempenho**, porém agora são proibidos na maioria dos esportes amadores e profissionais. À semelhança da testosterona endógena, eles promovem o crescimento do músculo esquelético e a força muscular e, portanto, são designados como esteroides **anabolizantes**. Sendo assim, esses fármacos têm sido usados de modo abusivo por levantadores de peso, fisiculturistas, jogadores de rúgbi e jogadores de beisebol, entre outros atletas. Naturalmente, além das ações anabólicas, outros efeitos androgênicos também ocorrem, tais como várias alterações físicas e emocionais. A masculinização nas mulheres é causada por esteroides anabolizantes, e, em ambos os sexos, a presença dessas substâncias suprime o eixo endócrino endógeno, o que leva à infertilidade, à atrofia dos testículos ou dos ovários e a outros efeitos. Pode ocorrer aumento na incidência de alguns tipos de câncer, bem como doença cardíaca e morte.

GABARITO

- **A.** GnRH, gonadotrofinas
- **B.** Células de Leydig, células de Sertoli
- **C.** Inibição da secreção de GnRH, de gonadotrofinas e de testosterona
- **D.** DHT

Prancha 7.17

Netter Fisiologia para Colorir

Endocrinologia do Sistema Genital Masculino

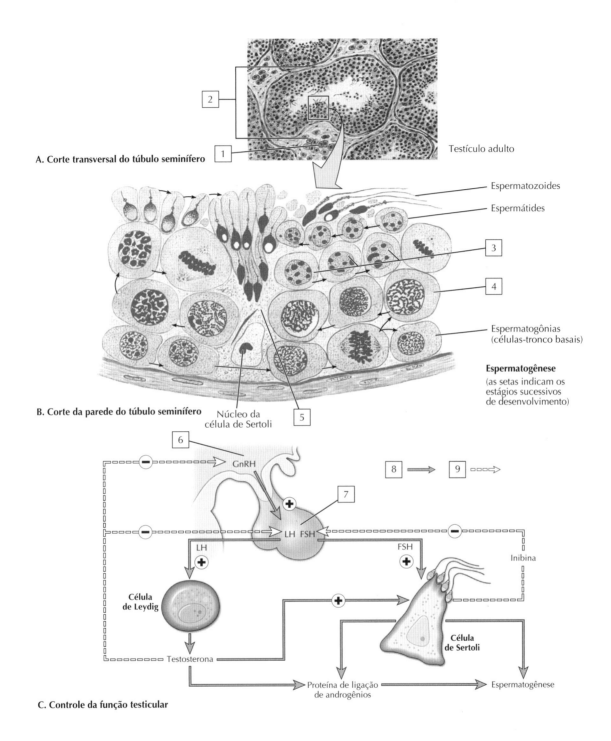

QUESTÕES DE REVISÃO

A. A testosterona inibe a secreção de _____ e de _____.

B. A testosterona sintetizada pelos(as) _____ liga-se às proteínas de ligação de androgênios nos(as) _____ dos túbulos seminíferos.

C. O uso de fármacos que contêm androgênios para aumentar o desempenho exerce que efeitos sobre o eixo hormonal do sistema genital masculino?

D. Algumas das ações da testosterona exigem a sua conversão em _____ por células-alvo.

Capítulo 7 Fisiologia Endócrina   **Prancha 7.17**

Índice Alfabético

Nota: as localizações referem-se aos números das pranchas. Os números em redondo indicam as discussões, e os em *itálico*, a arte na prancha.

A

Absorção, 1.13, 6.1
- de cálcio e de ferro, 6.17, *6.17*
- de carboidratos, 6.13, *6.13*
- de cloreto, 6.16
- de eletrólitos e de água, 6.16, *6.16*
- de lipídios, 6.15, *6.15*
- de proteínas, 6.14, *6.14*
- de vitamina B_{12}, 6.18, *6.18*
Ação
- anoréxica, 6.3
- orexigênica, 6.3
Acetilcolina (ACH), 1.7, 2.9, 2.19, 3.20, 6.4, 7.10
Ácido(s)
- araquidônico, 3.20
- biliares, 6.12
- carbônico, 4.17
- clorídrico, 6.9
- fólico, 6.12
- fosfórico, 5.19
- graxos insaturados de cadeia curta, 1.2
- láctico, 5.19
- não voláteis, 4.18
- retinoico, 1.16
- ribonucleico mensageiro (mRNA), 1.16
- volátil, 4.18
Acidose, 5.19
- metabólica, 4.18, 5.19, 5.20
- respiratória, 4.18, 5.19
Ácinos, 4.3, 6.8
Ações dos hormônios hipofisários, 7.2
Acoplamento excitação-contração, 2.10, *2.10*
Acromegalia, 7.3
ACTH, 7.7
Actina, 2.11
Acúmulo de ácidos, 5.19
Adenilil ciclase, 1.14
Adeno-hipófise, 7.2, 7.16
Adenosina, 3.25, 3.27
Aferição da pressão arterial, 3.11, *3.11*
Afinidade da hemoglobina pelo CO_2, 4.17
Água, 5.13, 6.16
- corporal total (ACT), 1.10
- tritiada, 1.11
Alça
- de Henle, 5.1, 5.10
- dinâmica de pressão-volume, 4.10
Alcalose
- metabólica, 4.18, 5.19
- respiratória, 4.18, 5.19
Aldosterona, 3.23, 5.15, 5.16, 6.16, 7.7, 7.9, *7.9*
Alvéolos, 4.1, 4.2, 4.3
Ambiente(s)
- interno constante, 1.9
- intracelular e extracelular, *1.12*
Amidos, 6.1, 6.13
Amígdala, 2.14
α-amilase, 6.8
- pancreática, 6.10, 6.13
- salivar, 6.13

Aminas, 7.1
Amônia, 5.18
Amônio, 5.18
Amoniogênese, 5.1, 5.18
Anabolizantes, 7.17
Anatomia
- funcional do coração, 3.3, *3.3*
- macroscópica pulmonar, 4.2, *4.2*
Androgênios, 7.15
- suprarrenais, 7.8, *7.8*
Androstenediona, 7.7, 7.8, 7.14
Anemia, 3.10
- perniciosa, 6.18
Aneurisma, 3.10
- aórtico, 3.10
Angina instável, 3.25
Angiotensina, 5.15
- I, 3.23
- II, 3.20, 3.23, 5.4, 5.5, 5.16, 7.9
Angiotensinogênio, 3.23
Anidrase carbônica, 4.17, 5.10
Ânions/*anion*
- cloreto e bicarbonato, 1.12
- *gap* [AG]), 5.20
Antagonistas do receptor H_2, 6.9
Anticorpos estimulantes da tireoide, 7.6
Aorta, 3.3
Aparelho justaglomerular, 5.3, *5.3*
- renal, 3.22
Aparência estriada, 2.11
Aporte de líquido, 1.9
Aquaporinas (AQP), 1.8
- AQP-2, 1.8, 5.16
- AQP-3, 1.8
Aracnoide-máter, 2.15
Arco da aorta, 3.13
Áreas pré-motoras e motoras suplementares, 2.17
Arginina, 3.20
Armazenamento, 6.1
- de vitaminas e de ferro, 6.12
Artérias
- coronárias direita e esquerda, 3.25
- umbilicais, 3.26
Arteríola(s), 3.2, 3.9, 3.19
- aferentes, 5.3, 5.5
- eferentes, 5.3, 5.4
- retas, 5.13
Arteriosclerose, 3.7
Asbestose, 4.10
Asma, 4.10
Aterosclerose, 3.25
Atividade(s)
- da parte simpática do sistema nervoso autônomo, 5.16
- do SNAS, 3.22
- elétrica do coração, 3.5, *3.5*
- muscular
- - involuntária, 2.17
- - voluntária, 2.17
- no estado de repouso vegetativas, 2.18
ATP, 2.12

Átrio(s) cardíaco(s), 3.22
- direito, 3.1
- esquerdo, 3.1
Atrofia da borda em escova, 6.11
Aumento de resistência, 4.10
Autorregulação, 3.21
Axônio, 2.2, 2.8

B

Bainha de mielina, 2.7
Baixa resistência no sistema pulmonar, 4.1
Banda
- A, 2.11
- H, 2.11
- I, 2.11
Barorreceptores, 5.15
- arteriais, 3.22
Barorreceptores de alta pressão, 3.22
Barreira hematencefálica, 2.15
Bicamada lipídica, 1.2
Bicarbonato, 5.17
Bile, 6.15
Biofísica da circulação, 3.8, *3.8*, 3.9, *3.9*, 3.10, *3.10*
Bloqueadores de ácido gástrico, 6.18
Boca, 6.1, 6.13, 6.15
Bócio, 7.4
"Bolsões" de quimo, 6.5
Bombas
- de $Na^+/K^+ATPase$, 5.8
- de prótons, 6.9
- de sódio/potássio ATPase, 1.12, *1.12*
Borda em escova, 6.11, 6.13, 6.14
Botões sinápticos, 2.8
Bradicardia, 3.5
Bradicinina, 3.20
Broncoconstrição, 4.11
Broncodilatação, 4.11
Bronquíolos, 4.2
- respiratórios, 4.2, 4.3
- terminais, 4.3
Brônquios
- menores, 4.2
- principais, 4.2
Bulbo, 2.18
Bulhas cardíacas, 3.12
α-bungarotoxina, 2.10

C

Ca^{2+}-calmodulina, 1.15
$Ca^{2+}ATPase$, 1.5, 6.17
Cadeias A e B, 7.10
Calbindina, 6.17
Cálcio, 5.12, 6.4, 6.17, 7.13, *7.13*
Cálcio-calmodulina, 1.15, *1.15*
Calcitonina, 7.13
Calcitriol, 7.13
Cálices
- maiores, 5.1
- menores, 5.1
- renais, 5.2
Calmodulina, 2.12

Netter Fisiologia para Colorir

I.1

Índice Alfabético

Canal(is), 1.3
- de água, 1.8, *1.8*
- - de aquaporina, 5.13
- de Ca^{2+} do tipo T e do tipo L, 3.4
- de cálcio, 6.17
- de cloreto, 6.11
- de íons, 1.7
- de junção comunicante, 1.7
- de K^+, 5.11
- iônicos, 1.2, 1.7, *1.7*
- regulados, 1.7
- - por ligantes, 1.7
- - por voltagem, 1.7
Cansaço, 3.15
Capacidade
- inspiratória, 4.4
- limitada de realizar exercício físico, 3.15
- pulmonar, 4.4, *4.4*
- - de difusão de CO (DPCO), 4.6
- - total, 4.4
- residual funcional, 4.4
- vital, 4.4
- - forçada, 4.4
Capacitância, 3.2
Capilares, 3.9, 3.19
- alveolares, 4.1
- glomerulares, 5.1, 5.3
Cápsula(s)
- fibrosa, 5.1
- glomerulares, 5.1
Características sexuais, 7.14, *7.14*
Carbamino-hemoglobina, 4.17
Carboidratos, 6.13
Carboxipeptidase, 6.10
Cardiopatia coronariana, 3.25
Carga filtrada, 5.7
Cartilagem, 4.2
Cateter de Swan-Ganz, 3.11
Cátion, 1.12
Célula(s)
- acinares, 6.10
- caliciformes, 4.2, 6.11
- claviformes, 4.2
- da granulosa, 7.15
- da mácula densa, 5.3
- de Kupffer, 6.12
- de Leydig, 7.14, 7.17
- de Paneth, 6.11
- de Schwann, 2.7
- de Sertoli, 7.14, 7.17
- do músculo liso unitário, 2.12
- endoteliais, 3.19
- epiteliais
- - alveolares
- - - do tipo I, 4.3
- - - do tipo II, 4.3
- - colunares pseudoestratificadas e
   ciliadas, 4.2
- foliculares, 7.4
- granulosas luteínicas, 7.15
- justaglomerulares, 5.3, 5.5
- luteínicas da teca, 7.15
- mesangiais, 5.3
- mielinizadas, 2.7
- parietais, 6.9

- pós-sináptica, 2.8
- principais, 6.9, 7.13
- principais gástricas, 6.14
- α, 7.10
- - intercaladas, 5.11, 5.18
- β, 7.10
- - do pâncreas, 7.11
- δ, 7.10
Centro respiratório do bulbo, 4.19
Cerebelo, 2.14
Cérebro, 2.14
Cetoácidos, 5.19
Ciclo
- cardíaco, 3.12, *3.12*
- de contração, 2.12
- de sono/vigília, 7.7
- menstrual, 7.15, *7.15*
Circulação(ões)
- coronariana, 3.25, *3.25*
- em série, 3.1
- encefálica, 3.24
- fetal e neonatal, 3.26, *3.26*
- para regiões especiais, 3.24, *3.24*, 3.25, *3.25*
- porta hipofisária, 7.2
- pulmonar, 3.2, 4.1, *4.1*
- sistêmica, 3.1
Círculo de Willis, 3.24
Cisternas terminais do RS, 2.10
Citosol, 1.1
Cloreto, 6.16
CO_2 dissolvido, 4.17
Colecalciferol, 7.13
Colecistoquinina, 6.3, 6.4, 6.6
Cólera, 6.6
Colipase, 6.10, 6.15
Colo, 6.16
Compartimentos de líquidos
   corporais, 1.10, *1.10*
Compensação renal, 5.19
Complacência, 3.17, 4.10
- arterial, 3.7
- pulmonar, 4.9, 4.10, *4.10*
Complexo
- B_{12}-FI, 6.18
- de Golgi, 1.1, 2.2
- mioelétrico migratório (CMM), 6.3, 6.5
- QRS, 3.5
Componentes
- centrais, 2.18
- periféricos, 2.18
Compressão, 3.25
- dinâmica das vias respiratórias durante a
   expiração, 4.12, *4.12*
Concentração
- citosólica de Ca^{2+} livre, 2.12
- plasmática elevada de Pi, 5.12
Condução
- axonal, 2.7, *2.7*
- saltatória, 2.7
Condutância
- do K^+, 2.6
- do Na^+, 2.6
Cone de implantação do axônio, 2.2
Conexina, 1.7
Conexon, 1.7

Conservação, 5.16
Constipação intestinal, 6.16
Constrição e relaxamento dependentes e
   independentes do endotélio, 3.20, *3.20*
Consumo
- de oxigênio, 3.2
- - médio, 4.15
Contração(ões)
- do volume plasmático, 5.16
- isométrica, 3.15, 3.16
- isovolumétrica, 3.12
- uterinas, 7.2
Contracepção de emergência, 7.16
Contratilidade, 3.13
- aumentada, 3.15
- cardíaca, 3.16
Contratransportador(es), 1.6
- de Na^+/H^+, 5.15
Controle
- da glicose, 4.16
- da respiração, 4.19, *4.19*
- do tônus arterial, 3.20, *3.20*
- involuntário, 2.18
- neural do sistema digestório, 6.2, *6.2*
- parassimpático, 6.8
Coração, 3.1, 7.6
Corante azul de Evans, 1.11
Cordas tendíneas, 3.3
Corpo caloso, 2.14
Corpo-lúteo, 7.15
Corpúsculos renais, 5.1, 5.2
Correntes locais, 2.7
Córtex
- cerebral, 2.14
- motor, 2.17
- - cerebral, 2.17
- - primário, 2.17
- renal, 5.1
Corticosterona, 7.8
Corticotrofos, 7.7
Cortisol, 7.7, 7.8, *7.8*
Costelas, 4.8
Cotransportadores
- de Na^+-HCO_3, 5.10
- de Na^+-Pi, 5.12
- NKCC-2, 6.16
- - e de Na^+-Cl^-, 5.13
- SGLT-1, 6.13
Cotransporte com sódio, 6.18
Creatinina, 5.6
Cretinismo, 7.6
Criptas de Lieberkühn, 6.11
Crise
- addisoniana, 7.9
- hipertensiva, 3.1
Curare, 2.10
Curva(s)
- de dissociação da oxi-hemoglobina, 4.16,
   4.16
- de equilíbrio do CO_2, 4.17
- de fluxo
- - expiratório-volume, 4.12
- - expiratório máximo-volume, 4.14
- de força-velocidade, 3.15, *3.15*

I.2

Netter Fisiologia para Colorir

Índice Alfabético

- de função
- - cardíaca, 3.14, *3.14*, 3.18
- - vascular, 3.17, *3.17*, 3.18
- de pressão
- - arterial, 3.7, *3.7*
- - atrial, 3.12
- do esforço máximo, 4.12

D

Débito cardíaco, 3.2, 3.27, 5.10
Deficiência de lactase, 6.13
Dendritos, 2.2
Dependente do endotélio, vasodilatação, 3.21
Depuração
- de água livre, 5.13
- renal, 5.6
Derivações
- aumentadas dos membros, 3.6
- precordiais, 3.6
- unipolares, 3.6
Derivações-padrão dos membros I, II e III, 3.6
Desenvolvimento fetal e puberal, 7.14, *7.14*
Desidratação, 3.2
Desidroepiandrosterona (DHEA), 7.7, 7.8, 7.14
Desiodação, 7.5
5'-desiodinase, 7.6
Despolarização
- atrial, 3.5
- diastólica, 3.4
- do músculo ventricular, 3.5
- tudo ou nada, 2.6
Destoxificação, 6.12
Desvio do cloreto, 4.17
Di-hidrotestosterona (DHT), 7.14
1,25-di-hidroxicolecalciferol, 7.13
1,25-di-hidroxivitamina D, 5.1
Di-iodotirosina, 7.5
Diabetes
- insípido, 1.8
- melito, 4.16, 7.11
- tipo 2, 7.11
Diacilglicerol, 1.14
Díades de um túbulo T, 2.13
Diafragma, 4.8
Diagrama
- de volume-pressão do ventrículo esquerdo e função cardíaca, 3.16, *3.16*
- de Wiggers, 3.12
- do ciclo cardíaco, 3.12
Diarreia, 6.5, 6.6, 6.16
Diástole, 3.1
Diencéfalo, 2.14
Difosfato de adenosina (ADP), 1.5
Difusão, 1.3, *1.3*
- dos gases, 4.6, *4.6*
- facilitada, 1.3, 6.18
- limitada pela perfusão, 4.6
- passiva, 1.6, 2.3, 6.18
- simples, 1.3
Digestão, 6.1
- e absorção
- - de carboidratos, 6.13, *6.13*
- - de lipídios, 6.15, *6.15*
- - de proteínas, 6.14, *6.14*
Diluição com hélio, 4.4

Discos intercalares, 2.13
Dispneia, 3.15
Distensão, 4.1
- do reto, 6.7
Distribuição do volume sanguíneo e da resistência vascular, 3.2, *3.2*
Diurese, 5.16
Diurético(s)
- de alça, 5.8
- poupador de potássio, 5.8
Divisão autônoma, 6.2
- do sistema nervoso, 2.18, *2.18*, 2.21, *2.21*, 3.13, 6.2, *6.2*
DNA, 1.16
Doença(s)
- celíaca, 6.11
- de Addison, 7.9
- de Crohn, 6.5
- de Cushing, 7.8
- de Graves, 7.6
- de Hirschsprung, 6.7
- do refluxo gastresofágico, 6.9
- falciforme, 4.16
- inflamatórias intestinais, 6.6
- pulmonar(es)
- - intersticiais, 4.10
- - obstrutiva(s), 4.10, 4.13
- - - crônica (DPOC), 4.10
- - restritivas, 4.10, 4.13, 4.14
- - restritiva, 4.10
Ducto(s)
- alveolares, 4.3
- arterial, 3.26
- coletores, 5.1, 5.2, 5.8, 5.11, 5.13
- mesonéfricos, 7.14
- müllerianos, 7.14
- paramesonéfricos, 7.14
- venoso, 3.26
- wolffianos, 7.14
Duodeno, 6.1, 6.3
Dura-máter, 2.15

E

Edema
- periférico, 3.15
- pulmonar, 3.15
Efeito(s)
- de Frank-Starling, 3.14, *3.14*
- Haldane, 4.17
- hipoglicemiantes, 7.11
- permissivo, 7.7
- predominante da ativação do eixo HHSR, 7.7
- vasoconstritores, 5.15
Ejeção ventricular, 3.16
Elastância, 4.9
Elemento de resposta do TH, 7.6
Eletrocardiograma (ECG), 3.5, 3.6, *3.6*, 3.12
Eliminação, 1.9, 6.1
- de resíduos metabólicos, 5.1
Encéfalo, 2.1, 3.24, 7.6
Enchimento ventricular, 3.12
Endocárdio, 3.25
Endocardite, 3.3
Endocitose, 1.1

Endocrinologia, 7.1, *7.1*
- do sistema genital feminino, 7.15, *7.15*
- do sistema genital masculino, 7.17, *7.17*
Endométrio uterino, 7.15
Endotelina, 3.20
Endotélio, 4.3
- fenestrado, 5.3
Enfisema, 4.10
Enterócitos, 6.1, 6.14
Enteroquinase, 6.10, 6.11, 6.14
Enzima conversora de angiotensina (ECA), 3.23, 5.15
Epicárdio, 3.25
Epinefrina, 3.20, 7.8
Epitélio cúbico, 4.2
Equação
- de Goldman-Hodgkin-Katz, 2.5, *2.5*
- de Nernst, 2.4
- dos gases alveolares, 4.5
Equilíbrio ácido-básico, 4.18, *4.18*
Eritropoetina, 5.1
Esfigmomanômetro, 3.11
Esfíncteres pré-capilares, 3.19
Esôfago, 6.1
Espaço
- morto, 4.7
- - anatômico, 4.2
- - fisiológico, 4.7
- paracelular, 5.12
- subaracnóideo, 2.15
Espermatócitos
- primários, 7.17
- secundários, 7.17
Espermatogênese, 7.17
Espermatogônias, 7.17
Espermatozoides, 7.17
Espirometria, 4.4, *4.4*
Espirômetro, 4.4
Esquema geral da circulação, 3.1, *3.1*
Estado
- ácido-básico, 5.11
- inotrópico, 3.14, 3.16
- travado, 2.12
Esteatorreia, 6.3
Ésteres de colesterol, 6.15
Esteroides, 7.1
Estimulação
- simpática, 3.14
- vagal, 6.2
Estiramento, 6.4
Estômago, 6.1, 6.9, *6.9*, 6.14, 6.15
Estradiol, 7.15, 7.16
Estresse, 2.18, 7.7
- crônico, 7.8
Estrogênio, 7.14
Estrutura(s)
- das células, 1.1, *1.1*
- e função das sinapses, 2.8, *2.8*
- femininas, 7.14
- masculinas, 7.14
Etapa limitadora de velocidade, 5.9, 6.9
Excreção, 5.2, 5.7
- efetiva de ácido, 5.18
Exercício dinâmico (aeróbico), 3.27
Exocitose, 1.1

Netter Fisiologia para Colorir

I.3

Índice Alfabético

Exoftalmia, 7.6
Expansão do volume plasmático, 5.16
Expiração, 4.8
- forçada, 4.12
Expulsão do leite, 7.2
Extremidade
- arteriolar do capilar, 1.13
- venosa (vênula) do capilar, 1.13

F

Fármacos inotrópicos, 3.14
Fascículo(s), 2.11
- atrioventricular, 3.4
- grácil e cuneiforme, 2.16
Fase
- de ejeção, 3.12
- folicular ou proliferativa, 7.15
- lútea, 7.15
- ovulatória, 7.15
- secretória (lútea), 7.15
Fator(es)
- físicos, 5.4, *5.4*
- inibitório mülleriano, 7.14
- intrínseco, 6.9
Feixe de His, 3.4
Fenda sináptica, 2.8
Fenômeno independente do endotélio, 3.21
Ferritina, 6.12, 6.17
Ferro, 6.12, 6.17
Ferrorredutase, 6.17
Fibra(s)
- de Purkinje, 3.4
- extrafusais, 2.17
- intrafusais, 2.17
- multinucleadas, 2.11
- pós-ganglionares, 2.19
- pré-ganglionares, 2.19
Fibrose
- intersticial, 4.14
- pulmonar, 4.6
- - idiopática, 4.10
Fígado, 6.1, 7.11
Filtração, 1.13, 5.2, 5.7
- glomerular, 5.4, *5.4*, 5.5, *5.5*
Fisiologia das veias, 3.17, *3.17*
Fluidez, 1.2
Fluxo, 3.9
- de ar, 4.8, 4.11, *4.11*
- de corrente, 3.10
- de *shunt*, 4.7
- expiratório máximo, 4.12
- laminar, 3.10, *3.10*, 4.11
- sanguíneo
- - coronariano, 3.27
- - cutâneo, 3.27
- - encefálico, 3.24
- - medular, 5.15
- transicional, 4.11
- turbulento, 3.10, *3.10*, 4.11
Folículo
- de Graaf, 7.15
- maduro, 7.15
Fonocardiograma, 3.12
Forame oval, 3.26

Força(s)
- da contração, 3.14
- de Starling, 1.13, *1.13*, 5.4, *5.4*
Fosfato(s), 1.12, 5.12
- inorgânico, 5.12
- intracelulares, 5.17
Fosfolipase C, 1.14, 2.12
Fosfolipídios, 6.15
Fosfoquinase C, 1.14
Fração de ejeção, 3.16
Frequência
- cardíaca, 3.2, 3.27
- respiratória, 4.5
Frutose, 6.13
Função
- cardíaca, 3.15, *3.15*
- do transporte máximo, 5.9, *5.9*
- endócrina, 6.12
- hepática, 6.12, *6.12*
- pulmonar na doença pulmonar
- - obstrutiva, 4.13, *4.13*
- - restritiva, 4.14, *4.14*

G

Galactose, 6.13
Gânglios, 2.1
- da cadeia simpática, 2.19
- parassimpáticos, 2.20
Gastrina, 6.3, 6.4, 6.6, 6.9
Gastrinomas, 6.3
Gene *SRY*, 7.14
Gigantismo, 7.3
Giro pós-central, 2.16
Glândula(s)
- de Brunner, 6.11
- exócrinas, 6.8
- salivares, 6.1, 6.8
- suprarrenal, 3.13, 7.7
- tireoide, 7.4, *7.4*
Gliadinas, 6.11
Glicocorticoide, 7.8
Glicogenólise, 7.12
Glicólise hepática, 7.12
Gliconeogênese, 5.1, 7.8
- hepática, 7.12
Glicose, 5.9, 6.13
- excretada, 5.9
- filtrada, 5.9
- reabsorvida, 5.9
Glicosúria, 5.9
Globulina de ligação da tiroxina, 7.5
Glomérulo, 5.3, *5.3*
Glomerulonefrite crônica, 5.3
Glomerulosclerose, 5.4
Glucagon, 7.8, 7.10, 7.12, *7.12*
Glutamina, 5.18
Glúten, 6.11
Gluteninas, 6.11
Gonadotrofina(s), 7.14
- coriônica humana, 7.15
Gonadotrofos, 7.16
Gradiente
- de P_{O_2} arteriolar alveolar-sistêmico, 4.7
- de pressão osmótica, 1.8

- de ventilação e de perfusão, 4.7, *4.7*
- osmolar intersticial, 5.14
Grânulos secretores, 7.10
Grelina, 6.3

H

H^+ ATPase, 1.5
H^+/K^+ ATPase(s), 1.5
- luminais, 6.9
Haustros, 6.6
Helicobacter pylori, 6.9
Hematócrito, 1.11
Heme oxigenase, 6.17
Hemicanal, 1.7
Hemisférios cerebrais direito e esquerdo, 2.14
Hemodinâmica
- básica, 3.7, *3.7*
- renal, 5.5
Hemoglobina
- A, 4.16
- fetal, 4.16
- glicada, 4.16
- variante genética da, 4.16
Hemorragia, 3.2
Hepatócitos, 6.12
Hiato aniônico, 5.20, *5.20*
Hidrofílicos, grupos, 1.2
Hidrofóbicas, caudas, 1.2
Hidrofobicidade, 6.15
Hilo, 4.2
Hiperemia
- ativa, 3.21
- reativa, 3.21
Hiperpolarização, 2.6
Hiperpotassemia, 7.9
Hipertensão, 3.1
- pulmonar, 3.20
Hipertireoidismo, 7.6
Hipocampo, 2.14
Hipófise, 7.2
Hipotálamo, 2.18, 7.2
Hipotensão, 3.1
- ortostática, 3.1, 3.17
Hipotireoidismo, 7.6
Histamina, 3.20, 6.3, 6.9
Homeostase, 1.3, 1.9, *1.9*
Hormônio(s), 5.5, 7.1, 7.13, *7.13*
- adrenocorticais, 7.7, *7.7*
- antidiurético, 3.23, 5.13, 5.16, 7.2
- da adeno-hipófise, 7.2
- de liberação do hipotálamo, 7.2
- do crescimento, 7.3, *7.3*
- do hipotálamo e da hipófise, 7.2, *7.2*
- endócrinos do sistema digestório, 6.3, *6.3*
- esteroides, 1.16, 7.1
- foliculoestimulante (FSH), 7.2, 7.16, 7.17
- liberador
- - de corticotrofina, 7.2, 7.7
- - de gonadotrofinas, 7.2
- - de tireotrofina, 7.2
- - do hormônio do crescimento, 7.2
- livre, 7.5
- luteinizante (LH), 7.2, 7.16, 7.17
- tireoestimulante, 7.4
- tireoidiano, 1.16, 7.1, 7.4, *7.4*, 7.6, *7.6*

I.4

Netter Fisiologia para Colorir

Índice Alfabético

I

Íleo, 6.1, 6.16
- terminal, 6.15
Ilhotas pancreáticas (de Langerhans), 7.10, *7.10*
Incisura dicrótica, 3.7
Indigestão, 6.9
Infarto, 3.14
- do miocárdio, 3.25
Inflamação glomerular, 5.3
Ingestão dietética de K^+, 5.11
Inibição
- da glicogenólise, 7.11
- da gliconeogênese hepática, 7.11
- pós-sináptica, 2.8
- pré-sináptica, 2.8
Inibidores
- da bomba de prótons, 6.9
- do fator de necrose tumoral α, 6.5
Inibina, 7.15, 7.16
Inotropismo, 3.14, *3.14*
Inspiração, 4.8
Insuficiência cardíaca, 3.14, 3.15, 3.18
Insulina, 6.13, 7.10, *7.10*, 7.11, *7.11*
Interação actina-miosina, 2.12
Intestino
- delgado, 6.1, 6.5, *6.5*, 6.11, *6.11*, 6.13, 6.14, 6.15
- grosso, 6.1, 6.6, *6.6*
Intolerância à lactose, 6.6
Inulina, 1.11
Iodeto, 7.5
Íons, 1.7
- potássio (K^+), 1.12
Isomaltase, 6.13
Isomaltose, 6.13
Isquemia miocárdica, 3.14

J

Jejuno, 6.1, 6.16
Junção(ões)
- comunicantes, 2.8
- neuromuscular, 2.9, *2.9*

L

Lactose, 6.13
Lei
- de Dalton, 4.5
- de Fick, 1.3
- de Henry, 4.15
- de Laplace, 3.10
- de Poiseuille, 3.8, *3.8*
Lesão vascular, 3.20
Ligação(ões)
- α-1,4 glicosídicas, 6.13
- do oxigênio à hemoglobina, 4.15
- e ações do hormônio tireoidiano, 7.6, *7.6*
Limiar renal, 5.9
Linha
- M, 2.11
- Z, 2.11
Lipase
- gástrica, 6.9, 6.15
- lingual, 6.8, 6.15

- pancreática, 6.10, 6.15
- sensível a hormônio, 7.11
Lipídios, 6.1
Lipólise, 7.11
Líquido
- cerebrospinal, 2.15, *2.15*
- extracelular (LEC), 1.4
- intersticial, 1.9
- intracelular (LIC), 1.4
Lisozima, 6.11
Lobo parietal do córtex cerebral, 2.16

M

Macrófagos alveolares, 4.3
Maltase, 6.13
Maltose, 6.13
Manobra de capacidade vital forçada, 4.12, 4.13
Marca-passo, 3.4
Marcadores de reconhecimento celulares, 1.2
Matriz extracelular, 1.2
Mecânica básica da ventilação, 4.8, *4.8*
Mecanismo(s)
- de Frank-Starling, 3.14
- de concentração e de diluição da urina, 5.13, *5.13*, 5.14, *5.14*
- locais e neuro-humorais, 5.15, *5.15*
- miogênico, 5.5
- renais que contribuem para a excreção efetiva de ácido, 5.18, *5.18*
Mecanorreceptores, 2.16
- musculares e articulares, 4.19
- pulmonares, 4.19
Medidas da função renal, 5.7, *5.7*
Medula
- espinal, 2.1, 2.17
- óssea, 6.17
- renal, 5.1
Membrana
- alveolocapilar, 4.3
- basal, 3.19
- capilar glomerular, 5.4
- celular, 1.1, 1.2, *1.2*, 2.4
- elástica
- - externa, 3.19
- - interna, 3.19
- plasmática, 1.2
- pós-sináptica, 2.8
- pré-sináptica, 2.9
- semipermeável, 1.3, 1.4
Menarca, 7.15
Meninges, 2.15, *2.15*
Menopausa, 7.15
Mesencéfalo, 2.18
Metabolismo, 5.1, 7.6
- aeróbico, 3.27
- dos carboidratos, dos lipídios e das proteínas, 6.12
Metarteríolas, 3.19
Método de diluição do indicador, 1.11, *1.11*
Miastenia grave, 2.9
Micelas, 6.12, 6.15
Microcirculação, *3.18*, 3.19
Mielina nos neurônios, 2.7, *2.7*
Miocárdio, 3.3

Miofibrilas, 2.11
Miosina, 2.11
- fosfatase, 2.12
- quinase, 2.12
Mistura
- do conteúdo luminal, 6.2
- venosa, 4.7
Mitocôndrias, 1.1
Mixedema, 7.6
Moléculas
- de adesão, 1.2
- de tireoglobulina, 7.5
Monofosfato de adenosina cíclico (CAMP), 1.14, 3.22
Monoiodotirosina, 7.5
Monossacarídios, 6.13
Monóxido de carbono, 4.6
Motilidade, 6.2
Motilina, 6.3, 6.5
Movimentos de massa, 6.6, 6.7
Mucinas, 6.8
Muco, 6.9
Mudança na voltagem da membrana, 1.7
Músculo(s)
- atrial, 3.5
- cardíaco, 2.13, *2.13*
- esfíncter externo do ânus, 6.1, 6.7
- esquelético, 3.27, 6.1
- intercostais, 4.8
- liso, 2.12, *2.12*, 6.1
- - multiunitário, 2.12
- papilares, 3.3
- ventricular, 3.5

N

Na^+/K^+ ATPase, 1.5, 5.11
- ativa, 1.6
Natriurese, 5.16
Nefrolitíase, 5.12
Néfron, 5.1, 5.2, *5.2*
- distal, 5.3
Nervo(s), 2.1
- abducente, 2.21
- acessório, 2.21
- craniano(s), 2.21, *2.21*
- - III, 2.20
- - V, 2.16
- - VII, 2.20, 6.8
- - IX, 2.20
- - X, 2.20
- esplâncnicos pélvicos, 2.20
- facial, 2.21, 6.8
- glossofaríngeo, 2.21, 6.8
- hipoglosso, 2.21
- motores (eferentes), 2.1
- oculomotor, 2.21
- olfatório, 2.21
- óptico, 2.21
- parassimpáticos, 2.18, 6.4, 6.6, 6.8, 6.9
- pós-ganglionares do SNAP, 2.20
- sensitivos (aferentes), 2.1
- simpáticos, 2.18, 5.4, 5.15, 6.4
- - e secreção de catecolaminas, 5.5
- - renais, 5.5
- trigêmeo, 2.16, 2.21

Índice Alfabético

- troclear, 2.21
- vago, 2.21, 3.13, 6.9
- vestibulococlear, 2.21

Neuro-hipófise, 7.2

Neuro-hormônios, 7.1

Neurônio(s), 2.2, *2.2*
- de gonadotrofinas, 7.16
- motores, 2.9, *2.9*
- - α, 2.9, 2.17
- - γ, 2.17
- pré-ganglionares, 2.19
- pré-sináptico, 2.8

Nó
- atrioventricular, 3.4, 3.5, 3.13
- sinoatrial, 3.4, 3.5, 3.13

Nódulos de Ranvier, 2.7

Norepinefrina, 2.19, 3.20

Núcleo(s), 1.1, 2.2
- da base, 2.14

Nucléolo, 1.1

Número de Reynold, 3.10

O

Oligodendrócitos, 2.7

Oligopeptídios, 6.14

Onda(s), 6.5
- lentas, 6.4, *6.4*
- P, 3.5
- T, 3.5

Organificação, 7.5

Organização e função(ões)
- do sistema digestório, 6.1, *6.1*
- gerais do sistema nervoso central (SNC), 2.14, *2.14*

Osmolaridade, 1.4
- do LEC, 5.13
- intersticial, 5.14
- na homeostase dos líquidos, 1.4, *1.4*

Osmose, 1.4, *1.4*

Osso e tecidos, 7.6

Osteoide, 7.13

Osteólise osteocítica, 7.13

Osteoporose, 7.13

Ovários, 7.14

Ovócitos primários, 7.14

Ovogônias, 7.14

Oxalato de cálcio, 5.12

Oxidação de ácidos graxos, 7.11

β-oxidação dos ácidos graxos, 6.12

Óxido
- nítrico, 3.20, 6.4
- - sintase, 3.20
- nitroso (N_2O), 4.6

P

Pâncreas, 6.1
- endócrino, 7.10, *7.10*, 7.11, *7.11*, 7.12, *7.12*
- exócrino, 6.10, *6.10*

PA_{O_2} (pressão parcial de O_2 no ar alveolar), 4.1

Parácrina, atuação, 7.12

Paratormônio, 5.12, 7.13

Parede
- capilar, 1.13
- torácica, 4.8, 4.9, *4.9*

Parte
- central do sistema nervoso, 2.1
- espessa ascendente da alça de Henle, 5.8, 5.11, 5.12
- final dos túbulos contorcidos distais, 5.11
- inicial do ducto coletor, 5.8
- parassimpática
- - da divisão autônoma do sistema nervoso, 2.20, *2.20*, 3.13
- - do sistema nervoso (SNAP), 2.18, 6.2
- - - autônomo, 4.2
- periférica do sistema nervoso, 2.1
- simpática
- - da divisão autônoma do sistema nervoso, 2.19, *2.19*
- - do sistema nervoso (SNAS), 2.18, 6.2
- - - autônomo, 4.2

P_{CO_2} arterial, 3.24

Pepsinogênios, 6.9, 6.14

Peptidases
- citoplasmáticas, 6.14
- da borda em escova, 6.14

Peptídio(s), 7.1
- C, 7.10
- insulinotrópico dependente de glicose (GIP), 6.3
- intestinal(is), 7.10
- - vasoativo, 6.4
- natriurético
- - atrial (PNA), 3.20, 5.5, 7.9
- - intrarrenal, 5.15
- semelhante ao glucagon (GLP)-1, 6.3

Pequenas moléculas, 1.7

Perdas de bicarbonato, 5.19

Período refratário
- efetivo, 3.5
- relativo, 3.5

Peristaltismo, 6.5
- reverso, 6.5

Persistência do canal arterial, 3.26

pH do sangue, 4.18

Pia-máter, 2.15

Placas motoras, 2.9

Placenta, 7.15

Plasma, 1.10, 2.15

Pletismografia corporal, 4.4

Plexo(s)
- corióideos, 2.15
- mioentérico, 6.2, 6.5
- submucoso, 6.2

PNA, 3.23

Pneumotórax, 4.8

Podócitos, 5.3

Polissacarídio, 6.13

Ponte(s), 2.18
- cruzadas, 2.11

Ponto de equalização de pressão, 4.12, 4.13

Pool de neurônios motores, 2.9

Pós-carga, 3.15, 3.16

Posição ortostática, 4.7

Potencial(is)
- de ação, 2.7, 3.5, 6.4
- - do axônio, 2.6, *2.6*
- de equilíbrio, 2.4

- de membrana, 2.6
- - em repouso, 2.3, *2.3*, 2.4, 2.5, 6.4
- de Nernst, 2.4, *2.4*, 2.5
- em ponta, 6.4, *6.4*

Potencial pós-sináptico
- excitatório, 2.8
- inibitório, 2.8

Pré-carga, 3.14, 3.15

Pregnenolona, 7.7

Pressão, 2.16
- alveolar, 4.8
- aórtica, 3.12
- arterial
- - média, 3.7, 3.27
- - normal em repouso, 3.7
- - pulmonar, 3.7, 4.1
- - sistólica, 3.7
- baixa, 4.1
- capilar pulmonar em cunha, 3.1
- de pulso, 3.7
- de retração elástica, 4.8, 4.9
- diastólica, 3.7
- extravascular, 3.25
- hidrostática, 1.4
- - capilar (P_c), 1.13
- - intersticial (P_i), 1.13
- - no capilar glomerular, 5.4
- - no espaço de Bowman, 5.4
- oncótica
- - capilar (π_c), 1.13
- - intersticial (π_i), 1.13
- - no capilar glomerular, 5.4
- - no espaço de Bowman, 5.4
- osmótica, 1.4
- pleural, 4.8
- sistólica/diastólica, 3.1
- transmural, 3.10
- venosa central, 3.8, 3.17
- ventricular
- - direita, 3.7
- - esquerda, 3.7

Princípio de depuração renal e medição da TFG, 5.6, *5.6*

Procarboxipeptidase, 6.10

Processamento
- efetivo de substâncias, 5.6
- renal
- - do cálcio e do fosfato, 5.12, *5.12*
- - do potássio, 5.11, *5.11*

Procolipase, 6.15

Produção
- de ácidos tituláveis (AT), 5.18
- de hormônios endócrinos, 6.1
- e conversão de hormônios, 5.1
- e excreção de colesterol, 6.12
- e secreção de ácidos biliares, 6.12

Progesterona, 7.15

Prolapso da valva mitral, 3.3

Propagação do potencial de ação, 2.7

Propriedades elásticas do sistema respiratório, 4.9, *4.9*

Propriocepção, 2.16

Propulsão, 6.1
- ao longo do sistema digestório, 6.4, *6.4*, 6.5, *6.5*, 6.6, *6.6*

I.6

Netter Fisiologia para Colorir

Índice Alfabético

Prostaciclina, 3.20
Prostaglandinas, 3.20
- intrarrenais, 5.5
Proteases pancreáticas, 6.10, 6.14
Proteína(s), 1.12
- carreadoras, 1.3
- de transporte de metais
  divalentes (DMT), 6.17
- G, 1.14
Proteinoquinase A (PKA), 1.14
Proteólise do coloide, 7.5
Pulmão, 3.23, 4.9, *4.9*, 4.13, 4.18, 5.17, 7.6
Pulso fraco, 3.7

Q

Quilomícrons, 6.15
Quimiorreceptores
- centrais, 4.19
- periféricos, 4.19
Quimiotripsina, 6.10
Quimiotripsinogênio, 6.10
Quimo, 6.1
Quociente respiratório, 4.5

R

Ramo(s)
- descendente delgado da alça de Henle, 5.8
- direito e esquerdo do feixe, 3.4
- subendocárdicos, 3.4
Reabsorção, 5.2, 5.7, 5.14
- de água, 5.8
- - livre, 5.14
- - sem solutos, 5.13
- de glicose, 5.9, *5.9*
- renal de bicarbonato, 5.10, *5.10*
Receptor(es)
- α, 3.22
- α_1, 3.22
- β_1, 3.22
- β_2, 3.22
- acoplado à proteína G (GPCR), 1.14, *1.14*
- alfa-adrenérgicos, 3.20
- beta-adrenérgicos, 3.20, 4.11
- de di-hidropiridina (DHP), 2.10
- de hormônio tireoidiano nuclear, 7.6
- de ligantes, 1.2
- de membrana ou nucleares, 7.1
- de rianodina, 2.10
- irritativos, 4.19
- J, 4.19
- justacapilares, 4.19
- no RS, 2.12
- nociceptivos, 2.16
- nucleares, 1.16, *1.16*, 2.1
- térmicos, 2.16
Reciclagem da ureia, 5.14
Recrutamento, 4.1
Rede de capilares das arteríolas retas, 5.13
Redução da retração elástica, 4.13
Reflexo(s)
- barorreceptor arterial, 3.13, *3.13*
- de Bainbridge, 3.13
- de Cushing, 3.24
- de defecação, 6.6, 6.7, *6.7*

- de Hering-Breuer, 4.19
- digestórios, 6.7, *6.7*
- espinais, 2.17
- gastrocólico, 6.6, 6.7, *6.7*
- isquêmico do sistema nervoso central, 3.24
- patelar, 2.17
Refratariedade relativa, 2.6
Regulação
- da hemodinâmica renal, 5.5, *5.5*
- da osmolaridade plasmática, 5.1
- da pressão arterial
- - a curto prazo, 3.22
- - a longo prazo, 3.22, 3.23
- da reabsorção de sódio e de água, 5.15, *5.15*
- do cálcio por hormônios, 7.13, *7.13*
- do equilíbrio hidreletrolítico, 5.1
- do sistema endócrino feminino na mulher
  adulta, 7.16, *7.16*
- local do fluxo sanguíneo, 3.21, *3.21*
- metabólica, 3.21
- miogênica, 3.21, 5.4
- neural e humoral do sistema cardiovascular,
  3.22, *3.22*, 3.23
- por retroalimentação (*feedback*), 7.3, *7.3*
- renal do equilíbrio ácido-básico, 5.17, *5.17*
Regulador de condutância transmembrana da
  fibrose cística [CFTR]), 6.11
Relação
- de Frank-Starling, 3.15
- força-velocidade, 3.15
- VEF$_1$/CVF, 4.13, 4.14
Relaxamento, 3.20
- isométrico, 3.16
- isovolumétrico, 3.12
Renina, 3.22, 3.23, 5.1, 5.5, 5.15, 5.16
Repolarização, 3.4
- da membrana, 2.6
- ventricular, 3.5
Reservatório
- de sangue, 3.2
- venoso, 3.17
Resistência(s), 4.11, *4.11*
- da arteríola aferente e da arteríola
  eferente, 5.4
- periférica, 3.7
- regionais, 3.27
- vascular, 3.2, *3.2*
- - pulmonar, 4.1
- - sistêmica, 3.2
Resposta
- da circulação ao exercício físico, 3.27, *3.27*
- renal à
- - acidose e à alcalose, 5.19, *5.19*
- - contração e à expansão de volume, 5.16,
  5.16
Retículo
- endoplasmático, 1.1
- - liso (REL), 1.1, 6.15
- - rugoso (RER), 1.1
- sarcoplasmático, 2.10
Retocolite ulcerativa, 6.5
Retração elástica
- da parede torácica, 4.9
- do pulmão, 4.9

Retroalimentação
- de alça
- - curta, 7.3
- - longa, 7.3
- - ultracurta, 7.3
- negativa, 7.3
- positiva, 7.15, 7.16
- tubuloglomerular (FTG), 5.5
Ribossomos, 1.1
Rins, 3.23, 4.18, 5.1, *5.1*, 5.17, 7.6
Ritmo elétrico básico, 6.4

S

Sacaridases, 6.13
Sacarose, 6.13
Sacos alveolares, 4.3
Saculações, 6.6
Saliva, 6.8, *6.8*
Salivação, 6.8
Sangue, 6.17
- arterial, 4.15, 4.17
- desoxigenado, 3.17
Sarcoidose, 4.10
Sarcolemas, 2.9
Sarcômeros, 2.11
Saturação
- da hemoglobina com oxigênio, 4.16
- do sangue
- - arterial, 4.15
- - venoso, 4.15
Secreção(ões), 5.2, 5.7, 6.1
- biliar, 6.12, *6.12*
- das enzimas, 6.10
- digestivas, 6.8, *6.8*, 6.9, *6.9*, 6.10, *6.10*, 6.11,
  6.11
- primária, 6.8
Secretina, 6.3, 6.10
Segmentação, 6.5
Segundos mensageiros, 1.14, *1.14*
Seio(s)
- carótico, 3.13
- coronário, 3.25
Sentidos especiais, 2.16
Separação de cargas, 2.3
Septo interventricular, 3.3
Shunt, 4.7
- anatômico, 4.7
- fisiológico, 4.7
Simportador, 1.6
Sinais
- de retroalimentação (*feedback*)
  tubuloglomerulares, 5.4
- somatossensitivos e proprioceptivos, 2.16
Sinapse(s), 2.2, 2.8, *2.8*
- axodendrítica, 2.2
- axossomática, 2.2
- elétricas, 2.8
- químicas, 2.8
Síncope, 3.17
Síndrome
- de Cushing, 7.8
- de Zollinger-Ellison, 6.3
- do desconforto respiratório do
  recém-nascido, 4.3
- do intestino irritável, 6.6

Netter Fisiologia para Colorir

I.7

Índice Alfabético

Síntese
- de proteínas, 1.16
- e regulação do hormônio tireoidiano, 7.5, *7.5*
Sinusoides, 6.12
Sistema(s)
- de condução do coração, 3.4, *3.4*
- de retroalimentação (*feedback*), 7.3
- - intrínsecos, 5.5
- de segundos mensageiros, 1.15, *1.15*
- de tamponamento de bicarbonato, 4.18
- genital, 7.14, *7.14*
- límbico, 2.14
- motor somático, 2.17, *2.17*
- multiplicador de contracorrente medular, 5.14, *5.14*
- nervoso, 2.1, *2.1*
- - autônomo, 4.11
- - central, 2.1, 6.2, *6.2*
- - entérico, 6.2, *6.2*
- - periférico, 2.1
- - simpático, 3.13
- porta hipofisário, 7.16
- renina-angiotensina-aldosterona (SRAA), 3.23
- respiratório, 4.1
- sensitivo, 2.16, *2.16*
- - somatovisceral, 2.16
- - somatossensitivo, 2.16
Sístole, 3.1
- atrial, 3.12
Sódio, 5.8, 6.16
- extracelular, 1.12
Soma, 2.2
Somação
- espacial, 2.8
- temporal, 2.8
Somatostatina, 6.9, 7.3, 7.10, 7.12, *7.12*
SRAA, 5.5, 5.15, 5.16
Substância(s)
- ingeridas, 5.19
- P, 6.4
- vasoativas, 5.5
Subunidade(s)
- α, 1.14
- β e γ, 1.14
Sulco hipotalâmico, 2.14
Superdosagem de bicarbonato de sódio, 5.19
Surfactante, 4.3
Surtos peristálticos, 6.5

T

Tálamo, 2.14
Tamanho dos compartimentos de líquidos, 1.11, *1.11*
Tamponamento intracelular, 5.17
Taquicardia, 3.5
Taxa
- de excreção urinária, 5.7
- de fluxo de líquido tubular, 5.11
- de reabsorção, 5.7
- de secreção, 5.7
- máxima de transporte, 1.3
Teca interna, 7.15
Tecido adiposo, 7.11
Técnicas ecocardiográficas, 3.16
Telencéfalo, 2.14

Temperatura, 2.16
Tênias do colo, 6.6
Tensão
- de cisalhamento, 3.20
- na parede, 3.10
- superficial, 4.9
Teoria de deslizamento dos filamentos, 2.11, *2.11*
Terceiro e quarto ventrículos, 2.15
Testosterona, 7.14, 7.17
TFG, 5.6, 5.15
Tireoide peroxidase, 7.5
Tireoidite de Hashimoto, 7.6
Tiroxina (T_4), 7.4, 7.6
Tontura, 3.17
Toque, 2.16
Trabalho respiratório, 4.10, *4.10*
Tração radial, 4.11
Transcobalamina
- I, 6.8
- II, 6.18
Transdução de sinal, 1.14, *1.14*, 1.15, *1.15*, 1.16, *1.16*
Transferrina, 6.17
Transportador(es)
- de glicose (GLUT)-5, 6.13
- GLUT2, 7.10
- NKCC-2, 5.14
Transporte
- ativo
- - primário, 1.5, *1.5*
- - secundário, 1.6, *1.6*
- celular, 1.5, *1.5*, 1.6, *1.6*
- de dióxido de carbono, 4.17, *4.17*, 4.18, *4.18*
- de Na^+-glicose e de Na^+-galactose, 1.6
- de oxigênio, 4.15, *4.15*
- - limitado por difusão, 4.6
- impulsionado pelo sódio através do néfron, 5.8, *5.8*
- limitado por perfusão, 4.6
- máximo, 5.9
- passivo não depende de energia, 1.3
Traqueia, 7.4
Trato(s)
- corticospinal, 2.17
- - anterior, 2.17
- - lateral, 2.17
- espinotalâmico, 2.16
- piramidal, 2.17
Tri-iodotironina (T_3), 7.4, 7.6
Tríades de um túbulo T, 2.13
Trifosfato
- de adenosina (ATP), 1.1
- de inositol (IP_3), 1.14, 2.12
Triglicerídios, 6.15
Tripsina, 6.10
Tripsinogênio, 6.10
Troca
- de Na^+/H^+, 1.6
- gasosa, 4.3
Trocadores
- de HCO_3^-/Cl^-, 5.10, 6.16
- de Na^+/H^+, 6.16
Tronco encefálico, 2.14
Tropomiosina, 2.11

Troponina, 2.11
TSH hipofisário, 7.4, 7.5
Tubas uterinas, 7.15
Túbulo(s)
- contorcido
- - distal, 5.3, 5.8, 5.12
- - proximal, 5.8, 5.9, 5.11, 5.12
- renais, 5.2
- reto proximal, 5.12
- seminíferos, 7.17
- transversais, 2.10
Túnica
- externa (adventícia), 3.19
- íntima, 3.19
- média, 3.19

U

Úlceras pépticas, 6.9
Ultrafiltrado, 5.3
Undershoot, 2.6
Unidade motora, 2.9
Ureia, 5.13
Ureter, 5.1
Urodilatina, 5.15
Urolitíase, 5.12
Uso crônico de diuréticos, 5.19

V

Valva
- atrioventricular
- - direita, 3.3
- - esquerda, 3.3
- da aorta, 3.16
- do tronco pulmonar, 3.3
- mitral, 3.3
- tricúspide, 3.3
Vaso sanguíneo, 3.10
Vasoconstrição, 3.20
Vasodilatação
- cutânea, 3.27
- induzida pelo estresse de cisalhamento, 3.21
- metabólica, 3.25
Vasodilatador(es)
- coronariano, 3.25
- dependentes do endotélio, 3.20
Vasopressina, 3.20, 3.22, 7.2
Vasos
- dos vasos, 3.19
- extra-alveolares, 4.1
- lactíferos, 6.15
- periféricos, 3.19, *3.19*, 3.24
Veia(s), 3.2
- cava(s), 3.17
- - inferior, 3.26
- porta hipofisárias, 7.2
- pulmonares, 3.3
- renais, 5.1
- sistêmicas, 3.17
- umbilical, 3.26
Velocidade
- de encurtamento, 3.15
- e área de seção transversa, 3.9, *3.9*
- linear do fluxo, 3.9
Venoconstrição, 3.17, 3.27

I.8

Netter Fisiologia para Colorir

Índice Alfabético

Ventilação, 4.4
- e composição do gás alveolar, 4.5, *4.5*
- minuto, 4.5
Ventrículo(s)
- direito, 3.1
- encefálicos, 2.15, *2.15*
- esquerdo, 3.1
- laterais, 2.15
Vênulas, 3.19
Vertigem, 3.17
Vesícula(s), 1.1
- biliar, 6.1
Vias
- aferentes, 2.16
- internodais, 3.4
- respiratórias, 4.2, 4.7
Vibração, 2.16

Viscosidade do sangue, 3.10
Vitamina
- A, 1.16
- B_{12}, 6.12, 6.18
- D, 1.16, 7.1, 7.13
- D_3, 6.17
Volume
- corrente, 4.4, 4.14
- de plasma depurado, 5.6
- de reserva
- - expiratório, 4.4
- - inspiratório, 4.4
- expiratório forçado, 4.13
- plasmático, 1.10, 5.11
- pulmonar, 4.1, 4.4, *4.4*
- residual, 4.4, 4.13, 4.14
- sanguíneo, 1.11, 3.2, *3.2*

- sistólico, 3.2
- - final, 3.16
- ventricular esquerdo, 3.16
Vômitos, 5.19

W
Washout de nitrogênio, 4.4

Z
Zimogênios inativos, 6.10
Zona
- de condução dos pulmões, 4.2, *4.2*, 4.3
- fasciculada, 7.7, 7.8
- glomerulosa, 7.7, 7.9
- respiratória dos pulmões, 4.3, *4.3*
- reticulada, 7.7, 7.8, 7.14

Netter Fisiologia para Colorir